新 食品・栄養科学シリーズ　ガイドライン準拠

給食経営管理論

新しい時代のフードサービスとマネジメント

中山玲子 ■ 小切間美保　編

第5版

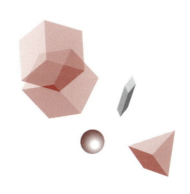

化学同人

編集委員

中山　玲子（京都女子大学特任教授・名誉教授）
小切間美保（同志社女子大学生活科学部教授）

執筆者

中山　玲子	（京都女子大学特任教授・名誉教授）	1章，9章
小切間美保	（同志社女子大学生活科学部教授）	2章，3章，4章
神田　知子	（同志社女子大学生活科学部教授）	2章，3章，4章
桂　博美	（京都女子大学家政学部准教授）	2章，5章
谷口　信子	（大阪成蹊短期大学栄養学科教授）	2章，4章，9章
田中　浩子	（元 立命館大学食マネジメント学部教授）	2章，5章，10章
河野　篤子	（前 京都女子大学家政学部教授）	2章
田丸　淳子	（神戸学院大学栄養学部准教授）	4章，7章
小椋　真理	（京都文教短期大学食物栄養学科教授）	4章，8章
赤尾　正	（大阪樟蔭女子大学健康栄養学部准教授）	6章

（執筆順）

新 食品・栄養科学シリーズ
企画・編集委員

坂口守彦（京都大学名誉教授）
成田宏史（京都栄養医療専門学校管理栄養士科教授）
西川善之（元 甲子園大学栄養学部教授）
森　孝夫（前 武庫川女子大学生活環境学部教授）
森田潤司（同志社女子大学名誉教授）
山本義和（神戸女学院大学名誉教授）

（五十音順）

はじめに

わが国は，超高齢化・少子化が加速度を増し，個々人のライフスタイルの多様化，食品の多様化，外食産業の発展，国際化が進んでいる．食品の安全性や健康危機管理の観点からも，いかに健全な食生活を実践し，健康を維持していくかが，今日の国民の重要な課題になっている．人生100年時代を迎え，「健康日本21（第2次）」，「健康増進法」と「食事バランスガイド」，「食育基本法」，「食生活指針（平成28年一部改正）」，「日本人の食事摂取基準（2020年版）」，「日本食品標準成分表2020年版（八訂）」などが次々と発表され，国民のQOL向上や健康寿命の延伸を目指した新たな施策が展開されつつあり，栄養改善業務に関わる管理栄養士・栄養士への期待はますます高まっている．

平成14年の管理栄養士養成施設の新カリキュラム施行により，従来の『給食管理』は『給食経営管理論』と改まり，その教育目標は「給食運営や関連の資源（食品流通や食品開発の現状，給食に関わる組織や経費等）を総合的に判断し，栄養面，安全面，経済面全般のマネジメントを行う能力を養うこと．マーケティングの原理や応用を理解するとともに，組織管理などのマネジメントの基本的な考え方や方法を修得すること」と示された．新しい給食経営管理の概念は，食事サービスを介して栄養介入をする栄養・食事管理と，給食の生産管理を中心とした経営管理の2本の柱から成り立っており，21世紀を担う管理栄養士はこれらを総合的にマネジメントする能力が必要とされ，養成校や現場においても日々研鑽を積み，より専門性の高い教育をしていかなければならない．

改正栄養士法第1条で明確化された管理栄養士の業務に，「傷病者に対する療養のため必要な栄養の指導（中略）」のほか，特定給食施設においても「利用者の身体の状況，栄養状態，利用の状況等に応じた特別の配慮を必要とする給食管理及びこれらの施設に対する栄養改善上必要な指導等を行う」ことが示され，個々人に対応した栄養管理が重視されている．また，生涯を通じて自己の健康管理能力を育成するために，学校給食が「生きた教材」として重要であることが再認識され，平成17年度に栄養教諭制度が創設され，平成21年度より改正学校給食法が施行されている．また，医療施設や福祉施設の給食は，生活習慣病の重症化予防やフレイル予防の観点から，また，産業給食（事業所給食）は，特定保健指導などとともに，生活習慣病予防の観点から，その重要度はますます高まっている．

本書（第5版）はこれらを踏まえ，改正管理栄養士国家試験ガイドラインに準拠しつつ，新しい時代のニーズに即した管理栄養士・栄養士に必要な給食経営管理の知識，技術，とくにマーケティングや新しい食事サービスなどについて，新しい知見を取り入れ，時代に即した内容になるべく，第4版を全面的に見直し，最新の内容に改訂した．給食経営やフードサービスの現場の第一線で活躍しておられる管理栄養士の方々にもご執筆いただき，マーケティングなどの解説の充実を図り，さらにコラム「先輩からのメッセージ」を設け，学生に具体的なイメージや将来への期待を抱いてもらうよう工夫している．本書を管理栄養士・栄養士養成施設校の教科書としてだけでなく，管理栄養士国家試験の受験対策や現場で活躍される管理栄養士・栄養士の生涯学習の参考書としても活用していただければ幸いである．

最後に，第5版の出版に際して，終始多大なるご尽力をいただいた化学同人の山本富士子氏に心より感謝申し上げます．

2021年3月

執筆者を代表して　　中山玲子，小切間美保

新 食品・栄養科学シリーズ──刊行にあたって

　今日，生活構造や生活環境が著しく変化し，食品は世界中から輸入されるようになり，われわれの食生活は多様化し，複雑化してきた．また，近年，がん，循環器病，糖尿病などといった生活習慣病の増加が健康面での大きな課題となっている．生活習慣病の発症と進行の防止には生活習慣の改善，とりわけ食生活の改善が重要とされる．

　食生活は，地球環境保全や資源有効利用の観点からも見直されなければならない．われわれの食行動や食生活は直接的・間接的に地球の資源や環境に影響を与えており，ひいては食料生産や食品汚染などさまざまな問題と関係して，われわれの健康や健全な食生活に影響してくるからである．

　健康を保持・増進し，疾病を予防するためには，各人がそれぞれの生活習慣，とりわけ食生活を見直して生活の質を向上させていくことが必要であり，そのためには誰もが食品，食物，栄養に関する正しい知識をもつことが不可欠である．

　こうした背景のなかで栄養士法の一部が改正され，2002(平成14)年4月より施行された．これは生活習慣病など国民の健康課題に対応するため，また少子高齢化社会における健康保持増進の担い手として栄養士・管理栄養士の役割が重要と認識されたためである．

　とりわけ管理栄養士には，保健・医療・福祉・介護などの各領域チームの一員として，栄養管理に参画し業務を円滑に遂行するため，また個人の健康・栄養状態に応じた栄養指導を行うために，より高度な専門知識や技能の修得とともに優れた見識と豊かな人間性を備えていることが要求されている．栄養士・管理栄養士養成施設では，時代の要請に応じて，そうした人材の養成に努めねばならない．

　こうした要求に応えるべく，「食品・栄養科学シリーズ」を改編・改訂し，改正栄養士法の新カリキュラムの目標に対応した「新 食品・栄養科学シリーズ」を出版することとした．このシリーズは，構成と内容は改正栄養士法の新カリキュラムならびに栄養改善学会が提案している管理栄養士養成課程におけるモデルコアカリキュラムに沿い，管理栄養士国家試験出題基準(ガイドライン)に準拠したものとし，四年制大学および短期大学で栄養士・管理栄養士をめざす学生，および食品学，栄養学，調理学を専攻する学生を対象とした教科書・参考書として編集されている．執筆者はいずれも栄養士・管理栄養士の養成に長年実際に携わってこられた先生方にお願いした．内容的にはレベルを落とすことなく，かつ各分野の十分な知識を学習できるように構成されている．したがって，各項目の取り上げ方については，教科担当の先生方で授業時間数なども勘案して適宜斟酌できるようになっている．

　このシリーズが21世紀に活躍していく栄養士・管理栄養士の養成に活用され，また食に関心のある方々の学びの手助けとなれば幸いである．

新 食品・栄養科学シリーズ
企画・編集委員

目 次

1 給食の概念

1.1 給食の概要 ……………………………………………………………………1
（1）給食の定義 …………………………… 1
（2）給食の意義と目的 …………………… 3
（3）健康増進法における特定給食施設 … 4

1.2 給食システム …………………………………………………………………8
（1）給食システムの概念 ………………… 8
（2）トータルシステムとサブシステム … 8
（3）給食システムの構築と評価 ………… 10

1.3 給食施設の特徴と管理栄養士の役割・関連法規 …………………………10
（1）給食施設における管理栄養士の役割
　　　……………………………………… 10
（2）特定多数人への対応と個人対応 … 11
（3）特定給食施設における給食経営管理
　　　……………………………………… 11
（4）各種施設における給食の意義と関係
　　　法規 ………………………………… 11

練習問題 ……………………………………………………………………………14

2 給食経営管理の概念

2.1 経営管理の概要 ………………………………………………………………17
（1）経営管理の意義と目的 ……………… 17
（2）経営管理の機能と展開 ……………… 17
（3）給食運営業務の外部委託 …………… 21

2.2 給食の資源と管理 ……………………………………………………………21
（1）給食の資源と管理 …………………… 21
（2）給食の原価構成と収支構造 ………… 22
（3）給食運営における人的資源 ………… 35
（4）大量調理機器の種類と機能 ………… 36

2.3 給食とマーケティング ………………………………………………………39
（1）マーケティングの原理 ……………… 39
（2）給食におけるマーケティングの活用
　　　……………………………………… 42

2.4 給食経営と組織 ………………………………………………………………44
（1）組織の構築 …………………………… 44
（2）給食組織と関連分野との連携 …… 45
（3）給食従事者の教育と訓練 …………… 47

コラム●管理栄養士・栄養士によるフロアマネージャー　43

練習問題 ……………………………………………………………………………48

3 栄養・食事管理

3.1 栄養・食事のアセスメント ……………………………………… 51
（1）利用者の身体状況，生活習慣，食事摂取状況（給食と給食以外の食事） ……… 52
（2）利用者の病状，摂食機能 ………… 53
（3）利用者の嗜好・満足度調査 ……… 53
（4）食事の提供量 …………………… 53

3.2 食事の計画 …………………………………………………… 53
（1）給与エネルギー量と給与栄養素量の計画 …………………………… 53
（2）栄養補給法および食事形態の計画 …………………………………… 57
（3）献立作成基準 …………………… 57
（4）個別対応の方法 ………………… 62

3.3 食事計画の実施，評価，改善 …………………………………… 63
（1）利用者の状況に応じた食事の提供とPDCAサイクル ………………… 63
（2）栄養教育教材としての給食の役割 …………………………………… 64
（3）適切な食品・料理選択のための情報提供 ………………………… 65
（4）評価と改善 ……………………… 65

練習問題 ……………………………………………………………… 68

4 給食経営における品質管理，生産管理，提供管理

4.1 品質と標準化 …………………………………………………… 69
（1）給食経営における品質と品質管理の意義 …………………………… 69
（2）品質評価：設計品質，適合品質，総合品質 ………………………… 70
（3）品質保証システム ……………… 71
（4）品質管理の手法 ………………… 71

4.2 食 材 …………………………………………………………… 74
（1）給食と食材 ……………………… 74
（2）食材の開発・流通 ……………… 75
（3）購買と検収 ……………………… 75
（4）食材の保管・在庫管理 ………… 79
（5）食材費の算出 …………………… 80

4.3 生産（調理）と提供 …………………………………………… 80
（1）給食のオペレーションシステム … 80
（2）生産計画と人員配置：調理工程，作業工程 ……………………… 81
（3）大量調理の調理特性 …………… 83
（4）生産性とその要因 ……………… 86
（5）廃棄物処理 ……………………… 87
（6）配膳・配食の精度 ……………… 88

4.4 提供とサービス ………………………………………………… 90

　　　　（1）配膳・配食における精度管理，配食・　　　（2）食事環境の設備……………………………91
　　　　　　　配膳システム……………………………90

4.5　新調理システム……………………………………………………………………………………93
　　　　（1）クックチル……………………………93　　　（4）ニュークックチル……………………94
　　　　（2）クックフリーズ………………………94　　　（5）クックチル＋セントラルキッチン
　　　　（3）真空調理………………………………94　　　　　　…………………………………………94
　　　　練習問題……………………………………………………………………………………………94

5　給食の安全・衛生

5.1　安全・衛生の概要……………………………………………………………………………………97
　　　　（1）安全・衛生の意義と目的……………97　　　（4）危機管理対策（インシデント，アクシ
　　　　（2）給食と食中毒，感染症………………97　　　　　　デント）…………………………………105
　　　　（3）施設・設備の保守……………………101

5.2　安全・衛生の実際…………………………………………………………………………………106
　　　　（1）給食におけるHACCPシステムの運　　　（3）衛生教育（一般衛生管理プログラム）
　　　　　　用………………………………………106　　　　　　…………………………………………111
　　　　（2）大量調理施設衛生管理マニュアル　　　　（4）安全・衛生管理の評価………………112
　　　　　　…………………………………………108

5.3　事故・災害時対策…………………………………………………………………………………112
　　　　（1）事故の種類……………………………112　　　（3）災害時の給食の役割と対策の意義
　　　　（2）事故の状況把握と対応………………112　　　　　　…………………………………………115
　　　　　　　　　　　　　　　　　　　　　　　　　（4）災害時のための貯蔵と献立……116
　　　　コラム●給食における新型コロナウイルス感染症対策　99／食品中の放射性物質と内部被
　　　　　　　ばく　106／HACCPのモニタリング　110
　　　　練習問題……………………………………………………………………………………………117

6　給食を提供する施設　医療施設

6.1　概　要………………………………………………………………………………………………119

6.2　栄養・食事管理の実際……………………………………………………………………………119
　　　　（1）管理栄養士・栄養士の配置規定‥119　　　（2）組織と管理栄養士の業務内容……119

6.3　入院時食事療養制度………………………………………………………………………………120
　　　　（1）入院時食事療養（Ⅰ）……………120　　　（2）入院時食事療養（Ⅱ）……………120

6.4 栄養・食事管理 ……………………………………………………………………… 120
　（1）栄養部門の取組み ………………120
　（2）栄養食事指導料 …………………122
　（3）栄養補給法 ………………………122
　（4）食事の種類 ………………………126
　（5）食事内容 …………………………127
　（6）栄養・食事管理に関する質の検討
　　　………………………………………127
　（7）検　食 ……………………………128
　（8）延食（遅食）……………………128

6.5 生産管理（調理工程・作業工程）……………………………………………… 128
　（1）適時・適温配膳 …………………128
　（2）業務委託 …………………………130
　（3）特別メニューの食事 ……………131

6.6 今後の課題 ……………………………………………………………………………… 131

コラム ● 集約対応と個別対応　128／【先輩からのメッセージ】病院給食で学んでおいてほしいこと　133

練習問題 ……………………………………………………………………………………… 132

---

7 給食を提供する施設　高齢者・介護福祉施設

7.1 給食の目的と特性 …………………………………………………………………… 135

7.2 概　要 …………………………………………………………………………………… 135
　（1）関連法規 …………………………135
　（2）高齢者・介護福祉施設の種類 ……136

7.3 給食の運営管理 ……………………………………………………………………… 139

7.4 介護報酬 ………………………………………………………………………………… 139
　（1）栄養マネジメント ………………139
　（2）経口移行加算 ……………………141
　（3）経口維持加算（Ⅰ），経口維持加算（Ⅱ）
　　　………………………………………141
　（4）再入所時栄養連携加算 …………142
　（5）療養食加算 ………………………142
　（6）栄養アセスメント加算 …………142
　（7）栄養改善加算 ……………………142
　（8）口腔・栄養スクリーニング加算（Ⅰ）
　　　（Ⅱ）……………………………142
　（9）居宅療養管理指導（管理栄養士が行った場合）……………………………142

7.5 栄養・食事管理 ……………………………………………………………………… 143
　（1）栄養アセスメントと食事設計 ……143
　（2）献立作成 …………………………143

7.6 調理・作業工程 ……………………………………………………………………… 144
　（1）身体的・生理的特徴と対策 ………144
　（2）調理形態の工夫 …………………145
　（3）摂食・嚥下工程と嚥下調整食 ……146

7.7 食事環境 ………………………………………………………………………………… 147

7.8 評 価 　　147
(1) 食事摂取量の把握　147　　(2) 評価指標　148

7.9 配食サービス　　148

7.10 多職種協働の実現と給食経営管理　　148
コラム●【先輩からのメッセージ】介護老人保健施設で働く管理栄養士――おもな業務について　149

練習問題　148

8 給食を提供する施設　児童福祉施設と障害者福祉施設

8.1 児童福祉施設における給食の目的と意義　　151
(1) 児童福祉施設での給食の目的　151　　(2) 児童福祉施設における給食の実施に関連する法令・施策　152

8.2 児童福祉施設における「食事摂取基準」を活用した食事計画　　154
(1) 児童福祉施設における「食事摂取基準」を活用した食事計画の基本的考え方　154
(2) 児童福祉施設における「食事摂取基準」を活用した食事計画の策定に当たっての留意点　154
(3) 児童福祉施設における食事計画の実施上の留意点　155

8.3 児童福祉施設における給食の実施　　155
(1) 児童福祉施設における食事の提供ガイド　156
(2) 食物アレルギーの対応　157

8.4 保育所における給食の実施　　158
(1) 管理栄養士・栄養士の役割　159
(2) 保育所におけるアレルギー対応ガイドライン　159

8.5 障害者福祉施設における給食の実施　　159
(1) 給与栄養目標量の設定　160
(2) 献立および食形態　161
(3) 障害者福祉施設における食事の提供　161
(4) 障害児施設における栄養ケア・マネジメントの導入　162

コラム●児童福祉法〔平成28年(2016)改正〕(児童福祉法抜粋)　152／認定こども園　160／【先輩からのメッセージ】大事にしたい，日々の食育　162

練習問題　164

9 給食を提供する施設　学校（幼稚園含む）

9.1　学校給食の目的 …………………………………………………………… 165
9.2　学校給食の実施 …………………………………………………………… 165
9.3　学校給食の種類 …………………………………………………………… 166
（1）給食形態別の種類……………… 166　　（3）給食業務の外部委託……………… 166
（2）調理方式別の種類……………… 166
9.4　学校給食の運営と組織 …………………………………………………… 166
（1）教育委員会など………………… 167　　（2）校内運営組織……………………… 167
9.5　学校給食物資の購入 ……………………………………………………… 167
（1）単独購入………………………… 167　　（2）共同（一括）購入………………… 170
9.6　学校給食の栄養管理 ……………………………………………………… 170
（1）学校給食栄養管理者…………… 170　　（2）学校給食の栄養管理……………… 170
9.7　学校給食の衛生管理 ……………………………………………………… 171
9.8　栄養教諭の職務内容 ……………………………………………………… 171
9.9　学校給食を活用した食に関する指導 …………………………………… 172
9.10　今後の課題 ……………………………………………………………… 174
コラム●学校給食実施基準の一部改正について　168／幼稚園給食　173
練習問題 ………………………………………………………………………… 175

10 給食を提供する施設　事業所とその他の施設

10.1　事業所給食の目的 ………………………………………………………… 177
10.2　事業所給食の現状 ………………………………………………………… 177
10.3　事業所給食の経営形態 …………………………………………………… 178
（1）直営方式………………………… 178　　（3）委託方式…………………………… 178
（2）準直営方式……………………… 178
10.4　事業所給食の供食形態 …………………………………………………… 178

（1）単一献立方式 …………………… 179
　　　（2）複数献立方式 …………………… 179
　　　（3）カフェテリア方式 ……………… 179

10.5　事業所給食の栄養管理 ……………………………………………………… 179
　　　（1）栄養教育上の特性と進め方 …… 180
　　　（2）トータルヘルスプロモーション … 181
　　　（3）特定保健指導と事業所給食 …… 181

10.6　その他の給食施設 ……………………………………………………………… 181
　　　（1）自衛隊 …………………………… 181
　　　（2）矯正施設 ………………………… 182
　　　（3）大学，短期大学，専門学校 …… 182
　　　コラム 事業所給食の精算（オートレジ方式）　179／米トレーサビリティ法　180／デジタルサイネージ　181

　　　練習問題 …………………………………………………………………………… 182

参考書──もう少し詳しく学びたい人のために ……………………………………… 183

巻末資料 ……………………………………………………………………………… 185

索　引 ………………………………………………………………………………… 203

章末練習問題・解答 ………………………………………………………………… 205

給食の概念

1.1 給食の概要
(1) 給食の定義

平成15年(2003)5月に施行された健康増進法〔平成14年(2002)8月公布〕の第1条に,その目的は「我が国における急速な高齢化の進展及び疾病構造の変化に伴い,国民の健康の増進の重要性が著しく増大していることにかんがみ,国民の健康の総合的な推進に関し基本的な事項を定めるとともに,国民の栄養の改善その他の国民の健康の増進を図るための措置を講じ,もって国民保健の向上を図ること」とある.

現在わが国において,国民の約半数が1日に1回は家庭外でつくられた食事,いわゆる外食(dining out)を喫食しているといわれる.また,既製の料理や弁当などを購入して家にもち帰り,家で食べるという中食(take-home dining)も増加している.給食は,図1.1に示すように外食の一種に位置づけられており,小・中学生は学校給食,就業者は職場の給食,また入院患者は病院給食(入院時食事)を喫食している.健康増進法第20条および同法施行規則第5条に規定されるように,特定多数の対象者に対して継続的に供給される給食を「特定給食」と呼び,その給食の内容が利用者の健康に大きく影響することから栄養管理の基準等も示され,行政指導も規定されている〔次項(a)および1章3節参照〕.一方,一般飲食店やレストランなど外食産業の食事は,規模が大きくても対象が不特定であり,給食とは見なされない.

> **健康増進法第20条第1項**
> 特定給食施設(特定かつ多数の者に対して継続的に食事を供給する施設のうち栄養管理が必要なものとして厚生労働省令で定めるものをいう).
>
> **健康増進法施行規則第5条(特定給食施設)**
> 継続的に一回100食以上又は一日250食以上の食事を供給する施設とする.

用語の統一について
本書で関連する専門的用語は,厚生労働科学研究(平成15〜17年)「特定給食施設における栄養管理の実施状況とその基準に関する研究班」の報告における,統一された用語に準じた.

対象者と利用者
対象者とは給食施設に所属する給食提供の対象となる人をいい,利用者とは給食施設に所属する給食提供の対象となる人で,かつ給食を利用する人をいう.

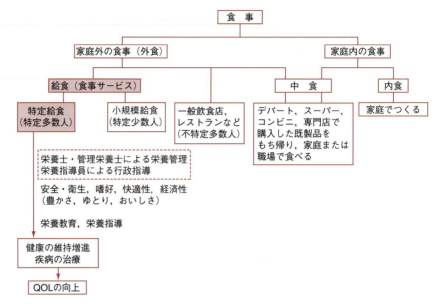

図1.1　食事(外食)における給食の位置づけと目的

Plus One Point
給食の歴史

わが国における集団(特定)給食の歴史は明治時代(1870年代)以降といわれるが,その重要性についてより正しく認識され,内容が充実してきたのは,太平洋戦争が終結した後のことである.それ以前にも広義の「給食」はなされていたようであるが,本書では,以前の栄養改善法第9条の2第1項の「集団給食施設」の定義,および現在の特定給食の定義や目的に沿うものについて述べる(詳細は巻末資料3参照).

「給食」という言葉には,その歴史的背景から,「食事を支給する,与える」といった押しつけがましいイメージがあった.現在の「給食」は,「物」ではなく「人」を対象とした在り方を重視し,後で述べるように対象者(利用者)の健康増進,栄養改善を目的とした物的,心理的サービスおよび栄養教育的サービスをも含む「食事サービス(food service)」と表現するほうが適切といえる.

給食経営管理は,食事サービスを介して栄養介入をする栄養・食事管理と,給食の生産管理を中心とした経営管理の二つの柱から成り立っており,管理栄養士はこれらを総合的にマネジメントする能力が必要とされる.

(a) 特定給食施設における栄養・食事管理

「特定給食」は,特定の多数人に対して継続的に提供される食事であることから,その内容の適否が利用者の健康に大きく影響してくる.そのため,健康増進法第21条や各給食施設の関連法規により管理栄養士・栄養士の配置や栄養管理が規定されている(1.3節参照).

健康増進法第21条(特定給食施設における栄養管理)

1. 特定給食施設であって特別の栄養管理が必要なものとして厚生労働省令で定めるところにより都道府県知事が指定する者の設置者は,当該特定給食施設に管理栄養士を置かなければならない.
2. 前項に規定する特定給食施設以外の特定給食施設の設置者は,厚生労働省令で定めるところにより,当該特定給食施設に栄養士又は管理栄養士を置くように努めなければならない.

3. 特定給食施設の設置者は，前二項に定めるもののほか，厚生労働省令で定める基準に従って，適切な栄養管理を行わなければならない．

（b）特定給食施設における経営管理

特定給食施設における給食の運営では，「食事をつくる，提供する」ことを単に「調理，配食・配膳」ととらえるのではなく，食事を生産するという視点から経営管理を行うことが求められている．すなわち，経営資源としての人，物，金，設備，方法，情報などの生産要素（食品，労働力，設備）を有用な財（有形：料理やその組合せである食事，無形：サービス）に変換するプロセス（工程）としてとらえることが重要である．今後の管理栄養士・栄養士には，このような経営管理能力も求められる．

（2）給食の意義と目的

（a）給食の目的と重要性

給食施設によりその給食の目的は若干異なるが，特定給食においては，①対象が特定していること，②多数人であること，③継続して行われることから，給食内容の善し悪しが利用者の健康に大きな影響を与える．また，平成8年（1996）の病原性大腸菌O157による大規模な食中毒事件に代表されるように，時には生命まで脅かす事態が発生する．

したがって給食の目標は，単に食物を提供したり利用者の味覚や嗜好を満たしたりするだけではなく，適正な栄養素の給与や衛生・安全を第一の目的とし，日常生活における食事についての正しい理解と望ましい食習慣を育成することにより，利用者の健康の維持増進を図り，傷病者にとっては疾病の治療・回復に寄与するものでなければならない．

このような給食の重要性により，健康増進法では，適正管理を図るために特定給食施設への管理栄養士・栄養士の配置（努力規定および必置規定），栄養指導員による指導，栄養管理の基準などが規定されている（巻末資料2参照）．

（b）対象者の健康状態による給食の目的，重要性

給食の目的は特定給食施設の種類や対象者により異なるが，ここでは大きく分けて，健康人と傷病者における給食の目的や意義について述べる（施設ごとの目的や特徴については6～10章参照）．

i）健康増進，疾病予防のための給食（栄養改善のための食事）

わが国の食環境は，都市化・核家族化の進行，働く女性の増加，外食産業や食品産業の発展などとともに著しく変化し，その変化により個々人のライフスタイル（食行動）も多様化している．食の洋風化・簡便化，中食・外食・加工食品の利用者の増加，朝食欠食率の増加，食卓を中心とした家族団らんの喪失などにより，過食，偏食，欠食などの不適切な食事による栄養のアンバランスや生活リズムの乱れが生じ，さらには社会環境の変化に伴う運動不足，ストレス

給食経営管理
対象者の栄養改善を目的として給食（食事サービス）を適正に運営実施するために，栄養管理，衛生・安全管理，会計・原価管理，食材料管理，施設・設備管理，大量調理作業管理などを総合的に管理（マネジメント）することである．

栄養指導員
健康増進法第19条（p.5）参照．

Plus One Point
直接的栄養教育と間接的栄養教育

一般に栄養指導(教育)という場合,病院や保健所などで行われるカウンセリング的な方法を思い浮かべる。栄養教育の目的は,対象者の栄養改善上の問題点を把握し,対象者自らが適切な食行動を実践して初めて効果が見られるものである。したがってカウンセリング的な指導は,対象者が自ら実践しないかぎり改善は見られず,間接的な指導といえる。これに対して,適切に栄養管理がなされた特定給食施設における給食(食事)の提供は,そのもの〔食品の組合せ,分量,味つけ(とくに塩味)など〕が栄養改善への見本(教材)であり,かつその喫食によって対象の栄養状態に直接影響することから,直接的な栄養指導といえる。

法規の種類
① 憲法(日本国憲法),② 法律(栄養士法など),③ 政令(栄養士法施行令など),④ 省令(栄養士法施行規則など),⑤ 規則,⑥ 条例,⑦ 告示(学校給食実施基準など),⑧ 訓令,⑨ 通達。⑦〜⑨は法規の性格をもたない行政規則。

健康増進法のおもな規定内容
① 目的
② 国民の責務
③ 国・地方公共団体および健康増進事業実施者の責務
④ 基本方針
⑤ 都道府県健康増進計画など
⑥ 国民健康・栄養調査の実施
⑦ 保健指導など
⑧ 特定給食施設における栄養管理
⑨ 受動喫煙の防止
⑩ 特別用途表示の承認
⑪ 食事摂取基準
⑫ 栄養表示基準,など。

などと相まって,生活習慣病を招いている。社会生活の複雑多様化に伴い,今まで以上に栄養・食生活に関わる健康障害が懸念されることから,保育所給食や義務教育諸学校における学校給食,事業所給食などでは,健康人を対象に,生涯を通じて望ましい食習慣を形成し,健康増進,生活習慣病などの疾病予防,体力の向上などを目的とした健康教育が行われている。現在,生活習慣病一次予防の観点から,給食は単なる食事ではなく,健康教育の「生きた教材」,直接的栄養教育としてきわめて重要な役割をもっている。

ii) 傷病者のための給食(治療のための食事)

肥満症,高血圧症,脂質異常症,糖尿病,心疾患,腎疾患,肝疾患,骨粗鬆症などの生活習慣病をもつ傷病者に対する入院時食事は,治療の一環として,疾病の治療,進行の抑制,再発や合併症防止の観点から,きわめて重要である。また,退院後の食事療法を実施する際の栄養教育・栄養指導の教材・媒体でもある。さらに高齢社会を迎えた現在,介護を要する障害者や高齢者へのQOL(生命の質,生活の質)を重視した食事サービスも,今後ますます増加することが予想される。管理栄養士・栄養士には,これらのニーズに対応できる,より高度な栄養管理や経営管理技術を身につけることが望まれている。

(3) 健康増進法における特定給食施設

平成14年(2002)8月に健康増進法が公布され,平成15年(2003)5月の施行に伴い,栄養改善法〔昭和27年(1952)制定〕は廃止された。健康日本21(第3次国民健康づくり運動)を中核とする国民の健康づくり,疾病予防推進の法的基盤を図るものとして制定された,国民の健康増進を総合的に推進するための基本的法律である。以下,本法における特定給食施設の位置づけについて概説する。

本法の目的(第1条)は,「国民の健康の総合的な推進に関し基本的な事項を定めるとともに,国民の栄養の改善その他国民の健康の増進を図るための措置を講じ,もって国民保健の向上を図ること」である(本法における特定給食施設の定義等は1.1節および巻末資料2参照)。

本節では,特定給食施設に関係するものを中心に記載する(条文を記載していないものについては巻末資料2参照)。

前述したように,「特定給食」は特定の多数人に対して継続的に提供される食事であることから,その内容の適否や安全性が利用者の健康に大きく影響する。そのため,健康増進法および健康増進法施行規則において,管理栄養士・栄養士の配置や栄養管理が規定されている。また図1.2に示すように,特定給食施設に関する行政指導も規定されている。

1.1 給食の概要

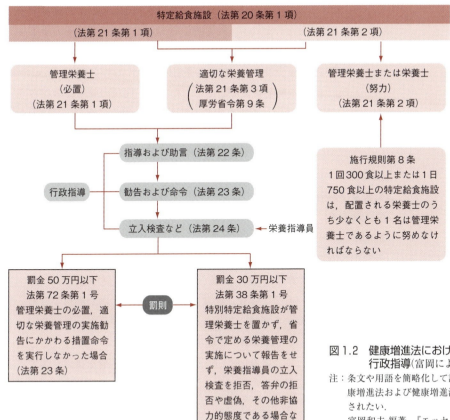

図 1.2 健康増進法における特定給食施設に関する行政指導(富岡による)

注：条文や用語を簡略化して記載してある．正確には，健康増進法および健康増進法施行規則の該当条文を参照されたい．
富岡和夫 編著，『エッセンシャル給食経営管理論』，医歯薬出版(2003)，p.43，図Ⅰ-9 より改変．

(a) 健康増進法

(都道府県による専門的な栄養指導その他の保健指導の実施)
第18条　都道府県，保健所を設置する市及び特別区は，次に掲げる業務を行うものとする．
　　2　特定かつ多数の者に対して継続的に食事を供給する施設に対し，栄養管理の実施について必要な指導及び助言を行うこと．

(栄養指導員)
第19条　都道府県知事は，前条第1項に規定する業務を行う者として，医師または管理栄養士の資格を有する都道府県，保健所を設置する市または特別区の職員のうちから，栄養指導員を命ずるものとする．

(特定給食施設の届出)
第20条　特定給食施設(特定かつ多数のものに対して継続的に食事を供

特定給食施設と集団給食施設の名称

健康増進法により「集団給食施設」から「特定給食施設」に名称が変わったが，それ以前に制定された法規などにおいて「集団給食施設」が用いられている場合も「特定給食施設」と理解する．

給する施設のうち栄養管理が必要なものとして厚生労働省令で定めるものをいう．以下同じ)を設置したものは，その事業の開始の日から一月以内に，その施設の所在地の都道府県知事に，厚生労働省令で定める事項を届け出なければならない．

2　前項の規定による届出をした者は，同項の厚生労働省令で定める事項に変更を生じたときは，変更の日から一月以内に，その旨を当該都道府県知事に届け出なければならない．その事業を休止し，又は廃止したときも，同様とする．

(指導及び助言)　第22条(巻末資料2参照)
(勧告及び命令)　第23条(　〃　)
(立入検査等)　第24条(　〃　)
(罰則)　第37条，第38条(　〃　)

(受動喫煙の防止)

第25条　学校，体育館，病院，劇場，観覧席，集会場，展示場，百貨店，事務所，官公庁施設，飲食店その他の多数の者が利用する施設を管理する者は，これらを利用する者について，受動喫煙(室内又はこれに準ずる環境において，他人のたばこの煙を吸わされることをいう.)を防止するために必要な措置を講ずるように努めなければならない．

(b) 栄養管理基準

(特定給食施設における栄養管理)

第21条　特定給食施設であって特別の栄養管理が必要なものとして厚生労働省令で定めるところにより都道府県知事が指定するものの設置者は，当該特定給食施設に管理栄養士を置かなければならない．

2　前項に規定する特定給食施設以外の特定給食施設の設置者は，厚生労働省令で定めるところにより，当該特定給食施設に栄養士又は管理栄養士を置くように努めなければならない．

3　特定給食施設の設置者は，前二項に定めるもののほか，厚生労働省令で定める基準に従って，適切な栄養管理を行わなければならない．

管理栄養士または栄養士の配置

各法規のなかで管理栄養士または栄養士の配置について示されているが，必置規定なのか努力規定なのかを区別しておく(表1.1参照).

(c) 健康増進法施行規則における栄養管理基準

(特定給食施設)
第5条 法第20条第1項の厚生労働省令で定める施設は,継続的に1回100食以上又は1日250食以上の食事を供給する施設とする.

(特定給食施設の届出事項) 第6条

(特別の栄養管理が必要な給食施設の指定)
第7条 法第21条第1項の規定により都道府県知事が指定する施設は,次のとおりとする.
　1 医学的な管理を必要とする者に食事を供給する特定給食施設であって,継続的に1回300食以上又は1日750食以上の食事を供給するもの.
　2 前号に掲げる特定給食施設以外の管理栄養士による特別な栄養管理を必要とする特定給食施設であって,継続的に1回500食以上又は1日1500食以上の食事を供給するもの.

(特定給食施設における栄養士等)
第8条 法第21条第2項の規定により栄養士又は管理栄養士を置くように努めなければならない特定給食施設のうち,1回300食又は1日750食以上の食事を供給するものの設置者は,当該施設に置かれる栄養士のうち少なくとも一人は管理栄養士であるように努めなければならない.

(栄養管理の基準)
第9条 法第21条第3項の厚生労働省令で定める基準は,次のとおりとする.
　1 当該特定給食施設を利用して食事の供給を受ける者(以下「利用者」という.)の身体の状況,栄養状態,生活習慣等(以下「身体の状況等」という.)を定期的に把握し,これらに基づき,適当な熱量及び栄養素の量を満たす食事の提供及びその品質管理を行うとともに,これらの評価を行うよう努めること.
　2 食事の献立は,身体の状況等のほか,利用者の日常の食事の摂取量,嗜好等に配慮して作成するよう努めること.
　3 献立表の掲示並びに熱量及びたんぱく質,脂質,食塩等の主な栄養成分の表示等により,利用者に対して,栄養に関する情報の提供を行うこと.
　4 献立表その他必要な帳簿等を適正に作成し,当該施設に備え付けること.
　5 衛生の管理については,食品衛生法その他関係法令の定めるところによること.

管理栄養士・栄養士の役割
健康増進法において栄養管理基準が法的に位置づけられ,食事提供および品質管理の評価を行うことや栄養アセスメントを行うなど,マネジメント業務や人を対象にした業務であることが詳しく示された.

1.2 給食システム

(1) 給食システムの概念

システム(system)とは，多くの要素が相互に関連しながら全体として一つの働きをする仕組みのことをいう．図1.3に，基本的なシステム図をまとめた．

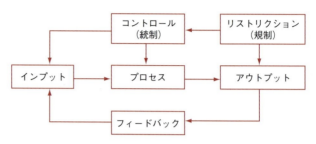

図1.3 基本的なシステム図

特定給食施設における給食を運営するためには，管理栄養士・栄養士は給食経営をシステムとしてとらえ，そのプロセスを理解し，その目的と目標に沿って，**給食システム**を構築する必要がある．具体的には，利用者の数や回数など規模により，施設・設備を整え，管理栄養士・栄養士および調理師などの適正な人員配置を行い，利用者に安全で満足のいく食事を提供できるシステムといえる．投入する資源(**インプット**)や産出する物(**アウトプット**)が何か把握し，また，資源を産出物に変換する工程(**プロセス**)を作成する技能が問われる．

① インプット(input)：人，物，財源などの資源．
② プロセス(process)：作業の工程．
③ アウトプット(output)：できあがった製品や食事，利用者への栄養教育，栄養評価などの物・サービス．
④ フィードバック(feedback)：できあがった製品や物・サービスを受けとった顧客(利用者)からのフィードバック(満足度，栄養状態，経営指標，苦情，返品，賛辞，助言・提言など)．
⑤ コントロール(control)：規約・マニュアル類，モニター制度，チェックリスト，検食，人事考課，コスト分析などにより，品質の確保・向上に努める．
⑥ リストリクション(restriction)：アウトプットである製品やサービスの内容に対して，影響や規制を及ぼすものをいう．法律，規制，条例などのほか，市場，客層，景気の動向，立地条件，企業理念などがある．

(2) トータルシステムとサブシステム

給食システムを構築する場合，全体的な流れである**トータルシステム**のなかに，個々の業務についての細やかな知識と技術を盛り込んだ**サブシステム**が必要になる．

図1.4に，給食経営管理のトータルシステムとサブシステムの概念図を示し

Plus One Point

システムを考える際の組織論
・伝統的組織観(静態的組織機構)：日本の伝統的組織．
・管理論的組織観：管理(マネジメント)は仕事であり制度であるという見方．
・動態的組織観：組織を人間行動のシステムや意思決定のシステムととらえ，社会的システムと見るもの．

システム思考
3M：人間(man)，材料(material)，予算・資金(money)
5M：上記に加えて，設備，機械(machine)，方法(method)
6M：上記に加えて，管理(management)

1.2 給食システム

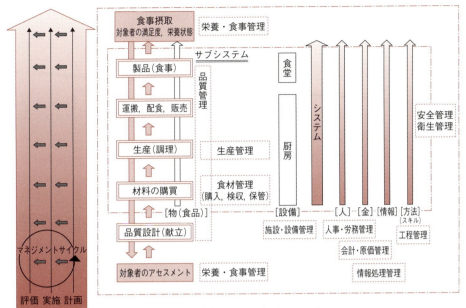

図1.4 給食経営管理のトータルシステム
石田裕美,「各科目のねらいと要点：給食経営管理論」, 臨床栄養, 101(6), 648(2002), p.650より改変.

た．給食施設では，食事をつくる，提供するという作業を，**生産要素**(食品, 労働力，設備)の有用な財への変換するプロセスとしてとらえることが重要である．ここで，有形の財とは料理やその組合せである食事を，無形の財とはサービスなどを指す．給食を運営するための関連の資源とは，経営の資源としての人，物(食品)，金，設備，方法(技術)そして情報である．

(a) トータルシステム

給食経営管理では，食事を提供する活動(給食業務)そのものに焦点を当てるのではなく，対象者(人)に重点を置き，**栄養・食事管理のシステム**と，それを受けた形での**生産管理のシステム**を理解し，構築できる技能を身につける．

給食施設では，対象者から情報を得て栄養アセスメントを行い，給与栄養目標量を決定し，献立作成，調理作業，盛りつけを行う．これら一連の食事づくりは，すべて人間の行動であり，食費の原価計算をした後，給食の予算，決算を中心とした経営管理などの業務も人間の行動である．献立作成は，財となる料理，食事，サービスの**品質設計**として位置づけられ，その品質に応じたプロセス(工程)を人間の行動として分析し，組み立てることは調理工程や作業工程を分析し，工程表を作成することになる．品質設計である献立作成は，栄養・食事管理の視点で行われるべきであるが，今後さらに**マーケティング**の手法(2章参照)を取り入れることも重要である．

(b) サブシステム

トータルシステムを構築するための**サブシステム**には，次のようなものがあ

る（詳細は各章参照）．

① 栄養・食事管理　　　　⑤ 工程管理
② 人事・労務管理　　　　⑥ 品質管理
③ 施設・設備管理　　　　⑦ 会計・原価管理
④ 生産（調理）管理，食材料管理（購入，　⑧ 情報処理管理
　　検収，保管），安全・衛生管理

（3）給食システムの構築と評価

　給食経営管理では，食事（給食）をつくるという視点での**システム構築**と，その機能をもち，それを統制する能力が求められている．
　マネジメントサイクル〔計画（plan）→実施（do）→評価（see），**PDCA サイクル**：計画（plan）→実施（do）→評価（check）→アクト（act）〕に従って計画した事項を実施し，評価した後，トータルシステム，サブシステムを再検討して給食システムを再構築する．**システムの評価**とは，利用者の食事評価（食嗜好度，味，量，温度，盛りつけのセンスなど）や栄養改善，および最終的に財務面でも健全な経営状態であることである（4章参照）．給食施設では，給食部門のみならず，このような評価を行う**委員会**を設置することも必要である．また，給食施設の実施状況を把握するために，**行政指導**として保健所が，厚生労働省に指示された項目に沿って監視，指導，評価を行っている．

1.3　給食施設の特徴と管理栄養士の役割・関連法規

　特定給食施設は食事を提供する対象集団によって区分される．各施設に共通する基本的な法律としては，健康増進法，栄養士法，食品衛生法，労働基準法などがあげられる．またそれぞれの施設の設備，人員配置の基準や運営についてはその準拠する法律，省令などによって規定されている．給食管理業務を行う管理栄養士などは，これらの関係法規をよく理解して遵守し，それぞれの施設に適した給食運営を行わなければならない．

（1）給食施設における管理栄養士の役割

　給食管理の重要性から，健康増進法や栄養士法，その他関連法規により，特定給食施設への管理栄養士・栄養士の配置（努力や必置）が規定されている（1.3節および巻末資料2参照）．

栄養士法第1条（栄養士及び管理栄養士の定義）
　栄養士とは，都道府県知事の免許を受けて，栄養士の名称を用いて栄養の指導に従事することを業とする者をいう．
2　管理栄養士とは厚生労働大臣の免許を受けて，管理栄養士の名称を用いて，① 傷病者に対する療養のため必要な栄養の指導，② 個人の身体の状況，栄養状態等に応じた高度の専門的知識及び技術を要する健

> 康の保持増進のための栄養の指導，並びに③ 特定多数人に対して継続的に食事を供給する施設における利用者の身体の状況，栄養状態，利用の状況等に応じた特別の配慮を必要とする給食管理及びこれらの施設に対する栄養改善上必要な指導を行うことを業とする者をいう．
>
> （①～③の番号は，理解のために便宜上つけている）

平成14年（2002）4月に施行された栄養士法では，管理栄養士の業務の例として「傷病者に対する療養のため必要な栄養の指導」などが位置づけられ，栄養士と管理栄養士の業務内容が明確に分けられることになった．給食管理業務についても，管理栄養士は従来の食事の計画や給食・食事サービスのみならず，③に示すような業務や栄養面，衛生・安全面，経済面，組織管理，人事・労務管理など給食運営の全般的な**マネジメント**を行う能力が求められている．

（2）特定多数人への対応と個人対応

改正栄養士法の第1条に示されるように，管理栄養士は**特定給食施設**において，利用者の身体の状況や栄養状態をアセスメントし，利用の状況などに応じた給食管理および栄養改善上必要な指導を行う（同条2項）必要がある．また，健康増進法施行規則第9条を踏まえ，各施設の給食の特徴や目的に沿って，特定多数人といえども健康人に対しても可能なかぎり**個人対応**の栄養管理が必要である．さらに食物アレルギーや生活習慣病など個々人に対応した，より適切な栄養管理と栄養教育をするよう努めなければならない．

表1.1に，管理栄養士・栄養士配置が義務づけられているおもな施設とその法規をまとめた．

保健，医療，福祉，介護における特定給食施設の栄養管理については，各種法規により規定されている．これらの関係法規については，後述する(3)(a)～(f)，6～10章および巻末資料2を参照されたい．

（3）特定給食施設における給食経営管理

特定給食を提供する施設の給食部門は，経営体の一部門である．特定給食は規模も大きく，継続して提供する必要があるため，給食管理の経営資源である人（man），設備・機械（machine），材料（material），方法（method），予算・資金（money）の5Mを効果的に活用する必要がある（詳細は2.2節参照）．

それぞれの特定給食施設の特性に応じた目標を定め，達成に向けて給食システムを構築し，経営管理を行うことが重要である．

（4）各種施設における給食の意義と関係法規

施設により給食の目的や利用者の特性が異なる．したがって，給食の意義・目的を十分に理解し，利用者の特性に応じた給食を提供する必要がある．

栄養士法の改正
「21世紀の管理栄養士等あり方検討会」により，新しい栄養士像の形成に向けた管理栄養士等の業務内容や資格制度，養成のあり方，国家試験，生涯教育などが具体的に見直され，報告書が提出され〔平成10年（1998）6月〕，これらをもとに平成12年（2000）4月，栄養士法の改正〔平成14年（2002）4月施行〕が行われた．

表1.1 管理栄養士・栄養士配置規定

施設の種類	配置規定条文(抜粋)など	配置規定法令	
保健所	栄養士:保健所の業務を行う者として地方公共団体の長が認める職員	地域保健法施行令	第5条
	管理栄養士:都道府県知事が命じた栄養指導員	健康増進法	第19条
医療施設 ・病院 ・特定機能病院	栄養士:病床数100以上の病院で1 管理栄養士:特定機能病院に1以上	(医療法) 医療法施行規則(昭和23年) 医療法施行規則	第19条 第22条の2
高齢者・介護福祉施設 ・養護老人ホーム	栄養士の必置.ただし,特別養護老人ホームに併設し,入所定員が50人未満の場合には置かないことができる	(老人福祉法) 養護老人ホームの設備及び運営に関する基準(昭和41年)	第12条
・特別養護老人ホーム	栄養士の必置.ただし,入所定員が40人以下の施設であって,他の社会福祉施設等の栄養士と連携を図れる場合には置かないことができる	特別養護老人ホームの設備及び運営に関する基準(平成11年)	第12条
・軽費老人ホーム	入所定員が40人以下または他の社会福祉施設等の栄養士と連携を図れる場合には置かないことができる	軽費老人ホームの設備及び運営に関する基準(平成20年)	第11条
児童福祉施設 ・乳児院 ・児童養護施設 ・知的障害児施設 ・知的障害児通園施設 ・盲ろうあ児施設	栄養士の必置 栄養士の必置 栄養士の必置 栄養士の必置 栄養士の必置.ただし,児童40人以下の施設にあっては置かないことができる	(児童福祉法) 児童福祉施設最低基準(昭和23年)	第21条 第42条 第49条 第56条 第61条
・肢体不自由児療護施設	栄養士の必置.ただし,児童40人以下の施設にあっては置かないことができる		第69条
・情緒障害児短期治療施設 ・児童自立支援施設	栄養士の必置 栄養士の必置.ただし,児童40人以下の施設にあっては置かないことができる		第75条 第80条
その他の社会福祉施設 ・救護施設	栄養士の必置	(生活保護法) 救護施設,更正施設,授産施設及び宿所提供施設の設備及び運営に関する最低基準(昭和41年)	第11条
・更正施設	栄養士の必置		第19条
身体障害者更正施設 (指定肢体不自由者) (指定内部障害者) ・身体障害者療護施設 ・特定身体障害者授産施設	栄養士:1以上.ただし,定員が40人以下の場合には置かないことができる	(身体障害者福祉法) 指定身体障害者更正施設等の設備及び運営に関する基準(平成18年)	第4条 第7条 第43条 第49条
・指定知的障害者入所更正施設 ・特定知的障害者入所授産施設	栄養士の必置.ただし,定員が40人以下の場合には置かないことができる	(知的障害者福祉法) 指定知的障害者更正施設等の設備及び運営に関する基準(平成18年)	第4条 第45条
・知的障害者更正施設 ・知的障害者授産施設	栄養士の必置.ただし,通所施設であって,入所定員が40人以下の場合には置かないことができる	知的障害者援護施設の設備及び運営に関する基準(平成18年)	第28条 第52条
事業所,寄宿舎	1回300食以上の給食を行う場合,栄養士の必置	(労働基準法) 事業附属寄宿舎規程	第26条

医療施設について
詳細は6章参照.

(a) 医療施設

医療(治療)の一環として,利用者の疾病の治療,回復の促進のため,個人の状況に応じた栄養管理により入院時食事(給食)を提供する.

医療機関における栄養業務は,治療食に関わる業務と栄養指導業務に大別されるが,相互に関連しており,連携して初めて目的が達成できる.関係法規には,**医療法**と,**健康保険法**に関わる費用の観点から業務の規準が示され,食事

療法の効果があげられるよう規定がなされている．

病院給食は昭和23年（1948）医療法により，病院が患者給食の提供を定めたことに始まる．医療法施行規則第19条において，病院を配置する栄養士数は100床以上の病院で1と定められた．なお，管理栄養士は，健康増進法第21条第1項により，医学的な管理を必要とする者に食事を提供する特定給食施設であって，継続的に1回300食以上，または1日750食以上を提供する病院（介護老人保健施設との併設を含む）に，配置義務が定められている．

入院患者に提供される食事は，健康保険法の入院時食事療養制度により運営されている．療養病床に入院する65歳以上の人に対しては，介護保険制度との関係から入院時生活療養制度により運営される．

（b）高齢者・介護福祉施設

介護・介護予防，栄養改善，生活支援を目的に給食を提供する．高齢者であり，咀嚼や嚥下が困難な者も多く，心身の状況が施設や個人により著しく異なるため，適切な栄養管理や給食運営が必要である．

高齢者の施設入所は社会的，経済的あるいは家族の状況などにより，老人福祉法の摘要を受けるが，同時に生活習慣病の慢性疾患，認知症がある場合には医療法，介護保険法の適用を受けることになる．老人福祉法による高齢者施設には特別養護老人ホーム，養護老人ホーム，軽費老人ホームなどがあり，介護保険法による施設には介護老人保健施設がある．特別養護老人ホームは都道府県知事の指定を受けることにより指定介護老人福祉施設となり，介護保険給付の対象となる．医療的な介助が必要な高齢者が利用できる療養型医療施設は医療法の摘要を受ける．施設の人員，施設および設備並びに運営に関する基準はそれぞれ厚生労働省令により定められている．

食事の提供に関しては，指定介護老人福祉施設，介護老人保健施設および指定介護療養型医療施設の「人員，設備及び運営に関する基準」に記されており，利用者の側に立った配慮が求められている．

高齢者・介護福祉施設について
詳細は7章参照．

（c）児童福祉施設

児童福祉施設は，児童福祉法にもとづいて設置された児童の入所・通所により多くの種類がある．給食は，成長期であることを考慮した栄養管理のほか，食事の楽しさや重要性，望ましい食習慣の育成など，給食を教材とした食育を考慮して提供する必要がある．

施設設備，人員配置に関しては，児童福祉施設最低基準〔児童福祉施設の設備及び運営に関する基準〔昭和23年（1948）12月29日厚生省令第63号〕が定められており，食事提供もこの基準に準じて行わなければならない．給食に関しては第11条に規定されている．

児童福祉施設の種類について
詳細は8章参照．

（d）障害者福祉施設

障害者が入所または通所する施設は，生活保護法による救護施設，更生施設と，身体障害者福祉法，知的障害者福祉法，精神保健福祉法にもとづく福祉施

設がある.福祉サービスや公費負担医療費等について,これら障害種別に関わりなく,共通の制度のもとで一元的に提供する仕組みとして,平成17年(2005)に障害者自立支援法が定められ,平成25年(2013)4月1日からは障害者総合支援法と改称された.障害者施設で提供される食事については,「障害者の日常生活及び社会生活を総合的に支援するための法律」にもとづく指定障害福祉サービスの事業等の人員,設備及び運営に関する基準〔平成18年(2006)9月29日厚生労働省令第172号〕の第34条に規定している.サービスを提供する障害者支援施設では,利用者の年齢,障害の種別が多様であるため,利用者個々人の栄養アセスメントを適切に行い,食事の形態や方法を選択する必要がある.

(e) 学 校

学校給食は,学校給食法〔昭和29年(1954)制定〕にもとづき,小学校,中学校,盲・聾・養護学校および夜間定時制等で実施される.現代の子どもたちの食の現状より平成20年(2008)6月に大幅に改正〔平成21年(2009)4月1日施行〕され,第1章総則に,学校給食の目的(第1条)「学校給食が児童及び生徒の心身の健全な発達に資するものであり,かつ,児童及び生徒の食に関する正しい理解と適切な判断力を養う上で重要な役割を果たすものであることにかんがみ,学校給食及び学校給食を活用した食に関する指導の実施に関し必要な事項を定め,もって学校給食の普及充実及び学校における食育の推進を図ることを目的とする」となった.また,第2条に目標7項目が記載されている.

第2章学校給食の実施に関する基本的な事項として,学校給食栄養管理者(第7条),学校給食実施基準(第8条),学校給食衛生管理の基準(第9条)が,また,第3章第10条に栄養教諭等がその専門性を生かして,学校給食を活用した食に関する指導を行うことが記載されている.

(f) 事業所

事業所給食は産業給食ともいわれ,従業員の健康の保持増進,生産性の向上および福利厚生を目的としている.労働安全衛生法は,1972年(昭和47)に,労働基準法の労働安全の部分を拡充して独立した法規として制定された.従業員の労働上の安全を確保し,快適な職場環境を形成して業務を遂行することは,給食運営上,重要である(給食施設の労務管理の観点から,給食施設,栄養管理の方法など,事業所給食として直接的に関係する部分が含まれる).

生活習慣病予防や特定保健指導の観点からも,給食および給食を活用した栄養教育の意義は大きい.

学校について
詳細は9章参照.

事業所について
詳細は10章参照.

事業附属寄宿舎規程
第26条により,1回300食以上の給食を行う場合,栄養士の必置義務がある.

■出題傾向と対策■
給食の概念,健康増進法における特定給食(施設)の定義,管理栄養士・栄養士の役割について,関係法規と関連して理解しておくこと.特定給食施設における給食の目標・目的,栄養・食事管理,給食経営管理をよく理解しておくこと.給食システムの概念,給食のトータルシステムおよびサブシステム,システムの構築と評価も重要である.

練 習 問 題

次の文を読み,正しいものには○,誤っているものには×をつけなさい.
(1) 特定給食施設の栄養管理は多数人を対象としているので,とくに個別対応をす

る必要はない．
（2）特定給食施設における給食（食事）の提供は間接的な栄養教育であり，栄養改善上の効果はあまり期待できない．
（3）健康増進法施行規則第5条における特定給食施設とは，継続的に一回150食以上または一日300食以上の食事を供給する施設をいう． 重要
（4）給食の目的は，利用者に適正な栄養素の給与や栄養教育を行うことにより，日常生活における食事についての正しい知識と望ましい食習慣を育成することによって，健康の維持増進または疾病の治療回復に寄与することである． 重要
（5）給食経営管理は，食事サービスを介して栄養介入をする栄養・食事管理と，給食の生産管理を中心とした経営管理の二つの柱から成り立っており，今後の管理栄養士にはこれらを総合的にマネジメントする能力が必要とされる． 重要
（6）特定給食施設における給食の運営は，食事の生産という視点から経営管理を行うことが求められており，経営資源としての食品，労働力，設備，方法，情報などの生産要素を有用な財に変換するプロセス（工程）としてとらえることが重要である． 重要
（7）栄養士法第1条に管理栄養士の役割として，特定給食施設における利用者の身体の状況，栄養状態，利用の状況等に応じた特別の配慮を必要とする給食管理およびこれらの施設に対する栄養改善上必要な指導を行うことが記載されている． 重要
（8）給食のシステムとはインプット→プロセス→アウトプットを指し，給与栄養目標量の設定，献立作成，食材の発注，調理，盛りつけなどの生産およびスクリーニング・アセスメントにもとづく対象者への栄養介入を目的とした食事サービスは含まれない． 重要
（9）給食のトータルシステムを構築するためのサブシステムは栄養・食事管理，人事・労務管理，工程管理からなり，品質管理は含まれない． 重要
（10）給食システムの評価とは，利用者の食事評価や，栄養改善等および最終的に財務面でも健全な経営状態であるかの評価である． 重要
（11）特定給食施設における管理栄養士・栄養士の配置や栄養管理は健康増進法および施行規則において規定されているが，行政指導は栄養士法で規定されている． 重要
（12）健康増進法第18条により，都道府県は特定給食施設の栄養管理の実施に対して専門的な栄養指導および助言を行うことができる．
（13）特定給食施設を設置したものは，その事業の開始の日から一週間以内に，厚生労働大臣に届け出なければならない． 重要
（14）特定給食施設であって特別の栄養管理が必要なものとして厚生労働省令で定めるところにより都道府県知事が指定する者の設置者は，当該施設に管理栄養士を置かなければならない． 重要
（15）厚生労働省令で定める都道府県知事が指定する「医学的管理が必要な施設であって継続的に1回300食又は1日750食以上」を提供する特定給食施設は，病院のほかに介護保険施設も含まれる． 重要
（16）健康増進法施行規則には，特定給食施設の栄養管理の基準として，利用者の身 重要

> **■出題傾向と対策■**
> 健康増進法による特定給食施設の定義や制度，栄養管理，管理栄養士・栄養士の配置規定，健康増進法施行規則による特定給食施設における栄養管理の基準については出題頻度が高いと思われる．関係法規を熟読し，理解しておくこと．

体の状況，栄養状態，生活習慣等を定期的に把握し，適当な熱量及び栄養素の量を満たす食事の提供およびその品質管理及びこれらの評価を行うよう努めることが定められている．

(17) 特定給食施設の栄養管理の基準に，献立表の掲示並びにおもな栄養成分の表示等により，利用者に対して，栄養に関する情報の提供を行うことも定められている．

(18) 食事の献立は，身体の状況等のほか，利用者の日常の食事の摂取量，嗜好等に配慮して作成するよう努める．

(19) 都道府県知事は，医師または管理栄養士の資格をもつ都道府県，保健所を設置する市または特別区の職員のうちから，栄養指導員を命ずるものとする．

給食経営管理の概念

2.1 経営管理の概要
(1) 経営管理の意義と目的
　病院，事業所，学校といった経営体には，多くの管理部門が置かれている．給食部門はその一つであり，給食を提供するという役割を担っている．経営体の一つの部門において問題が生じ，円滑に業務が流れなければ，その経営体は成立しない．管理栄養士・栄養士が活躍する給食部門も経営体の一部であることから，経営目標にもとづき，計画的，経済的に運営していかなければならない．給食施設の**経営管理**では，給食を取り巻く環境の変化（高齢化社会に伴う食事上の問題点の増加，食品の衛生管理の強化，新調理システムの導入，経済性など）を十分に考慮し，資源を無理，無駄，むらなく有効に活用する．

経営管理の機能
(1) 計画(plan)
(2) 組織(organize)
(3) 人の配置(staff)
(4) 指揮(direct)
(5) 統合・調整(control)

(2) 経営管理の機能と展開
　組織の規模が拡大すると，仕事量が増加し，業務内容も多様化する．このため，多くの人手が必要となり，それぞれが仕事を分担し，目標を達成しなければならない．そこで，2人以上の人間が共通の目標を達成するために，役割分担により互いの能力を十分に発揮して，効率よく運営するための組織をつくる．

(a) 組織の原則
　経営組織を効果的に運用していくためには，次のような原則が必要となる．

i) 組織階層の原則
　経営活動を行う場合，組織は管理者から一般作業者へと仕事や責任の権限に段階的な階層がつけられる．各階層は，トップが**トップマネジメント**（経営者層），その下に**ミドルマネジメント**（中間管理者層），**ローワーマネジメント**（監督者層），**ワーカー**（一般作業者層）となる（図2.1）．

ii) 命令一元化の原則
　業務に関する指揮，命令および報告の系統を一本化し，管理者と部下の業務上の関係を明らかにする．1人の部下に対する直接の管理者は1人である．それより上部からの命令は，直接の管理者を通して部下に伝達され，処理がなされる．業務に関する指揮，命令および報告の系統を一本化し，管理者と部下の関係を明らかにする．これにより業務内容が正確に伝達され，能率が高まる．

マネジャーの役割

マネジメント階層にあるように，マネジャーの仕事にはいろいろなレベルがある．マネジャーの役割は組織をスムーズに運営することであり，組織の構成員である「人」の管理が最も重要になる．そこでそれぞれが，① トップマネジメント：会社の方向性を示す戦略を策定する，② ミドルマネジメント：戦略に従って経営計画を社員に伝える，③ ローワーマネジメント：ワーカーがそれぞれの役割を果たし，スムーズに業務が遂行できるようまとめるとともに，階層に応じた役割を果たす．

ゼネラルマネジメント

決定された意見を下へ指令するだけでなく，各部門の考え方などを調整しながら統合して導く．

ラインとスタッフ

ラインとは，会社本来の業務である製品を製造したりサービスを提供，販売したりする直接利益にかかわる製造，販売部門などを指す．スタッフとは，ラインの援助や助言を行う人事，経理部門などを指す．組織が拡大すると，ラインは縦の命令系統であるためライン同士の横のつながりが悪くなり，全体の統合がとりにくくなるという問題が生じる．そこで部門をラインとスタッフに分けることで，組織の管理をスムーズに行えるようにする．

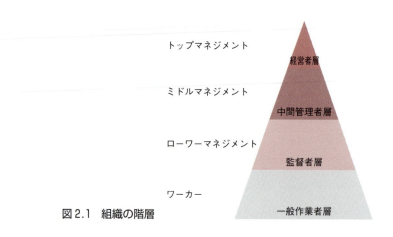

図2.1　組織の階層

iii) 管理範囲の原則

1人の管理者が管理できる部下の人数には限界がある．業務の内容が複雑であれば，管理できる人数は減少する（例：企画などの場合は3～5名）．逆に単純な作業であれば，管理できる人数は増加する（例：機械的作業を繰り返すような場合は12～20名）．業務によって差はあるが，一般的に10人前後が適当であるといわれている．

iv) 責任と権限の原則

管理責任者には，業務を行うために果たす**責任**とそれに応じた**権限**も与えられている．権限とは，与えられた業務に対して，それを達成するために必要な力をいう．ある業務を与えられた場合，管理者は部下に対して目的に応じた業務が成し遂げられるように指示し，監督する責任が生まれる．また，その結果を上司に報告しなければならない．

v) 専門化の原則

細分化した職能を関連性の高い専門の仕事にまとめる．

(b) 組織の形態

組織の形態は，経営規模や業務内容により異なるが，**ライン組織，ラインアンドスタッフ組織，ファンクショナル組織**が一般的である（図2.2）．近年は企業の規模が拡大し，経営の内容も変化に富んできたため，それ以外にも事業部組織（図2.3），マトリックス組織（図2.4），プロジェクトチーム，会議式組織

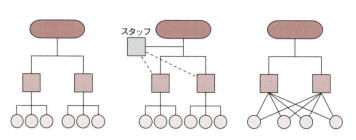

図2.2　組織の形態　　ライン組織　　ラインアンドスタッフ組織　　ファンクショナル組織

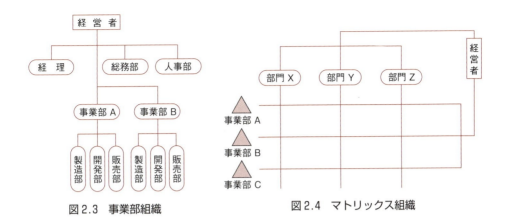

図2.3 事業部組織　　　　図2.4 マトリックス組織

といった組織も設立されている．

i) ライン組織（直系組織）

命令系統が一元化しているため，業務を行う際に全体の統制はとりやすい．しかし，管理者が作業層までのすべての業務を把握しておく必要があるため，大規模な組織より比較的小規模な組織に適している．

ii) ラインアンドスタッフ組織（直系参謀組織）

ライン組織とファンクショナル組織の利点を取り入れた組織形態である．経営の規模が大きくなり業務が複雑になると，管理者だけで問題を処理できなくなる．そこで，ライン部門のなかに業務の助言，企画などの補佐を行うスタッフ部門を置き，命令系統を統一し，専門化の利点を生かす組織が有効である．

iii) ファンクショナル組織（職能組織）

業務の管理を，職能別に専門のスタッフに担当させる組織である．それぞれの部門は専門的な業務について指揮，命令を行う．各部門は共通の活動でまとめられている．

iv) 事業部組織

企業の拡大化に伴って，組織を製品別，地域別，顧客別といったいくつかの部門（事業部）に分けて，それぞれの部門が一つの独立した企業と同じように利益責任をとる．

v) マトリックス組織

1人の人間が組織のなかで，同時に二つの部門に属し，2人の管理者より指示，命令を受ける．二つの組織を縦と横の格子状に組み合わせた形態をとっている．

vi) プロジェクトチーム

企業のなかで，日常業務とは別に各部門より専門家を集めて，一定の期間に，新製品開発などの特定業務のために編成された組織である．本務と兼任することが多く，目的が達成されると組織は解散する．

vii) 会議式組織

単独で設置されるものではなく，部門間の調整を行うために設置される組織

カンパニー制
事業部制組織の短所は，重複資源が発生する恐れがあること，全社的統一性の確保が困難なことなどであるが，この短所を補正・進展させた組織．

SBU（Strategic Business Unit）組織
顧客ニーズの多様化に対応し，各事業部間に関連する必要な事項に対応できるように戦略的につくられた組織．

ネットワーク組織
特定の機能や能力に特化した複数の組織同士がネットワークを構築することにより，それぞれに特化した技術や知識などを相互に活用していく形態の組織．

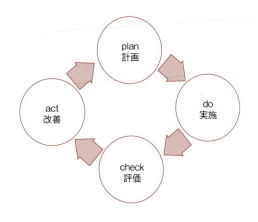

図 2.5 PDCA サイクル

表 2.1　PDCA サイクルの 6 W 1 H

計画の種類		販売促進	システム開発
Who	誰が	セールスマンが	情報システム部門が
What	何を	A 製品を	連結財務諸表作成システムを
When	いつ	半年以内に	来年 3 月までに
Where	どこで	東京都内で	本社で
Whom	誰に	代理店に	経理部門に対して
Why	なぜ	売上計画を達成するために	作成期間短縮のために
How	どのように	訪問して	市販パッケージの一部手直しをして

高梨智弘,『マネジメントの基本』, 日本経済新聞社 (1995).

であり,ライン組織,ラインアンドスタッフ組織,ファンクショナル組織のいずれかの組織と併設される.給食委員会はこの形態である.

(c) 経営管理の原則

① 目的を明らかにして計画を立て,実行のための細かい調整を行う(計画).

② 計画を効率よく実施するために従事者の作業分担を明らかにし,最も適した人材の配置を行う(組織).

③ 作業の適切な指示を行う.作業を効果的に行うためには,指導,教育による適切な動機づけも必要である(指揮,調整).

④ 作業の結果,業務の成績を評価し,問題点を改善し,次回の計画に生かす(統制).

この一連の管理過程の流れは,簡略化してplan(計画)→do(実施)→check(評価)→act(改善)と呼ばれ,評価は次の計画へと生かされていく.これをPDCAサイクル(マネジメントサイクル)という(図2.5).PDCAサイクルの基礎となる計画には,6 W 1 H を決定することが必要である(表2.1).

(d) 計画の種類

計画の種類は次のように分類される.

ⅰ) 期間別計画

長期計画(5〜10年),中期計画(3〜5年),短期計画(年次,半期など).

ⅱ) 内容別計画

総合計画(別個計画を総括したもの),別個計画(製品研究開発,生産,販売,労務など部門別の計画).

ⅲ) 性質別計画

物量的計画(販売数量,生産数量といった数量で示された計画),価値的計画(経費,売上高,利益といった予算計画).

(e) 計画の作成

運営計画を作成するにあたっては，施設管理者の給食に対する考え方，施設の種類(小学校，事業所，病院など)，従業員の構成(性，年齢，パート比率など)，施設の特性(労働時間，食事の回数，食数など)，利用者の特性(利用者の嗜好，食習慣，健康状態)，および環境(施設の立地条件，周囲の飲食店の状況など)をよく把握する．さらに，経営形態(委託，直営)，食事回数，食事時間，供食形態(カフェテリア，定食など)，食事の単価，喫食数などといった，実際の運営に必要な事項を決定する．計画の各項目については，実施後，評価および改善を行う．

(3) 給食運営業務の外部委託

従来は給食施設の管理者が直接，給食業務の管理，運営にあたる直営方式が多く，病院，事業所，学校，福祉施設などで行われていた．この方式では栄養面，衛生面での管理は十分であるが，利用者に対するサービスの面では不十分な点もある．そのため近年では，事業所に限らず小学校，病院，福祉施設などでも，給食業務の管理を外部に委託する施設が増加してきた．委託には，給食業務の全部を委託する全面委託と一部を委託する部分委託がある．柔軟に利用者の個人対応を行うためには，直営方式のほうがより有利である．そのほかに第三セクターをつくって運営したり，自治体が施設をつくり民間に運営を任せる方式もある．

給食業務の外部委託が増加した理由としては，運営管理のコストを抑えることができる，運営管理マニュアルの水準が高い，運営能力や経験が豊富であるなどがあげられるが，委託する側と受託会社との間の問題も生じやすい．このため委託する側は，規模や条件などをよく考慮して受託会社を選定し，業務内容について十分に話し合い，契約を交わす必要がある．質の良い給食提供のためには，両者の信頼関係の構築も求められる．

契約の方法には，食事の単価で契約する方法と，食事を食材費と管理費(食材費以外の光熱費，人件費などの経費)に分け，管理費で契約する方法がある．

2.2 給食の資源と管理
(1) 給食の資源と管理

組織においては，その経営資源をもとに計画を立てて，活動を行っていく．よって資源の把握・蓄積・配分・運用などを行う資源管理は，組織活動の根幹とも言える．給食においても，3M(ヒト・モノ・カネ)または5M(3Mに加えて，設備・方法)を資源としてとらえ，それらをシステム化して管理していくことが望まれる．組織はその組織の目標を達成するために，最も効率の高い活動を実現しようとする．その際，経営資源は限られているため，その資源を最適なバランスで配分し，効率的で合理的な運用(あるいは消費)を行うように方向づけられる．

給食運営業務の収支構造

病院，高齢者・介護保険施設，学校，事業所，などの特定給食施設の給食業務は，さまざまな制度，法規などの制約のなかで行われている．収支のバランスを考えるにあたり，各施設における収入および原価を把握し，予算を検討しなければならない．収入源は，利用者が負担する金銭以外に各種制度による保険収入，国，地方自治体や給食施設をもつ事業所からの一部補助金などがあり，施設によって収入の内訳は異なる(詳細は4章，8章，9章参照)．

3M, 5M
p.8 参照．

組　織
「2.4節　給食経営と組織」参照.

　組織活動に携わるヒトは，人的資源とも呼ばれる．人的資源は単純労働から高度な専門技術に至るまでのさまざまな活動の担い手であり，これがないと組織そのものが成り立たない．どんなに立派な設備や潤沢な資金があっても，これを効率的に運用できるヒトがいなければ意味をなさない．ここでいう「ヒト」というのは個人の人間というより組織を構成する2人以上の人間ととらえる．つまり，効率的な資源の運用とは，組織として行われることが前提とされているのであり，組織による効率的な運用のためには，「個人の作業の効率化」よりむしろ「最適化された仕組み（＝システム）」が重要となる．この仕組みづくりにおいては，動けるヒトの人数（時間）の把握，どの作業にどのような割合で配分するかなどを決定し，実施していく．給食において，その人的資源となるのは，調理作業を担当する調理師，パート従業員と管理栄養士，栄養士などである．

　人的資源に対し，モノは物的資源とも呼ばれ，生産を行うための材料（購入直後の材料のみならず，つくりかけの材料や，加工済み製品を含む）などを指す．給食においては，「4.2節　食材料」に示されるように，食材料がおもな対象となる．これらの必要量を把握して購入し，その後，温度管理等を行って適正に保管・備蓄し，使用計画に従って使用し，次の計画に不足する分を再び購入する．食材料以外の消耗品についても同様に管理を行う．「購入」については，カネがかかわる．

　三つめの資源であるカネは資金のことであり，ヒトを雇用するためにも，モノを購入するためにも，設備を購入・整備するためにも，状況によっては方法（レシピなど）も購入するため，計数管理は単独で行えるが，実際にはすべての経営資源のもととなる．

　情報は，3M（ヒト・モノ・カネ）に加えて第4の経営資源といわれる．3Mを最適に配分して有効に活用し，経営目標を達成するためには，その組織を取り巻く経済的・社会的・政治的・国際的・技術的環境や市場競争などの外部環境についての情報，および組織自身のもつ3Mなどの内部環境についての情報にもとづいて，決定を行う必要がある．つまり情報は，「どのようにして目標を達成するか」を考える判断材料として重要な役割を担っている．

（2）給食の原価構成と収支構造

（a）会計・原価管理の目標・目的

　給食施設あるいは事業体のなかの給食部門において，会計および原価管理（cost management）は，食材料費，労務費（人件費または給与手当），諸経費の適正枠を検討・把握し，健全経営が可能な範囲においての食事内容の改善向上を目標・目的として行われる．また，財務諸表を活用して経営状態を的確に把握し，経営状態が悪い場合には，食事内容の低下を招かぬように工夫して各原価の引き下げの目標を設定し，計画的に実施し，経営状態の改善を図ることを目標・目的とする（図2.6）．

2.2 給食の資源と管理

```
経営状態把握のための分析(定期)→基本財務諸表の作成と活用
                ↓
経営健全化計画立案のための現状分析(以下，必要時)→労働生産性の算出・損益分岐点分析・ABC分析
                ↓
分析結果にもとづく対策立案→原価管理による原価引き下げ計画，あるいはメニュー改善売上増加計画
                ↓
原価引き下げ，あるいはメニュー改善売上増加，計画の実施および評価
```

図2.6　給食経営における会計・原価管理の手順例

(b) 原価管理のための原価計算と分析法

経営活動の合理化のために，数理統計の手法を用いて事業体の経営活動を計数的に把握することを計数管理という．計数管理のうち，原価に着目し，原価の引き下げ(cost reduction)および原価の統制(cost control)を図ることを原価管理という．特定給食においては，食材料費，労務費，諸経費を含めた総合的な原価を把握し，収入(給食売上)と支出(各原価の合計額)のバランスを保てるように給食を経営し，そのなかで創意工夫を行い，給食内容の維持・向上を目指す．

給食部門で赤字が続くと，事業主は給食の外部委託化を考えることになる．よって，負債を増やさずに給食内容を高める工夫と努力が要求される．経営状態改善の必要がある場合には，労働強化や給食サービスの低下にならないように考慮しながら，食材料費原価の引き下げ，労務費原価の引き下げを行うなど，適正な原価管理が要求される．

(c) 給食における収入と原価・売上

予算とは，事業にかかる物事を予測し，あらかじめ見積もっておく費用のことである．また収支予算とは，通常の経営活動においては適正利益の確保を目的とし，非営利目的の給食の運営においては，損失を出さないために収入と支出についてそれぞれ算出される予定額のことである．

売上とは，一定期間に品物(あるいはサービス)を売って得た代金の総額のことである．

原価(cost)とは，製品の生産と販売(あるいはサービスの提供)などの経済行為に要した費用を，単位あたりに計算した価(金額)のことである．

i) 売上と原価構成の把握，分析

給食における売上とは，給食費(食費)のことである．この言葉は，利用者が食事に対して支払う費用のことを指しているが，給食売上も慣習から給食費と呼ばれている．特定給食では，経費の一部を国や地方自治体，あるいは給食施設をもつ組織が負担している場合も多くある．したがって，給食の種類や施設の条件により給食費の扱い方が異なる．

直営の特定給食においては，営利を目的とする一般企業と比較し，原価意識の向上が重要視される．給食における原価では食材料費，労務費，諸経費がお

事業所の給食費
労務研究所の資料によると，平成24年(2012)の事業所給食(昼食)における1食あたりの総コストは，平均で本人負担394円，会社負担200円で合計594円であった．また，食材料費には総原価の約50％が充てられていた．

学校の給食費
文部科学省スポーツ・青少年局学校健康教育課による学校給食費調査の結果〔平成30年(2018)〕によると，学校給食において保護者が負担した平均月額は，小学校4,343円，中学校4,941円，対前年度上昇率は小学校0.5％，中学校0.2％，であった．なお1食あたりでは小学校273円，中学校319円，であった．

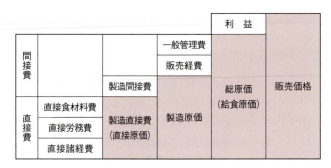

図 2.7　給食における原価構成

もな構成要素であり，これらの合計が製造原価である．これに営業費用（販売経費および一般管理費）を加えたものが総原価，すなわち給食原価となる．特定給食においては，その目的から利益は見積もらないことが多いため，給食原価が販売価格となる．また，各生産物の原価として直接に消費されたと認識できる費用は直接費，複数の製品の製造や販売に関して共通に発生し，特定の製品の原価に直接振り分けることが難しい費用は間接費として区分する．図 2.7 に原価構成を示した．

材料費は，生産にあたって物品を消費したために生じた原価のことであり，給食においては食材料費を指す．一般には食品原価ともいう．労務費は労働力の消費によって生じる原価であり，賃金，賞与および退職金の引当金，諸手当（住宅手当，扶養手当，役職手当など），福利厚生費などが含まれる．直接に現場で働く人の労務費（直接労務費）と，間接的に働く人の労務費（間接労務費）に分けられる．経費は，材料費および労務費以外に使用される費用のことで，直接費と間接費に分けられる．給食における経費には，光熱水費，減価償却費，消耗品費，修繕費，衛生費（検便，健康診断，衛生検査，クリーニング代など），旅費，交通費，通信費，会議費，教育・訓練費，販売のための広告宣伝費，委託給食の場合の本社管理費（本社経費の分担費）などがあげられる．

原価計算は使用目的に応じて算出される．給食施設においては，要素別，部門別，製品別などの計算がなされる．要素別では直接原価計算および間接原価計算，部門別では製造原価計算，販売原価計算，管理原価計算，製品別では個別原価計算，活動基準原価計算，総合原価計算などが行われる．個別原価計算（一定単位の生産物に直接的にかかった原価の算出，つまり給食では 1 食あたりの原価の算出など）を行う際には，直接費が必要である．さらに活動基準原価計算（activity based costing）では，間接費を各生産物に正確に割り振ることによって，より正確な生産物の原価を算出できる．

原価計算の期間は通常 1 カ月であるが，3 カ月〜1 年の場合もある．また，コンピュータの活用により週別，日別などで計算することも可能である．

原価管理のための分析法には，労働生産性の算出，ABC 分析，損益分岐点

分析などがあげられる．労働生産性は労働の能率検討に用いられる指標で，投下した労働量と生産量（または付加価値）の関係を表したものである．給食の場合は，給食数を（従業員数×労働時間数）で除して，1人1時間あたり何食生産できたかを算出する．その際，労働時間はパートタイム労働者や超過勤務時間の関係から1人あたり8時間とする．その結果，能率の良否を計る．または，1食または100食あたりの労働時間や労務費を算出する方法もある．損益分岐点分析およびABC分析については，以下の項でそれぞれ述べる．

ii) 損益分岐点分析

損益分岐点分析とは，売上高（収益）と総費用が同額で，利益も損失も出ない点（**損益分岐点**：break-even point），つまり，すべての費用を回収するために必要な売上高を示し，利益が上がっている際にはどのくらいの費用を新たに投資することが可能かを把握するために活用される．

費用のうちの**固定費**には，常勤従業員の給与，雇用側負担保険料，通勤交通費，地代，家賃，支払利息，減価償却費など，売上の変動に関係なく支出される固定的費用が含まれ，**変動費**には，原材料費，パートタイム労働者の人件費，外注加工費，販売手数料，営業諸経費など，売上高や操業度の増減に比例して変化する費用が含まれる．また損益分岐点は，損益分岐点図に表すことによってより把握しやすくなる．以下にあるE株式会社社員食堂の1カ月間の売上と費用（仮定）に対して損益分岐点分析を行い，経営改善を行った．その経営改善前後の表および図を示した（図2.8）．

図中の売上高線は，$y = x$ の直線を引き，総費用線は，$y = $固定費＋売上×**変動費率**の直線を引く．その交差した点が損益分岐点であり，改善前には670万円であったものが，改善後には544万円になった．改善前には売上が500万円であり，46万円の損害が出ていたが，改善後には売上が600万円になり，14万円の利益が出たことになる．上記の改善例では，退職した常勤の調理作業員の次にパートタイム労働者の作業員をあて，また消耗品費を削減することによって経営改善を図っているが，給食施設においては，食材料管理の徹底により食材料費率を下げる．さらに，献立作成段階から調理担当者の効率的な人員配置を考え，労務費を低下させる．諸経費の支出を厳しく管理してその比率を下げるなど，売上増加と経費の節減の両面について努力し，実行することにより，損益分岐点売上を達成できる．

iii) ABC分析

ABC分析〔ABC analysis（パレート分析，Pareto analysis）〕とは，調査対象を分析し，調査対象の**占有比率**を把握するための**計数技法**である．一般に品質管理，人事管理に用いられる．給食業務における経営管理では，料理別売上高からメニュー分析を行う際，あるいは食材料の使用金額から原価分析（食材料管理あるいは在庫管理）を行う際などに，この分析方法が用いられる．

メニュー分析を行う際には，料理別売上高分析表を作成する．1カ月，4半期，

損益分岐点

損益分岐点は，費用を固定費と変動費に分解したうえで，次式で求められる．

$$変動費率 = \frac{変動費}{売上高}$$

$$損益分岐点 = \frac{固定費}{1 - 変動費率}$$

(単位：千円)

	経営改善前		経営改善後	
総売上	5000	売上	6000	売上
原材料費	3500	変動費	4200	変動費
給料(常勤)	1600	固定費	1200	固定費
福利厚生費	200	固定費	150	固定費
諸税	100	変動費	110	変動費
消耗品費	50	変動費	40	変動費
減価償却費	10	固定費	10	固定費
給料(パート)	0	変動費	150	変動費

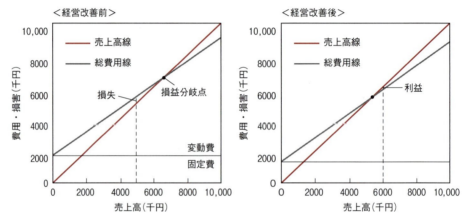

図2.8　E株式会社社員食堂の1カ月間の売上と費用

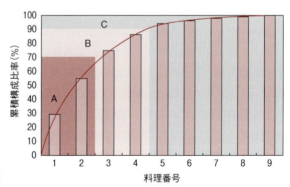

図2.9　ABC分析図

半期，年間など，ある期間の料理別売上金額を，料理名，単価，売上数，売上高(単価×売上数)，**売上高占有比率**(総売上に占めるその料理の売上金額の割合)を，売上高が大きい順に表にまとめる．次に**累積構成比率**(構成比の累計)を算出する(売上占有比率を大きいほうから積算する)．累積構成比率が70％以内をAグループ，70〜90％をBグループ，90〜100％をCグループとして区分する(図2.9)．数字は，それぞれ75％以内，75〜95％，95％以上とする場合もある．その結果，Aグループ(売上高占有率への貢献度の高いもの)にはど

表2.2 E株式会社社員食堂のメニュー分析例

料理別売上高分析表 　　　　　　　　　　　　　　　　　　　　　　　　　　　　　（ただし，単価には会社負担250円を含む）

番号	料理名	単価	売上数	売上高	売上高占有比率	累積構成比率	グループ
1	A定食（肉）	650	1,412	917,800	29.25	29.25	A
2	B定食（魚）	650	1,256	816,400	26.02	55.27	A
3	洋風ランチ	650	981	637,650	20.32	75.59	B
4	日替わりパスタ	600	599	359,400	11.45	87.04	B
5	かつ丼	600	425	255,000	8.13	95.17	C
6	きつねうどん	300	210	63,000	2.01	97.17	C
7	親子丼	450	104	46,800	1.49	98.67	C
8	カレーライス	450	63	28,350	0.90	99.57	C
9	ざるそば	300	45	13,500	0.43	100	C

Aグループ：野菜をたくさん使った定食（A定食およびB定食）がたいへん好評であり，この二つで累積構成比率50％以上を占めている．売れ筋として野菜の多用が考えられる．
Bグループ：洋風ランチと日替わりパスタがあるが，ともに野菜がサラダのみで野菜量が少ないため，温野菜やきのこ類を増やし，栄養的なバランスを整えることで売上を増加させることができる可能性がある．
Cグループ：会社の隣にそば屋があることから，ざるそばの売れ行きが悪い．また，そばのみでは栄養的な問題もあり，さらに麺をゆでた後に冷ます作業が負担となるため，夏期のみのメニューとする．その他も検討を要する．

のような料理があって，その数は何品目であるかがわかる．また，売れているものの傾向（値段や特色など）を把握できる．また，このAグループの料理は，自分の管理する給食施設の利用者の希望に沿ったものだといえる．次に，Bグループの料理は改善が必要であると思われる．残りのCグループは，新しい料理を加える際，また経営改善のためにメニューの絞り込みを行う際には，廃止の対象にするとよい．表2.2に例を示す．

　原価管理を目的とした食材費の原価分析の場合には，一定期間の食材費の使用金額を計算し，使用金額が高い食材から順に並べ，累積構成比率を求める．その後，メニュー分析と同様にABCの3グループに分類し，Aグループを重点的に管理して，食材料の原価を下げる努力をする．

iv）会計・原価管理の基準と評価

　会計管理あるいは原価管理の基準・評価の一つの方法として，日本の企業会計に対しては，昭和37年（1962）11月に大蔵省（当時）の企業会計審議会が原価計算基準を設定している．これを特定給食における会計あるいは原価管理に用いる場合，標準原価と実際原価の差異分析が活用可能な基準・評価方法としてあげられる．標準原価は，食材料費，労務費，諸経費（あるいはさらにそれぞれを直接費および間接費に分類）に区分して，標準となる原価（財貨の消費量について科学的・統計的調査に基づいた能率を予定し，また正常な予定価格を用いて計算した原価）をそれぞれ算出して設定する．実際原価は，経営の正常な一定期間内に実際に消費した財貨から算出した原価を，標準原価での区分と同様の要素ごとに集計して求める．これらの標準原価と実際原価を比較する．食材料費の高騰，設備・器具などの故障による修繕費や，備品の新規購入，臨時

Plus One Point
給食経営と給食の質

経営の健全化のためには，食材料の原価を下げる，正規雇用者をパートタイマーに変えていくなど原価の引き下げを行う必要も生じる．しかし，給食の目的と照らし合わせれば，よりよい材料で，より手間のかかった料理を提供する必要が生じることもある．管理栄養士・栄養士として両者の妥協点を見出し，健全な経営で利用者の満足が得られる給食の提供を目標としなければならない．そのためには，「よい食材をいかに安く，安定して入手できるか」，「作業の効率化をいかに図れるか」など，経営管理，品質管理，栄養食事管理，労務管理などのサブシステム間の調整を行って給食システム全体を管理していくことが重要である．

職員(パートタイム労働者など)の採用など，予測できない支出が発生するなど標準原価に比べて実際原価がどのように変化したのか，その差異を分析する．差異分析の結果を受けて適否を判断し，必要であれば標準原価の修正を行う．評価は，最終的に判断された標準原価と実際原価の比較と分析によって行い，原価の大幅な増加が生じた場合，または会計管理上現在の原価では正常な経営が成立しない場合などには，原価の引き下げを行う．特定給食施設における原価計算では，先ほども述べたが，要素別，部門別，製品別に計算がなされ，どこに原価引き下げの要素があるかを検討する．

原価の引き下げは，正常な経営を確保できる目標原価を損益分岐点分析などを活用して設定し，その実施(原価低減)を計画的に図っていくことで，経営改善を促進することを目的として行われる．実際には，食材料費原価の引き下げ(購入先と購入方法の検討，ABC分析によるメニュー数の削減や，Aグループに分類された食材料の管理徹底など)，労務費原価の引き下げ(レシピの標準化およびメニュー数削減などによる作業の効率化，パートタイム労働者の活用，事務管理のコンピュータ化)などが考えられる．

原価の引き下げ計画(原価企画)を実施した後，経営状態の改善がなされたかを，定期的に評価していく必要がある．その評価により再び経営改善のための計画(原価の引き下げ)を行うといった plan → do → check → act のサイクルを繰り返していく．

v) 経営状態を把握するための財務諸表

事業年度末に，その事業年度内の帳簿記録にもとづいて決算し，作成する貸借対照表，損益計算書，キャッシュ・フロー計算書，および付属諸表をまとめて財務諸表という．財務諸表は決算報告書とも呼ばれ，当該給食施設(あるいは事業体中の給食部門)の経営状態を把握できる．また，取引先の経営状態の把握にも役立てられる．

貸借対照表，損益計算書およびキャッシュ・フロー計算書の三つは，基本財務諸表(あるいは財務三表)として財務諸表のなかで基軸となるものである．また，この三つの基本財務諸表は表2.3のように区分される．

vi) 損益計算書

損益計算書(profit and loss statement)とは，事業体(ここではおもに給食施設)の利益額を知る最も一般的な方法である．会計期間は1年とするところが多いが，3カ月や6カ月とすることもある．この会計期間内の営業成績の結果を利益の発生順に配列する．例を表2.4，2.5に示した．

売上総利益は，売上高から売上原価を差し引いた金額で，粗利益(粗利)と呼ばれ，その事業体の収益力の目安として扱うことができる．また営業利益とは，売上総利益から営業費用を差し引いた金額で，その事業体の事業能力を表している．営業費用(販売費および一般管理費)には，光熱水道料や修繕費，保険料など管理活動でかかる間接的な費用も含まれる(表2.4のA食堂例では雑費と

表 2.3　三つの基本財務諸表の区分

	発生主義会計	現金主義会計
フロー	損益計算書	キャッシュ・フロー計算書
ストック	貸借対照表	

発生主義：一定条件下で売上高が発生したら，その売上高に相当する入金のありなしにかかわらず売上高を計上する考え方で，売上高の計上によって，それに対応する原価が算出されて損益計算が成立する．
現金主義：資金の入金・出金の都度，プラス・マイナスの数値を計上して収支計算をする考え方で，言い換えると，実際に出金あるいは入金が生じるまで計上されない．
フロー　：利益と損失に着目したまとめ方をしているもの．
ストック：資産に着目したまとめ方をしているもの．

表 2.4　国立施設内 A 食堂における損益計算書の例

自令和〇年 4 月 1 日　　至令和〇年 3 月 31 日　　　　　　　　　（単位：円）

	経　常　利　益　の　部	
Ⅰ　売上高		70,504,619 (A)
Ⅱ　売上原価		
期首棚卸高	825,274	
仕入高	50,767,691	
期末棚卸高	△ 858,159	
売上原価計		50,734,806 (B)
売上総利益 (A) − (B)		19,769,813 (C)
Ⅲ　営業費用		
給料手当	15,004,808	
退職給与引当金繰入額	996,485	
福利厚生費	1,739,527	
什器備品費	73,515	
消耗品費	231,166	
諸税	1,388,950	
雑費	323,387	
営業費用計		19,757,838 (D)
営業利益 (C) − (D)		11,975 (E)
Ⅳ　営業外収益		
受取利息	1,889	
雑収入	60,600	
退職給与引当金戻入	197,805	
営業外収益計		260,294 (F)
Ⅴ　営業外費用		
支払利息	0	
減価償却費	97,600	
営業外費用計		97,600 (G)
当期利益金（経常利益）(E) + (F) − (G)		174,669

表 2.5　B 県学校給食会における損益計算書の例

自令和○年 4 月 1 日　　至令和○年 3 月 31 日　　　　　　　　　　　（単位：円）

借方	金額	貸方	金額
業務支出	11,471,709,764	業務収入	11,494,315,194
買入高	7,848,921,028	売上高	11,448,385,773
加工賃	3,134,448,729	補助金	387,000
輸送費等	125,676,820	取扱委託金	27,933,321
人件費	294,206,243	手数料	17,609,100
管理費	68,456,944	業務外収入	4,989,217
業務外支出	27,594,647	受取利息等	4,989,217
積立金取組費	27,594,647		
合計	11,499,304,411	合計	11,499,304,411

されている）．また，A 食堂例で営業外費用に分類されている減価償却費は，営業費用に含まれることもある．**当期利益金**（**経常利益**）とは，営業利益と営業外収益の合計から営業外費用を差し引いた金額である．これは当期の経営活動によって得られた収益であり，当期の業績そのものである．

　一般的に，企業での損益計算書の構成は，売上高を 100％ としてそのうち売上原価が 40％，売上総利益が 60％ であり，売上総利益のうちの営業費用（販売費および一般管理費）が 40％，営業利益が 20％ であり，営業利益のうち経営外収益と経営外費用の差を差し引いて残った経常利益が 10％ になる．しかし給食事業においては，給食の内容の向上に努める結果として，経常利益率が低く抑えられる．表 2.5 の B 県の学校給食会では，県内の学校に必要な物資を加工・供給し，その安全試験などを行うことを業務としているが，営利を目的としない財団法人であることから，経常利益は 0％ となっている．給食事業を行っている事業体が非営利ではあっても，給食内容の向上に重きを置きすぎて赤字を出すようでは，給食部門が事業体の重荷になり，赤字軽減のために給食部門の委託化が進むことになる．病院などにおいては，給食部門のみの損益計算書をつくる法的な必要性はないが，給食部門における収益額（あるいは損失額）を把握し，経営改善を行っていくことは重要である．

vii）貸借対照表

　貸借対照表（balance sheet）とは，一定時点（決算日）における事業体の財政状態を示すために，表の一方（左側：**借方**＝運用）にすべての**資産**の運用状態を，他方（右側：**貸方**＝調達）にその資産を調達した**負債**と**純資産**を一覧に示したものである（表 2.6, 2.7）．「借方に記載された資産は，貸方の負債と純資産によって調達された」ことを表しているので，借方と貸方の合計額は等しくなる．

　借方では，資金をどのようなところに使い，どのようなものを所有しているかを示している．**流動資産**は 1 年以内に現金化される可能性のある資産について，**固定資産**は事業活動の基礎となっているため現金化する予定のない資産に

表 2.6　給食委託株式会社 C 社の貸借対照表の例

令和○年 3 月 31 日　　　　　　　　　　　　　　　　　　　　　　　　　　　　　　　　（単位：千円）

借方（資産の部）			貸方（負債の部）		
流動資産	流動資産計	7,483,119	流動負債	流動負債計	6,081,409
	現金，預金	2,670,884		買掛金	2,305,854
	受取手形			1 年以内返済予定借入金	20,000
	売掛金	3,578,229		未払金	3,317,055
	有価証券			未払法人税等	330,864
	商品	59,603		前受金	91,160
	原材料	386,876		預り金	16,476
	貯蔵品	29,676		納税引当金	
	前払費用	82,880	固定負債	固定負債計	681,729
	繰延税金資産	62,412		社債	150,000
	未収入金	90,282		長期借入金	20,000
	短期貸付金	174,340		退職給付引当金	3,220
	立替金	347,817		役員退職慰労引当金	327,203
	その他の流動資産	30,571		預り保証金	181,306
	貸倒引当金	△ 30,451		負債合計	6,763,138
固定資産	固定資産計	8,270,667	自己資本	（純資産の部）	
	有形固定資産	3,344,866		【株主資本】	8,971,718
	建物	539,172		資本金	2,083,560
	建物付属設備	954,221			
	構築物	14,917		法定準備金	2,423,510
	機械および装置	144,795		資本準備金	2,224,010
	車両運搬具	58,198		利益準備金	199,500
	器具，備品	388,807			
	土地	1,243,706		再評価差額金	△ 599,825
	建設仮勘定	1,050			
	無形固定資産	887,918		剰余金	5,698,052
	営業権	575,371		任意積立金	4,950,000
	ソフトウェア	261,007		繰越利益剰余金	748,052
	電話加入権	51,540		（うち当期利益）	(648,548)
	投資等	4,037,883		自己株式	△ 633,579
	投資有価証券	201,026		【評価差額金】	18,930
	子会社株式	1,248,741		純資産合計	8,990,648
	出資金	16,300			
	長期貸付金	196,483			
	長期前払費用	7,341			
	繰延税金資産	363,606			
	敷金保証金	1,613,062			
	保険積立金	361,772			
	その他の投資	49,687			
	貸倒引当金	△ 20,135			
資産合計		15,753,786	負債および資本合計		15,753,786

表 2.7 財団法人 B 県学校給食会の貸借対照表の例

令和○年 3 月 31 日　　　　　　　　　　　　　　　　　　　　　　　　　　　（単位：円）

借方	金額	貸方	金額
流動資産	2,671,619,407	流動負債	1,280,352,490
預金	1,512,325,401	買掛金	1,023,196,345
売掛金	849,065,352	未払金	74,518,818
在庫品	305,347,823	預り金	1,819,927
未収入金	4,880,831	未払消費税	817,400
固定資産	132,057,858	短期借入金	180,000,000
建物	59,611,805	固定負債	416,520,192
什器備品等	72,446,053	退職給与引当金	416,520,192
特定資産	426,282,049	基本金	1,533,086,632
基本金特定資産	9,761,857	基本金	9,761,857
退職給与特定資産	416,520,192	価格調整金積立金等	1,490,199,611
		価格安定調整基金	33,125,164
合計	3,229,959,314	合計	3,229,959,314

ついて，内訳を一覧にしてある．また，貸方は資金をどこからどれだけ調達してきたかを示しており，負債の部はどこからどれだけ借りているかを示している．<u>流動負債</u>とは，1 年以内に現金で返済しなければならない負債であり，<u>固定負債</u>は長期にわたって活用できる（または管理する必要のある）資金のことである．また，純資産の部は株主（株式会社の場合）の出資額である株主資本（資本金，法定準備金，利益から出た剰余金など）と，評価差額金で示し，その合計を<u>自己資本</u>額として示している．自己資本とは，事業体自身がすでにもっている，事業活動を行うための元手（資本金）のことである．

　一般的にバランスのとれた貸借対照表割合は，資産の部では流動資産が 60％，固定資産が 40％であり，負債および純資産の部では流動負債が 50％，固定負債が 15％，自己資本が 35％であるとされている．しかし，業種によって適正と考えられる比率は異なる．表 2.7 の財団法人 B 県学校給食会の例では，流動資産が資産合計の約 80％，流動負債が貸方の約 40％，固定負債が約 15％，基本金（自己資本にあたる）が約 45％となっている．給食委託株式会社 C 社（表 2.6）について計算してみると，B 県学校給食会に比べ，給食委託株式会社 C 社のほうが一般企業に近い経営状態であることがわかる．

　貸借対照表において，経営状態を次のように解析できる．流動資産から流動負債を差し引いた差額（<u>正味運転資本</u>）がマイナスである場合は，1 年以内に現金化される資産より，1 年以内に返済する負債のほうが多いことになり資金繰りが厳しい．よって，流動資産は流動負債より多いほうがよい．その指標となるのが<u>流動比率</u>であり，その事業体の支払能力をみることができる．

　流動比率は，一般企業では 120％以上，現金取り引きの多い小売業などでは 170％以上必要である．また，正味運転資本は，資産合計額あるいは負債および自己資本合計額に占める比率が高いほど，資金の流動性の高さと支払能力の高さを示す．流動比率や正味運転資本が合計額に占める割合がやや低くても，決算期ごとに増加していれば，資金繰りはよい状態にあると判断される．

流動比率
流動比率および正味運転資本は，次の式で求められる．
流動比率＝
（流動資産／流動負債）× 100％
正味運転資本＝
流動資産－流動負債＝（固定負債＋自己資本）－固定資産

viii) キャッシュ・フロー計算書

キャッシュ・フロー計算書(cash flow statement)は，国際的にも貸借対照表および損益計算書と並び，企業活動全体における資金の流れを示す第三の基本財務諸表である．平成10年(1998)，大蔵省(当時)のディスクロージャー制度(証券取引法にもとづく企業の情報開示制度)にもとづく通達により，キャッシュ・フロー計算書を平成12年(2000)3月期決算から作成することが，株式に上場している企業に対して義務づけられた(国際会計基準では，1977年にすでにキャッシュ・フロー計算書に関する会計基準が整備されていた)．

キャッシュ・フロー計算書とは，1会計期間におけるキャッシュ・フローの状況を，営業活動，投資活動および財務活動の三つの活動区分別に表示したものをいう．キャッシュ・フローが対象とする資金の範囲は，現金および現金同等物を内容とするもので，当座・普通・通知預金，および取得日から満期日または償還日までの期間が3カ月以内の短期投資である定期預金，譲渡性預金，コマーシャル・ペーパー，売り戻し期条件付の現先，公社債投資信託など，僅少なリスクしか負わない短期投資が含まれる．従来の資金収支表では資金として含まれていた有価証券(株券など)は，価格変動リスクが高いため現金同等物には含まれない．

記入書式例として社団法人日本病院会が作成した医療法人会計基準の改正案〔平成14年(2002)6月〕を，表2.8，2.9に示す．

キャッシュ・フロー計算書は，営業活動によるキャッシュ・フローで本業に

表2.8 病院におけるキャッシュ・フロー計算書(直接法)書式項目例

(△はマイナスを示す)

I 事業活動におけるキャッシュ・フロー
　事業収入，補助金・負担金による収入，人件費の支出(△)，材料の仕入れによる支出(△)，委託取引による支出(△)，その他の事業活動による支出(△)，(ここまでの)小計利息及び配当金の受取額，利息の支払額(△)，損害賠償金の支払額(△)，その他の事業外収入，その他の事業外活動による支出(△)，法人税等の支払額(△)，事業活動によるキャッシュ・フロー(合計)

II 投資活動によるキャッシュ・フロー
　定期預金の預入による支出(△)，定期預金の払戻による収入，有価証券(現金同等物を除く)の取得による支出(△)，有価証券(現金同等物を除く)の売却による収入，有形固定資産の取得による支出(△)，有形固定資産の売却による収入，施設設備等補助金による収入，貸付けによる支出(△)，貸付金の回収による収入，投資活動によるキャッシュ・フロー(合計)

III 財務活動によるキャッシュ・フロー
　短期借入れによる収入，短期借入金の返済による支出(△)，長期借入れによる収入，長期借入金の返済による支出(△)，追加出資等による収入，財務活動によるキャッシュ・フロー(合計)

IV 現金及び現金同等物に関わる換算差額
V 現金及び現金同等物の増加額(または減少額)
VI 現金及び現金同等物の期首残高
VII 現金及び現金同等物の期末残高

譲渡性預金
CD(negotiable certificate of deposit)と略称される．第三者に譲渡可能な銀行の預金証書のこと．

コマーシャル・ペーパー
CPと略称される．信用力のある優良企業が割引方式(信用力を反映した金利となる)で発行する無担保の約束手形であり，短期資金の調達のために発行される．信用力のある優良企業が発行するのでリスクが少ない．

売り戻し期条件付の現先(買い現先)
債権を一定期間後に一定価格で売り戻すことを条件に売買を行い，一定期間保有することになった債権の利回りを得ることができる．

公社債投資信託
公社債を中心に運用される投資信託で，金利が低いが安定している．

各活動によるキャッシュ・フロー
営業活動　どうやってお金を稼いだ？
投資活動　どこへお金を投資した？
財務活動　どうしてお金を調達した？

キャッシュ・フロー計算書における直接法と間接法の違い
直接法とは，事業活動上のすべての現金収支を一つひとつ記録して計算する方法である．この方法は，現金および現金同等物の流れを詳細に把握することができる一方で手間がかかる．そこで現在，企業の95％以上が用いているのがもう一方の間接法である．こちらは，貸借対照表または損益計算書の純利益を基本として貸借対照表のキャッシュ増減項目や損益計算書の非キャッシュ項目を調整して計算する方法である．他の財務諸表の結果を利用できるため直接法に比べて手間がかからない．

表2.9 病院におけるキャッシュ・フロー計算書(間接法)書式項目例

(△はマイナスを示す)

I	事業活動におけるキャッシュ・フロー
	税引前当期純利益(又は税引前当期純損失), 減価償却費, 徴収不能引当金の増加額, 貸倒引当金の増加額, 賞与引当金の増加額, 退職給付引当金の増加額, 受取利息および配当金(△), 支払利息, 有形固定資産売却益(△), 有形固定資産売却損, 施設設備補助金等, 施設設備補助金等積立金繰入額(△), 損害賠償損失, 事業未収金の増加額(△), 棚卸資産の増加額(△), 仕入債務の増加額, 小計
	利息及び配当金の受取額, 利息の支払額(△), 損害賠償の支払額(△), 法人税等の支払額(△), 事業活動によるキャッシュ・フロー(合計)
II	投資活動によるキャッシュ・フロー
	直接法と同じ
III	財務活動によるキャッシュ・フロー
	直接法と同じ
IV	現金及び現金同等物に係る換算差額
V	現金及び現金同等物の増加額(または減少額)
VI	現金及び現金同等物の期首残高
VII	現金及び現金同等物の期末残高

表2.10 給食委託会社D社のキャッシュ・フローの状況

(単位:百万円)

	○○年3月期	前年3月期
営業活動によるキャッシュ・フロー	541	432
投資活動によるキャッシュ・フロー	△355	△211
財務活動によるキャッシュ・フロー	149	320
現金および現金同等物期末残高	1143	808

よる現金等の増減を表し,**投資活動によるキャッシュ・フロー**で将来への投資(固定資産の購入,売却など)を表し,さらに**財務活動によるキャッシュ・フロー**で借入やその返済など現金および現金同等物の不足を補う借入金等の増減を表している.また,それ以外のIV〜VII(表2.8, 2.9参照)の項目で,期首と期末とその増減によって,会計期間内の活動すべてを通じての現金および現金同等物の増減を示している.よって企業においては,営業活動によるキャッシュ・フロー(営)がプラス,投資(投)および財務活動によるキャッシュ・フロー(財)がマイナスであれば優良企業であり,(営):(投):(財) = 8:1:1であれば最良であると判断される(適正な比率は業種により異なる).

給食経営などにおいてキャッシュ・フロー計算書が作成されるケースは,現在のところ給食委託会社(給食の受託運営業務を行う会社)に見られる.そこで給食委託会社D社のキャッシュ・フローの状況を表2.10に示した.D社においては,キャッシュ・フローの状況が(営)プラス・(投)マイナス・(財)プラスとなっている.このようなかたちは積極的に発展している企業に見られ,事実,この給食委託会社は学校給食や病院給食の委託化傾向から,近年その規模を拡大している.また,前年同期に比べて(営)が増加し,(財)が減少していること

から，経営が安定化してきている様子がわかる．しかし，優良企業とされる比率に比べて（投）の比率が高く，投資活動が活発な企業であると判断される．

(3) 給食運営における人的資源

給食運営における人的資源には，調理作業を担当する調理師，パート従業員と管理栄養士，栄養士などがある．また各々，技術・能力の高低や経験年数などが異なる．組織の活動において生産効率を高めるためには，技術などの能力が高く，経験年数が長めのポテンシャルの高い人材の確保が望ましい．しかし組織によっては，そういった人材ばかりを集めることは不可能となる．そこで，現在の組織構成員において，生産効率を上げるための理論が求められてきた．

1924年～32年にレスリスバーガーとメイヨーらの一連のホーソン実験により，作業者の生産効率は物理的環境条件よりも，作業者の心理的・情緒的なものに依存するところが大きく，また非公式組織の影響力が大きいことが明らかにされた．しかし1950年代には，職務満足と生産効率を短絡的に結びつけることが疑問視されるようになった．このころ同時に，心理学・社会学・人類学などの学問間をまたいで行動の観点からこれらを統一する一般理論が生まれ，行動科学と呼ばれた．この行動科学的手法を用いた人的資源研究によって，「モティベーション」の管理が発展してきた．

リーカットは，二つのリーダーシップが従業員の士気（モラール）に与える影響を比較した．その結果，権威主義的リーダーシップをとり，経営者や管理者が一方的に決定・命令する（トップダウン組織となる）と従業員の士気が低下し，併せて経営者や管理者への信頼感，生産効率をいずれも低下させた．一方，参加的リーダーシップがとられると経営者や従業員の意思決定過程に従業員も参加し，集団で決定していく（ボトムアップ組織となる）ため，従業員の士気も相互の信頼も生産効率もいずれも高くなったと報告した．ただしモティベーションとは別に，トップダウン組織では素早い決定が可能であり責任の所在が明らかであり，ボトムアップ組織では決定に時間がかかり，責任の所在があいまいとなる．

デジは，内発的動機づけの理論を体系化した．この内発的動機づけと比較されるのは，外的報酬である．外的報酬とは，金銭的な報酬や肩書などのことである．外的報酬を期待すると，人間の打算的で合理的な部分が刺激され，一度はモチベーションが高まっても持続はせず，より楽な仕事を選びがちとなる．一方，内発的動機づけは自己決定欲求が満たされたり，自分自身の有能さを感じて承認されることで生じる．内発的動機づけは一般的に持続力があり，やや難しい仕事にチャレンジしたいと感じたり，仕事の完成度をもっと高めていこうとする意欲が生まれる．

人間の欲求については，マズローの欲求階層説が知られている（図2.10）．この欲求階層説は，就業形態や雇用条件，生活状況が大きく異なる従業員が混在している組織において活用できる．人間は，一番低い生理的欲求が満たされ

ホーソン実験
実験が行われたアメリカのシカゴ市にあるホーソン工場にちなんでホーソン実験と呼ばれる．

フリッツ・J．レスリスバーガー
1898～1974

E．メイヨー
1880～1940

レンシス・リーカット
1903～1981

エドワード・L．デジ
1942～

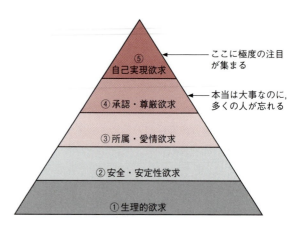

図2.10 マズローの欲求階層説

まず①生理的欲求が満たされると,生理的欲求は人間の行動を支配しなくなり,むしろ次の段階の欲求,すなわち②安全・安定性欲求が強く意識されるようになる.この安全欲求がある程度満たされると,次に③愛情や帰属先がほしいと強く思われるようになり,さらにそれが満たされると,④承認・尊厳欲求へ,さらには⑤自己実現欲求へと,階段を上るように,より上位の欲求が重要になっていく.

ると,より高い欲求を求め,最終的には自己実現の欲求を目指す.リーダーは,従業員の欲求がどの程度であるのかを知り,それによって仕事の内容を考慮し,仕事への意欲を高めるように努力する.

(4) 大量調理機器の種類と機能

(a) 調理機械・器具の選定

給食施設の調理室内に設置される機器の種類は多く,購入する際には新しい情報や資料を集め,十分な検討が必要である.用途別,作業区分別に分類される機器の特徴を把握し,食数,食事の種類,提供方式に合った機器の生産能力を考えて決定する.近年,HACCP,ドライシステム仕様,電化厨房などに対応した製品が出ている.

機器選定のポイントを次に示す.

① 機器の能力,容量,台数などが使用条件に適している.

表2.11 作業区分別の使用機器

作業区域	作業内容	主要機器
汚染作業区域	搬入,検収,格納	冷凍・冷蔵庫　牛乳保冷庫　検食用冷凍庫　貯米庫　戸棚　検収台　計量器
	下処理	シンク　洗米機　ピーラー　フードプロセッサー　挽肉機　フードカッター　ミキサー　調理作業台　ワゴン
準清潔作業区域	主調理	ガスレンジ　ガステーブル　ローレンジ　電子レンジ　フライヤー　スチームコンベクションオーブン　回転釜　ティルティングパン　スープケトル　自動炊飯器(立体,連続)　電磁調理器　ブラストチラー／タンブルチラー　真空冷却機　真空包装機
清潔作業区域	盛りつけ,配膳サービス	温蔵庫　ウォーマーテーブル　コールドテーブル　自動製氷機　ショーケース　冷温蔵配膳車(手動・自走式)　再加熱カート　食器ディスペンサー　浄水器　ティーサーバー
その他	洗浄,消毒	**食器洗浄機**(ドアタイプ,コンベアタイプ)　容器洗浄機　シャワーシンク　**食器消毒保管庫**　包丁まな板殺菌庫
	衛生・環境関係	生ごみ・厨芥処理機　手洗い機器　ハンドドライヤー　クリーンルーム(エアシャワー)　電解水生成装置

② 取り扱い，手入れがしやすい．
③ 耐久性，安全性，経済性，メンテナンス性が高い．

(b) 作業区分別調理機器

表2.11は，給食の作業区分別に使用される機器について示した．調理機器をうまく組み合わせると，時間短縮・人件費削減につながる．

また，表中の太字の機器を図2.11に示した．

i) 汚染作業区域(下処理)

① フードカッター：切る・混ぜる・練るができる機器．
② フードプロセッサー：1台で食材のみじん切りから，こねる，混ぜるなどのミキサー機能も併せもった機器．

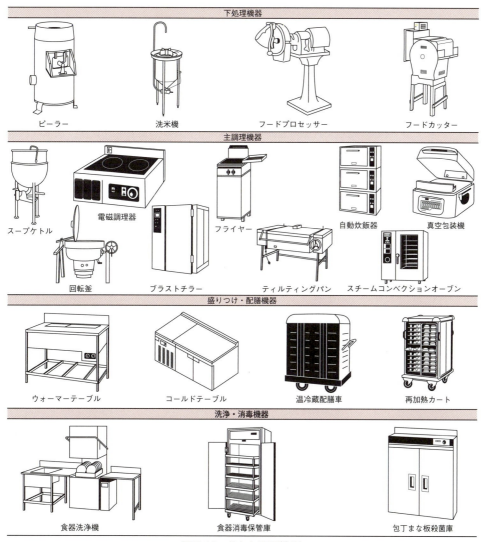

図2.11 おもな調理機器

③ ピーラー(球根皮むき機)：いも，根菜類を短時間で効率よく洗いながら皮をむく機器．

ii) 非汚染(準清潔)作業区域(主調理)

① フライヤー：油の温度を一定に制御して，大量に揚げ物ができる機器．
② スチームコンベクションオーブン：「蒸す」「焼く」「蒸しながら焼く」ことのできるオーブンで，幅広く調理できる．再加熱にも使用でき，**クックチルシステム**には不可欠な機器．

クックチルシステム
4.4節, 11章参照．

③ 回転釜：湯を沸かす，だしをとる，ゆでる，汁物，妙め物，煮物，揚げ物，炊飯など各種の調理に使用できる壁面が湾曲した釜．釜の水洗いに大量の水を使用するため，水跳ねに注意が必要である．釜底の床に排水溝(グレーチング)を設け，ドロー式排水(釜内部の中央に排水栓がついているタイプ)にすると，回転せずに排水が可能になる．
④ ティルティングパン(ブレージングパン)：底の平らな角型の回転釜で，妙め物，焼き物，煮込み，煮物，蒸し物など幅広い料理ができる．
⑤ スープケトル：釜が二重構造で，外釜の水を沸騰させ，内釜は間接加熱で焦げつきを防いで加熱する．各種スープ，ソース類から粥までの大量調理に使用される．
⑥ 自動炊飯器：大規模施設では，貯米タンクから計量し，洗米，浸漬(しんせき)，炊飯までを全自動で行う連続自動炊飯器を使用．
⑦ ブラストチラー：加熱調理した料理を冷気の強制対流により短時間に冷却できる急速冷却機．クックチルシステムにも利用できる．

iii) 非汚染(清潔)作業区域(盛りつけ配膳)

① 温蔵庫：調理した料理を適温で提供するために，加熱処理後から配食するまでの間，保温する機器．庫内は，菌の繁殖しにくい65℃以上を保てるように温度設定できる．
② ウォーマーテーブル：調理した料理(スープ，ソースなど)をホテルパンに入れて保温(30〜110℃)するテーブル型機器．保温は湯煎で行うため，焦げつきがない．
③ 冷蔵庫：庫内温度を10℃以下に保つ保冷機器．カートインタイプ，コールドテーブル，ショーケースタイプなどがある．

iv) サービス機器：温冷蔵配膳車

冷蔵部分と温蔵部分を併せもった配膳車．専用トレイに温かい料理と冷たい料理をセットでき，適温給食に対応している．

v) 汚染作業区域(洗浄，消毒)

① 食器洗浄機：食器類を自動洗浄する機器．ボックス型とコンベア型がある．また，かきあげ式洗浄機は，少人数で一度に大量の食器を短時間で一気に洗浄する．
② 食器消毒保管庫：洗浄作業終了後に，熱風で食器類の乾燥・消毒・保管を

行うための機器.
③ 包丁まな板殺菌庫：紫外線による常温殺菌を行うことができる．乾燥機能付きもある．

vi) 新調理システム関連機器
① タンブルチラー：加熱調理してパック詰めした料理を冷却水が循環するタンク内のドラムに入れ，ドラムを回転させながら急速冷却を行う．クックチルシステムを行う際に使用される．
② 保冷・再加熱カート：チルド状態のまま盛りつけを行い，カート内で直接加熱するニュークックチルに対応した機器．

(c) 什器

什器(調理に用いる器具類の総称)の種類は多種類に及び，それぞれ用途に応じて選定し，購入する．いずれも衛生的に安全で，取扱いが便利で丈夫なものがよい．材質には，プラスチック，金属(ステンレス，アルマイト)，ホーロー，木製などがある．

(d) 食器

最近のメニューの増加，適温給食の実施などにより，食器の種類や材質も多様化する傾向にある．材質では，メラミン，ポリプロピレンなどのプラスチックが主流であるが，安全性の問題などから陶磁器や強化磁器なども使用されている．主要材質について表2.12に示す．また，福祉施設では食事動作を助けるように工夫された自助食器が使用されている．

食器選定の際は，次のような点に配慮して選定することが必要である．
・安全性：食品衛生法，製造物責任法(PL法)，日本工業規格(JIS規格)に適合したもの．
・機能性：扱いやすい．傷や汚れがつきにくい．破損しにくい．熱・薬品に強い．収納しやすい．洗浄しやすい．

2.3 給食とマーケティング

給食の目的は，一般の飲食店のように「ハレ」の食事の提供ではなく，日常生活の一部として，365日毎日繰り返される普段の食事の提供である．しかし，給食をとりまく環境も利用者も日々変化している．管理栄養士・栄養士にとって，その変化を認識することが重要である．

給食経営管理に**マーケティング**理論を活用することは，運営上の課題を鮮明にして企業立案を容易にし，経営戦略を考えるうえできわめて有効である．管理栄養士・栄養士が中心となり，戦略を策定し実践していくことは，経営収支の好転だけでなく，利用者の健康増進にも大きく貢献できるものである．

(1) マーケティングの原理
(a) マーケティングの定義

「近代マーケティングの父」とも呼ばれているフィリップ・コトラー教授(ノ

マーケティングの定義

全米マーケティング協会(AMA：American Marketing Association)の定義(2007/2013承認/2017承認)

「マーケティングとは，顧客，依頼人，パートナー，社会全体にとって価値のある提供物を創造・伝達・配達(提供)・交換するための活動，一連の制度，過程である．」
https://www.ama.org/the-definition-of-marketing-what-is-marketing/

日本マーケティング協会(JMA：Japan Marketing Association)の定義(1990)
「マーケティングとは，企業および他の組織がグローバルな視野に立ち，顧客との相互理解を得ながら，公正な競争を通じて行う市場創造のための総合的活動である．」
https://www.jma2-jp.org/jma/aboutjma/jmaorganization

表2.12 食器の材質と特性

	材質	耐熱温度(℃)	比重	耐薬品性 酸	耐薬品性 アルカリ	重さ	耐衝撃性	用途	その他
陶磁器	強化磁器	—	2.8	○	○	重い	破損しやすい	食器全般	
金属	アルマイト	—	2.7	×	×	軽い	凹凸ができ,変形し,復元しない	食器,食缶	
熱硬化性	メラミン樹脂	120	1.5	△	○	やや重い	変形しないが,破損することがある	食器全般,容器	陶器に似ている
熱硬化性	フェノール樹脂	120	1.4	◎	◎	やや重い	変形しないが,破損することがある	吸物椀,飯椀,弁当箱	漆器に似ている
熱硬化性	ユリア樹脂	90	1.5	×	×	やや重い	変形しないが,破損することがある	吸い物椀,子ども用食器	着色しやすい
熱可塑性	ポリプロピレン	120	0.8	○	○	軽い	適度の弾力があり,変形しない	食器全般,容器,皿カバー	
熱可塑性	ポリカーボネート	130	1.2	○	△	軽い	適度の弾力があり,変形しない	容器,トレイ,カップ	
熱可塑性	ABS樹脂*	140	1.1	○	○	やや重い	破損しない	汁椀,弁当箱,食器	漆器に似ている
熱可塑性	アクリル樹脂	70〜90	1.2	○	○	軽い	破損しない	サラダボール,コップ	透明度が高い
熱可塑性	アクリル樹脂(メタクリル)塩化ビニール	60〜80	1.4	○	○	軽い	硬質なものは破損しない	食器,食品包装フィルム	燃焼すると塩素を発生する

* ABS樹脂:アクリロニトリル(acrylonitrile),ブタジエン(butadiene),スチレン(styrene)共重合体樹脂.

ドラッカーの考えるマーケティング

マーケティングの理想は販売(販売促進)を不要にすることであり,マーケティングが目指すものは,顧客を理解し,顧客に製品とサービスを合わせ,おのずから売れるようにすることであると述べている〔ピーター・F.ドラッカー,『マネジメント-課題,責任,実践』,ダイヤモンド社(1974)〕.
ドラッカー(P.F.Drucker) 1909〜2005.オーストリア=ハンガリー帝国生まれの社会生態学者.

ースウェスタン大学ケロッグ経営大学院)は,ケビン・レーン・ケラーとの共著である『マーケティング・マネジメント』のなかで,マーケティングを次のように定義している.「マーケティングとは,個人や集団が製品およびサービスを創造し,提供し,他者と自由に交換することによって,自分が必要とし求めているものを手に入れる社会的プロセスであり,人間や社会のニーズを見極めてそれに応えることである」

ニーズとは欠乏を感じている状態のことであり,食物,衣服,安全などへの生理的ニーズ,帰属,尊敬などへの社会的ニーズ,知識,自己表現などへの個人的ニーズといった人間の本質から生じるものである.**ウォンツ**は人のニーズが具体化したもので,文化や個人の性格に左右される.ニーズとウォンツを満たす目的で市場に提供されるすべてのものを,**製品**という.製品には形のあるものだけではなく,サービスやアイデアなども含まれる.

「ウォンツ」は限りなく広がるが,財源には限りがあるため,人間は予算内で最も価値が高く,満足を与えてくれる「製品」を選ぶ.特定の製品に対する欲求で支払能力に裏付けられるものを「需要」という.提供側は欲しいと思う人のう

ち，実際に買うことができる人がどれくらいいるかを見極める必要がある．

（b）マーケティングの概念の変遷

マーケティングの概念は時代とともに変化している．20世紀初頭のアメリカでは，生産効率を高めて広く流通させることに力を注ぎ，企業にとって合理的な経営に重点を置く考え方（生産志向）が主流であった．しかし，その後は次第に消費者への大量販売とプロモーションが行われるようになった（販売志向）．1950年代に入ると，ターゲットとなる市場を絞り，顧客の満足度を高めることを重視するようになり（マーケティング志向），1970年代になると，公害などの環境問題も重要な課題としてとらえ，企業の利益，顧客の満足，および公共の福祉と利益を調和する方針（ソーシャル・マーケティング志向）へと変化していった．現在では，企業のあり方を地球的規模で考える方向に進みつつある（グローバル・マーケティング志向）．日本にマーケティングの考え方が入ってきたのは1950年代後半で，概念の変化も大筋においてアメリカの変化を追ってきた．

（c）マーケティングプロセス

マーケティングを実際に計画し実行するためには，どのような手順（プロセス）が必要だろうか．マーケティングの第一歩は，生活者の欲求や生活スタイルを把握することである．そのうえで組織の立場や将来の社会変化を分析する．この過程を<u>環境分析</u>と呼ぶ．次に環境分析で得られた情報をもとに，組織は具体的な目標を設定する．この目標を達成するために，いろいろな手段を組み合わせて最適化を図る．マーケティングの手段には多くの種類があるが，それらを四つの大項目，つまり<u>製品</u>（Product），<u>価格</u>（Price），<u>流通</u>（Place），<u>プロモーション</u>（Promotion）にまとめたものが，<u>マーケティング・ミックス</u>の<u>4P</u>と呼ばれるものである．

さらにこれを具体的な実施計画にまとめた後，実施する．実施後はマーケティング目標が達成できたかどうかを評価し，その結果を受けて次はどのようにするかを検討する．

（d）購買行動

効果的なマーケティングを行うにあたっては，生活者が製品を買う過程について理解しておく必要がある．生活者が製品を買うまでの心理的プロセスモデルのうちで，代表的なものを紹介する．

生活者が製品を買う際，初めに「これ何？」と注意（attention）を向け，次に「いいものだな」と興味（interest）を示す．次に「欲しいな」と欲求（desire）がわき上がり，「よし買おう！」という行動（action）に至る．注意を払ってから行動するまでが一時に行われる場合もあれば，一度記憶（memory）にとどめて，よく考えた後で買う場合もある．この一連の行動は，それぞれの頭文字をとり「<u>AIDMA</u>」（アイドマ）と呼ばれる．売り手（企業）の立場からは，買い手（顧客，生活者）が購買プロセスのどの段階にいるかを把握することにより，買い手を

アメリカにおけるマーケティングの概念の変遷

生産志向
↓
販売志向
↓
マーケティング志向
↓
ソーシャル・マーケティング志向
↓
グローバル・マーケティング志向

Plus One Point
マーケティングの歴史

マーケティングは18世紀の産業革命に端を発する．産業革命では生産と消費を分け，分業化に基づいて効率を追求した．このプロセスは，1920年代になって過剰生産を引き起こすことになる．このため，メーカーは自社の都合で大量生産した製品を売ることをやめ，顧客の要求に沿った製品をつくって販売する方針を打ち出した．これがマーケティングの始まりである．産業革命の先陣を切ったイギリスをはじめヨーロッパの国々では，過剰につくり出した製品を植民地へ送り込んだため，過剰生産の弊害は表面化しなかった．しかし植民地をもたなかったアメリカでは，これにもとづく大恐慌が勃発した．このため消費と販売に関する研究が不可欠となり，結果としてマーケティングがアメリカにおいて体系化された．

AIDMA（アイドマ）

A：attention（注意）
↓
I：interest（関心）
↓
D：desire（欲求）
↓
M：memory（記憶）
↓
A：action（行動）

次のプロセスに進めるためには，どのような手段をとればよいかが明確になる．

CS
customer satisfactionの略語．

(e) 顧客満足（CS）

生活者が製品を評価する際の基準は，生活が向上するかどうかである．評価基準は，生活者のそれまでの経験や信念などの主観的かつ個人的な価値観により決定される．

製品を購買して生活の場で消費したときの評価が，購買前の期待より低ければ不満を抱き，期待に見合うものであれば満足し，期待を上回れば喜ぶ．一度得られた買い手の期待は，次の機会にはさらに高度になっていくので，期待しているレベルを理解し，そのレベルを超えられる製品を提供し続けることが課題となる．

(2) 給食におけるマーケティングの活用

給食運営に携わる管理栄養士・栄養士は，実際の給食経営管理のなかでマーケティング理論をどのように活用していけばよいだろうか．ここでは，ある事業所給食におけるマーケティングプロセスの構築を例にとって説明する．従業員食堂では昼食のみを提供し，カフェテリア方式を採用している．食堂に弁当をもち込むことも可能で，社外で食事をとることも許されている．

カフェテリア方式
主食，主菜，副菜，汁物など数種類の単品料理（メニュー）から利用者が好みのものを組み合わせる方法．

(a) 現状の把握

食堂の利用状況をレジにおける集計から見ると，① 利用者が減少している，② 1人あたりの購入金額や点数（品数）が下がっている，③ 麺類・丼類など単品メニューの購買が多いといった傾向がある．また利用者の声として，「メニューがマンネリ化している」，「栄養的にはよさそうだが，おいしくはない」などの意見もある．食堂を管理している管理栄養士・栄養士としては，麺類・丼類に1品加えて栄養バランスを改善したい，「食」や「栄養」の重要性をもっと知ってほしいと常々思っており，また継続的にポスターや卓上講座をつくっても，なかなか目に見えた効果が出ないという悩みもある．

マーケティングプロセス
生活者の欲求や
生活スタイルの理解
↓
環境分析
↓
目標の設定
↓
最適化
↓
実施計画の策定
↓
実施
↓
評価
↓
検討

(b) 事業所給食の役割

事業所給食に求められていることは，安全で質の高い食事を適切な価格で提供し，利用者の健康増進を図ることである．また外食産業やコンビニエンスストアと異なり，特定の人に毎日利用してもらう場であることの再確認がきわめて重要である．

(c) 生活者の欲求や生活スタイルの理解

現在の社会状況（景気，流行，関心事など）を知り，利用者の年齢，性別，勤務時間，身体活動レベル，嗜好，利用の状況などに関する情報を集める．

(d) 環境分析

給食経営をとりまく外部環境としては，リモートワークによる出社率低下による食堂利用者の減少，豚熱（CSF）や鳥インフルエンザなどが食材調達や売上げに及ぼす影響，食品の輸入に関する法律や健康増進法の施行などの行政上の問題，そして事業所の周りにある飲食店やコンビニエンスストアについても検

討する．また内部環境としては，調理スタッフの技術力，生産能力，フロアスタッフのサービスレベルなどが分析対象となる．

（e）目標の設定

給食の目標は1章に述べた通りであるが，マーケティングの観点からの目標には「利用者を10％増やす」，「客単価を5％上げる」など具体的な数値が必要である．この目標を実現するために，月単位，週単位，日単位の目標を決定する．

（f）マーケティング・ミックス（4P）

管理栄養士・栄養士がコントロールできる事柄を4Pで整理する．
製品（Product）：メニューの企画（味，量，温度，器，品揃え）
価格（Price）：商品単価，客単価
流通・場（Place）：使用食材のトレーサビリティー，顧客接点の整備
プロモーション（Promotion）：店内の活性化（イベントメニューの企画，フロアマネジャー制の導入）

（g）実施計画の策定と実施

具体的な数値が明記された目標と実施目的をスタッフ全員に周知徹底し，実施に関する情報の共有化を図る．計画書には担当者，責任者を個人名で記し，実施時期，場所，項目，方法，内容，予算も詳細に決める．スタッフの意思統一ができたことを確認し，実施する．

（h）評　価

目標が達成できたかどうかは，食堂における日単位，週単位，月単位の売り上げや客単価，買上げ点数（何品買ったか），食堂の財務状態などの数値を検討する．また測定しにくい顧客満足度に関しては，細かい項目を設定してアンケートを行うのもよいが，「あなたは来社されたお客様を従業員食堂に誘いますか」という短い質問を投げかけるのも一つの方法である．

（i）検　討

目標が達成できたものとできなかったものに分ける．できなかったものについては，その原因を分析して次の計画を策定する．

Plus One Point
Place

マーケティングにおけるPlace（流通経路）は，どのような道のりの経て，製品を消費者に届けるのか，すなわち自社の製品をどのような小売店にどのように並べると，ターゲットとする消費者にうまく届くのかを考えることが本来の意味である．給食においては，Placeの意味を広くとらえ，製品となる前の使用食材の流通経路を管理することに加え，喫食者との接点の場である食堂の環境を整えることも重要である．温度，湿度，音を適切にコントロールすることや，クレンリネス，すなわち「清潔」だけではなく「きれいさ」や「鮮やかさ」も兼ね備えることが求められる．これらを満たすことにより，心地よくゆっくりと食事ができる安らぎの空間を提供できる．

客単価
利用者1人あたりが1回の購売や飲食で支払う平均金額．

管理栄養士・栄養士によるフロアマネジャー

　従来，給食管理における管理栄養士・栄養士のおもな仕事は，献立作成，栄養価計算，材料の発注，衛生管理など，商品ができあがるまでの利用者に見えないカウンター内での仕事が多かった．しかし今後は，外食産業におけるフロアマネジャーのような業務，すなわちマーケティング・ミックスの4Pのような食事環境の整備，商品の説明，利用者の要望やクレームへの対応，フロアスタッフの教育なども，給食全体をマネジメントする事柄として，カウンターの外で利用者と直に接しながら実施する必要がある．加えて食生活に関する不安や疑問に答えることにより，管理栄養士・栄養士は利用者にとって重要な存在となる．

2.4 給食経営と組織

(1) 組織の構築

組織とは，共通の目標・目的を達成させるために，個人ではなく2人以上の人々が集まって，それぞれの能力を最大限に発揮するための合理的な体系をいう．給食経営管理においても，組織が円滑に運営できるよう，組織の構築が必要である．

特定給食施設の分類法は，目的によりさまざまである．一般的には病院，事業所，学校および児童福祉施設等の福祉関連施設などに分類される．施設により，対象者に対する食事提供の目的，食事内容は異なる．病院，学校，事業所の組織について，以下にまとめる．

(a) 病　院

病院給食（入院時食事）は，その規模や組織により，事務系の部門に属する場合と診療系の部門に属する場合に分けられる．近年は治療としての食事の重要性が認識され，食事の効果を上げるためには栄養の部門を独立させる必要がある．そのため，診療系の部門に属することが多くなった．しかし，食材の購入など金銭を扱うことなどから，事務系に属している病院もある．診療系の部門では栄養部，栄養課（科）などが多く，栄養部では管理栄養士が業務の管理責任者となることが望ましい．病院の規模によって組織形態は異なる．

病院での給食は，治療の一環として個々の患者の病状に対応した食事を提供し，臨床的な治療効果を高め，患者の体力の回復などを目的に行うものであり，病院が直接，給食業務を運営する直営が多かった．以前は，病院内にある施設を使用した部分的な委託は認められていた．しかし，医療法の一部改正により，病院外の加工調理施設で調理を行う院外調理も認められるようになった．施行規則には，病院自らが実施すべき業務が示されている（6章参照）．献立表の作成について，病院の定めた作成基準に従って病院または給食業者が作成すること，喫食直前の再加熱は病院内の給食施設で行わなければならない，などとしている．院外調理の調理方式には，クックチル，クックフリーズ，クックサーブおよび真空調理（真空パック）の4方式がある（6章参照）．

(b) 事業所

事業所給食は福利厚生の一環として，従業員の健康を増進し，生産性の向上を高めるために提供されるものであり，業務は厚生部門で行われている．運営方法には直営と委託がある（図2.12）．直営は，経営体が給食施設を運営し，給食業務に必要な経費をすべて負担する．給食業務に従事する者は身分が安定し，適切に給食を提供できるが，利潤を追求することが少ないので，業務意欲が低い傾向がある．

一方，委託はその経営体が給食業務の運営を行わず，給食会社に委託する方式である．委託される給食会社は利潤を上げることを重視するため，利用者の給食に対する欲求が満たされないこともある．

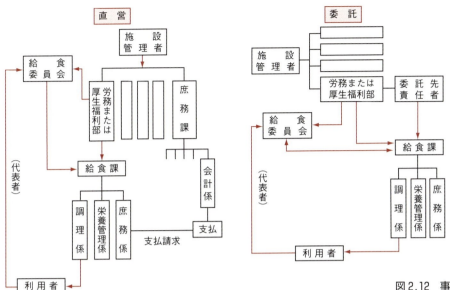

図2.12 事業所における給食組織例

契約は，一般的には委託する側も受託する側も経営代表者が行う．日常の給食業務は委託会社の管理栄養士・栄養士が行っている．利用者の欲求，嗜好などを満たす給食を提供するために，委託する側と受託する側の給食業務を担当するスタッフによる委員会を構成し，定期的に検討する(10章参照)．

(c) 学 校

小学校・中学校の給食は，給食を提供するだけではなく，**食育の一環**としての役割をもつ．学校給食の運営を効果的に行うためには，学校の状況に応じた運営組織をつくり，学内だけでなく学外からの協力も必要である．給食の運営には次の方法がある．

i) 単独校調理場方式

学校の規模や栄養教諭・栄養職員の有無などによって異なることもあるが，給食運営の責任者は学校長である．献立の計画作成，実施といった運営については，教育委員会によって管理され，計画が実施されている(図2.13)．

ii) 共同調理場方式

2校以上の調理作業を，学校の敷地とは別の場所に調理場を設けて共同で行う．教育委員会のなかに置かれている給食運営委員会において方針，計画などを立てる．委員会の構成員は教育長，学校長，PTAの代表者，医師，薬剤師などである(図2.14，9章参照)．

(2) 給食組織と関連分野との連携

給食施設の組織は施設の種類や規模などによって異なっており，給食組織の属している部門の名称もさまざまである．

病院における管理栄養士・栄養士の配置は健康増進法や医療法などに規定され，業務内容も病院栄養士業務要領に示されている．病院では管理栄養士・栄

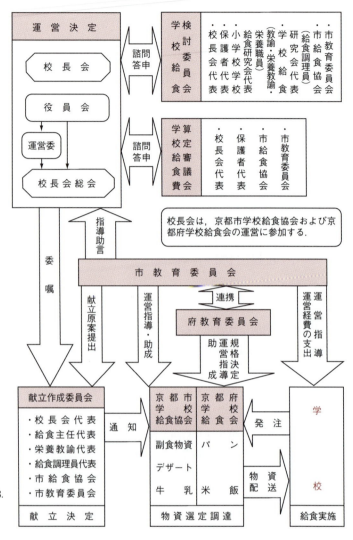

図2.13
学校給食運営組織図（京都市立小学校）
「学校給食オリエンテーション（平成19年度）」, p.13.

養士が中心となり，調理スタッフ，医師，看護師などと密接に連携をとりながら患者に適正な給食を提供する．また，医療チームに加わり患者の治療にも関わる（6章参照）．

小学校・中学校の給食は，学校長を中心に教頭，給食指導の教員などと栄養教諭・栄養職員，調理員などが連携している．また，栄養職員・栄養教諭が給食を生きた教材として給食指導や食に関する指導を行い，担任との連携による学校教育活動全体における健康食育などの関与も増加している．

事業所給食は，健常人を対象として実施されている．対象者の生活環境は複雑であり，精神的なストレスも多く受けている．生活習慣病を予防し，精神的なストレスを和らげたりして，精神的，肉体的に健康を維持するために給食は重要であり，管理栄養士・栄養士，調理師および厚生部門の担当者間での連携が必要である（10章参照）．

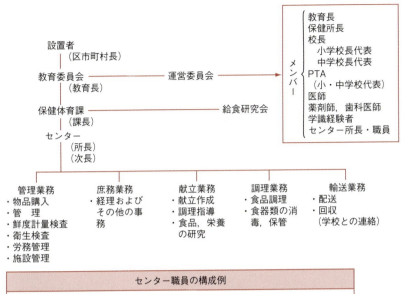

図2.14 共同調理場における組織

(3) 給食従事者の教育と訓練

　教育・訓練は，管理者，専門職，一般従業員に対して行うもので，業務知識や技能を習得することによって，仕事の能率を高め，職場の人間関係を円滑にすることなどである．教育，訓練を受ける対象者は経歴や年齢などがさまざまであるため，教育内容も階層別，業務別，年齢別などに分けて行う．教育訓練のおもな方法として，職場内(OJT: on the job training)と職場外(OFF-JT: off the job training)がある(表2.13)．さらに個人で関心のある事柄について自主的に行う教育・訓練の方法として自己啓発がある．

　職場内の教育・訓練は，職場で業務中に上司や先輩から指導を受けることである．これは，個人的にきめ細かい指導ができ，業務に直接結びつけることができる．

　職場外の教育・訓練は社内・社外セミナー，研修会，他の施設の見学などを通して行う．対象者に短時間で統一した知識を教育することができ，また社外の人とも交流する機会が与えられ，幅広い視野に立った考えをもつことができる．

　自己啓発は自主的に通信教育を受ける，社外セミナーへの参加など現在の業務に必要な知識だけでなく，将来の方向性も考慮して行う．

　給食現場においては，職場内教育・訓練が主体となるが，管理者，管理栄養士・栄養士，調理員など職種も異なるため，職場外の教育・訓練も必要である．

表 2.13　OJT と OFF-JT の比較

	長　所	短　所
職場内教育（OJT）	・職務に直結させ，具体的，実際的な能力開発ができる ・一人ひとりの教育ニーズに対応させ，きめ細かな指導ができる ・継続的，反復的な指導ができる ・学習の成果を即仕事に結びつけられる ・結果の評価が的確にできる ・多くの費用をかけないですむ	・日常業務が中心となり，視野の狭い指導になりやすい ・上司が熱意，意欲をもたない限り，効果は上がらない ・指導レベルが統一されず，ばらつきがでがちとなる ・上司の能力以上に部下を成長させることが難しい ・どうしても命令として受けとられてしまう
職場外教育（OFF-JT）	・多数の対象者に対して，統一的，組織的に行うことができる ・体系的な知識や原理を短時間で教えることができる ・参加者に出会いの場を提供できる ・専門の指導者（講師）を得て，効果的な教育を実施できる ・全社的なレベルアップが期待できる ・全社的に考え方や行動を統一することができる ・相互啓発の機会となり，幅広い視野や考えが身につく ・教育の環境が十分整備できる	・対象者の個人差の対応には限界がある ・実際的，具体的テーマへのアプローチが難しい ・教育の効果測定が難しい ・教育の担当者には，ある程度のスキルが必要となる ・業務活動を中断しなければならない

斎藤毅憲 編著，『経営学を楽しく学ぶ』，中央経済社(1990).

研修を短時間で効果的に行うために，研修マニュアルをあらかじめ作成する．

■出題傾向と対策■
給食における経営管理の意義，組織の形態と特徴，経営管理の原則，組織の原則，管理サイクル，給食の資源，給食の外部委託，経営管理の評価などについてよく理解しておくこと．

重要 👉

■出題傾向と対策■
組織の基本的構造を理解しておくこと．

重要 👉

練 習 問 題

次の文を読み，正しいものには○，誤っているものには×をつけなさい．

（1）ラインアンドスタッフ組織において，ライン部門はスタッフ部門の助言，企画などを行う．

（2）ライン組織は命令系統が管理者から作業者層へ直結しており，大規模な組織に適している．

（3）経営管理の計画→実施→評価→改善という一連の流れは PDCA サイクルと呼ばれ，評価は次回の計画に生かされる．

（4）原価管理は，食事の質をできるだけ落として健全運営をするために行う．

（5）労働生産性とは，売上高や給食数を労働者数や延べ労働時間で割ったものをいう．

（6）財務諸表とは，決算報告書とキャッシュ・フロー計算書のことである．

重要 👉 （7）キャッシュ・フローは，発生主義によって計上される会計方式である．

重要 👉 （8）粗利益とは，当期の経営活動によって得られた利益であり，当期の業績そのものである．

（9）賃借対照表はバランスシートと呼ばれ，借方と貸方を一覧に示したものである．

（10）流動負債とは，1 週間以内に現金で返済しなければならない資金のことである．

重要 👉 （11）流動比率は，値が大きいほどその事業体の支払能力が高いことを示している．

(12) キャッシュ・フロー計算書は，営業活動，投資活動，現金活動の三つの活動区分別に表示される．
(13) 原価管理とは，原価の引き下げおよび原価の統制を図ることである．
(14) 材料費，労務費，経費は，それぞれ直接費と間接費に分けられる．
(15) 原価構成においては，製造原価に利益を加えたものが販売価格となる．
(16) 損益分岐点分析は，費用を固定費と流動費に分解したうえで行う． 重要
(17) ABC分析は，調査対象の占有比率を把握し，改善計画の焦点を絞るために行われる． 重要
(18) 実際原価に比べて標準原価が大きければ，正常な経営は成立しない．
(19) 原価引き下げ計画を実施した後，経営状態の改善がなされたか，一定期間ごとに評価していく必要がある．
(20) 食材の純使用量を80g，廃棄率を15％としたとき，使用量は94gである． 重要
(21) 冷凍食品の保管温度条件は－10℃とする．
(22) 食材費の算出は，期間の期首在庫金額に期間支払金額を加算し，期末在庫金額を差し引いて求める．
(23) ABC分析において，Cグループは食材料費占有率が高いため，食材料費のコストダウンに最も効果が上がりやすい． 重要
(24) 食材の地産地消は環境負荷の低減に貢献しない．
(25) 新規納入食品は在庫品の手前に置き，手前から使用する．
(26) 給食業務の外部委託は給食運営上有利であり，すべて外部委託に切り替えるべきである．
(27) 給食利用者は給食業務の人的資源である．
(28) 命令の一元化とは，命令系統を多くすることにより迅速対応を促し，管理者と部下の業務上の関係を明らかにすることである．
(29) 1人の管理者が管理できる部下の数は，機械的作業を繰り返すような場合は20人程度まで可能である． 重要
(30) 経営資源として，従来から取り上げられていた5Mに加え，時間や情報も重要視されている．
(31) マネージャーの役割において，ミドルマネジメントは問題解決や苦情処理を行うという役割をもつ．
(32) リーダーシップとは変革を成し遂げる力量を指し，マネジメントとは複雑な環境にうまく対処することをいう． 重要
(33) リーダーの役割は，職場での作業員各人の要求を把握し，仕事への意欲を高めることにある． 重要
(34) マーケティング・ミックスの4Pとは，製品（Product），価格（Price），流通（Place），利益（Profit）である． 重要
(35) 製品とは，形のあるものだけではなく，サービスやアイデアなども含まれる．
(36) ウォンツとは欠乏を感じている状態であり，ニーズとはウォンツが具体化したもので，文化や個人の性格に左右される． 重要
(37) AIDMAとは，生活者が製品を買うまでの心理的プロセスモデルの一つである．

■出題傾向と対策■
品質とは，また品質管理活動および品質評価とはどういう活動か整理しておく．品質保証システムについてはその意味と，ISOやPL法などを覚えておく．

■出題傾向と対策■
管理過程の一連の流れ（計画→実施→統制→対応）とその計画に必要な事項（6W1H）を把握しておくこと．

■出題傾向と対策■
マーケティングの定義，マーケティングのプロセスや4P，給食におけるマーケティングの活用について理解しておくこと．

(38) マーケティングプロセスにおいて，生活者の欲求や生活スタイルを把握し，組織の立場や将来の社会変化を分析することを環境分析という．

栄養・食事管理

3.1 栄養・食事のアセスメント

栄養・食事管理は，栄養アセスメントによる対象集団の特性の把握・食事摂取状況の把握，食事摂取基準を参考にした栄養・食事計画，献立作成，食事の提供，摂取量の把握，さらに食事計画の見直しという一連の業務を通して行う（表3.1）．続いて，栄養・食事管理を目的として，食事摂取基準を用いる場合のおもな概念を表3.2に示す．

食事摂取基準を適用する対象者は，健康な個人ならびに健康な人を中心として構成されている集団とする．ただし，高血圧，脂質異常，高血糖など，なんらかの疾患に関して軽度にリスクをもっていても自由な生活を営み，当該疾患に特有の食事指導，食事療法，食事制限が適用されたり，推奨されたりしていない者を含むこととする．特有の食事指導，食事療法，食事制限が適用されたり，推奨されたりしている疾患をもつ場合，または，ある疾患の予防を目的と

栄養計画と食事計画
栄養計画とは栄養基準の設定までの過程をいい，食事計画とは献立，調理等の具体的な食事への対応をいう．

表3.1 栄養・食事計画の実施過程

基本事項	作業手順の基本的な考え方
① 食事を提供する対象集団の決定と特性の把握	・食事を提供する対象集団を決定．次に対象の性・年齢階級・身体特性（主として身長と体重），身体活動レベルの分布を把握または推定
② 食事摂取量の評価	・食事摂取量を評価．給食に由来するもののみならず，すべての食事が対象．そのなかで給食からの寄与についての情報も得ることが望ましい ・情報を得ることが難しい場合は，一部の食事だけ（たとえば給食だけ）について評価を行ったり，当該集団のなかの一部の集団について評価を実施 ・さらに，対象集団については評価を行わず，他の類似集団で得られた情報をもって代用
③ 栄養計画の決定	・①と②で得られた情報に基づき，食事摂取基準を用いて，栄養計画（提供する食種の数や給与栄養素量）を決定 ・対象集団が摂取するすべての食事を提供するのか，一部を提供するのかについても考慮して作成
④ 予定献立の作成	・③に基づいて，具体的な予定献立を作成
⑤ 衛生管理・食事の提供	・④に従って，衛生管理された食事を提供
⑥ 食事摂取量の把握	・対象者（対象集団）が摂取した食事量を把握
⑦ 食事計画の見直し	・一定期間ごとに⑥の結果と①の見直しにより，③の確認と見直し

厚生労働省，「日本人の食事摂取基準(2010年版)」，表19を一部改編．

表3.2　個人の食事改善を目的として食事摂取基準を活用する場合の基本的事項

目的	用いる指標	食事摂取状況のアセスメント	食事改善の計画と実施
エネルギー摂取の過不足の評価	体重変化量 BMI	○体重変化量を測定 ○測定されたBMIが，目標とするBMIの範囲を下回っていれば「不足」，上回っていれば「過剰」のおそれがないか，他の要因も含め，総合的に判断	○BMIが目標とする範囲内に留まること，またはその方向に体重が改善することを目的として立案 〈留意点〉おおむね4週間ごとに体重を計測記録し，16週間以上フォローを行う
栄養素の摂取不足の評価	推定平均必要量 推奨量 目安量	○測定された摂取量と推定平均必要量および推奨量から不足の可能性とその確率を推定 ○目安量を用いる場合は，測定された摂取量と目安量を比較し，不足していないことを確認	○推奨量よりも摂取量が少ない場合は，推奨量を目指す計画を立案 ○摂取量が目安量付近かそれ以上であれば，その量を維持する計画を立案 〈留意点〉測定された摂取量が目安量を下回っている場合は，不足の有無やその程度を判断できない
栄養素の過剰摂取の評価	耐容上限量	○測定された摂取量と耐容上限量から過剰摂取の可能性の有無を推定	○耐容上限量を超えて摂取している場合は耐容上限量未満になるための計画を立案 〈留意点〉耐容上限量を超えた摂取は避けるべきであり，それを超えて摂取していることが明らかになった場合は，問題を解決するために速やかに計画を修正，実施
生活習慣病の発症予防を目的とした評価	目標量	○測定された摂取量と目標量を比較．ただし，発症予防を目的としている生活習慣病が関連する他の栄養関連因子および非栄養性の関連因子の存在とその程度も測定し，これらを総合的に考慮した上で評価	○摂取量が目標量の範囲に入ることを目的とした計画を立案 〈留意点〉発症予防を目的としている生活習慣病が関連する他の栄養関連因子及び非栄養性の関連因子の存在と程度を明らかにし，これらを総合的に考慮した上で，対象とする栄養素の摂取量の改善の程度を判断．また，生活習慣病の特徴から考えて，長い年月にわたって実施可能な改善計画の立案と実施が望ましい

厚生労働省，「日本人の食事摂取基準(2020年版)」，表16．

して特有の食事指導，食事療法，食事制限が適用されたり，推奨されたりしている場合には，その疾患に関連する治療ガイドラインなどの栄養管理指針を優先して用いるとともに，食事摂取基準を補助的な資料として参照することが勧められる．

（1）利用者の身体状況，生活習慣，食事摂取状況（給食と給食以外の食事）

利用者の特性を把握するためには少なくとも，性別，年齢，身体活動レベル，身長・体重を把握することが求められるが，健康診断などの既存資料が活用できる場合には，これらを積極的に用いるとよい．

また，日常の生活習慣，食事摂取状況も重要な情報である．食事摂取状況は，給食を含むすべての食事の摂取量を把握し，評価することが望ましいが，情報を得ることが難しい場合は給食のみあるいは一部の利用者の集団について評価を行う．

（2）利用者の病状，摂食機能

食事摂取基準は，病院に入院中の一般治療食患者や高齢者施設でほぼ自立した生活を送っている入所者にも適応されるため，個人の栄養アセスメントの結果を考慮して柔軟に活用する．また咀嚼・嚥下障害の有無も確認し，適切な**食事形態**を選択する．

（3）利用者の嗜好・満足度調査

個人の嗜好調査には，アンケートや聞き取り調査が用いられる．集団の嗜好調査の例として，事業所給食ではよく売れる料理や定食，学校給食では人気の料理や残菜状況を把握することが勧められる．

（4）食事の提供量

食事の提供量の調査については，給食の提供を受けている者から一定数を抽出して，料理区分（主食，主菜，副菜など）別に残菜量を調査し，提供量と残菜量の差からエネルギーと主要栄養素の摂取量を推定することが勧められる．

3.2 食事の計画

（1）給与エネルギー量と給与栄養素量の計画

（a）給与エネルギー目標量の設定

特定給食施設では，一般に複数の推定エネルギー必要量が存在するため，近似する推定エネルギー必要量をまとめて目標量を設定する方法をとる．具体的な手順として，①性・年齢・身体活動レベルを把握し，②利用者の推定エネルギー必要量を確認する，③およそ±200 kcal/日の範囲で分割し，それらを一つの集団として給与エネルギー目標量を設定する．人数による重みを考慮する場合は，たとえば荷重平均エネルギー量を算出するなどする．丸め値を用いた給与エネルギー目標量が個々の推定エネルギー必要量の±10%の範囲であることも確認しておく．

ただし，この給与エネルギー目標量の範囲は，食事提供の実現可能性を考慮し，柔軟に設定することが望ましい．一例として，事業所給食の給与エネルギー目標量の設定手順を表3.3～3.8に示す．

① 対象集団の人員構成を確認する（表3.3）．
② 推定エネルギー必要量を確認する（表3.4）．
③ 給与エネルギー目標量を設定する（表3.5）．

推定エネルギー必要量の低い順に並べ変え，およそ±200 kcal/日の範囲で分割し，それらを一つの集団として給与エネルギー目標量を設定する．

日本人の食事摂取基準（2025年版）

エネルギー
・推定エネルギー必要量（estimated energy requirement：EER）

栄養素
・推定平均必要量（estimated average requirement：EAR）
・推奨量（recommended dietary allowance：RDA）
・目安量（adequate intake：AI）
・耐容上限量（tolerable upper intake level：UL）
・目標量（tentative dietary goal for preventing life-style related diseases：DG）

表3.3① 対象集団の特性の把握

仕事内容等	1日中デスクワーク（運動の習慣はとくになし）→身体活動レベルⅠに相当		デスクワーク中心だが，接客や買い出し等の立ち仕事も含む（運動の習慣はとくになし）→身体活動レベルⅡに相当	
性別	男	女	男	女
18～29歳	75	20	55	20
30～49歳	415	120	180	55
50～64歳	180	3	110	2

表3.3② 人員構成の確認（人）

性別	男性		女性	
身体活動レベル	Ⅰ	Ⅱ	Ⅰ	Ⅱ
18～29歳	75	55	20	20
30～49歳	415	180	120	55
50～64歳	180	110	3	2
小計	670	345	143	77
合計	1,235			

表3.4 推定エネルギー必要量の確認（kcal/日）

性別	男性		女性	
身体活動レベル	Ⅰ	Ⅱ	Ⅰ	Ⅱ
18～29歳	2,250	2,600	1,700	1,950
30～49歳	2,350	2,750	1,750	2,050
50～64歳	2,250	2,650	1,700	1,950

表3.5 給与エネルギー目標量の設定（kcal/日）

推定エネルギー必要量（kcal/日）	対象人数（人）	対象人数合計（人）	*給与エネルギー目標量（kcal/日）	推定エネルギー必要量とエネルギー目標量との差（kcal）	該当対象者
1,700	3			+100	50～64歳女性（身体活動レベルⅠ）
1,700	20			+100	18～29歳女性（身体活動レベルⅠ）
1,750	120	165	1,800	+50	30～49歳女性（身体活動レベルⅠ）
1,950	2			−150	50～64歳女性（身体活動レベルⅡ）
1,950	20			−150	18～29歳女性（身体活動レベルⅡ）
2,050	55			+150	30～49歳女性（身体活動レベルⅡ）
2,250	180			−50	50～64歳男性（身体活動レベルⅠ）
2,250	75	725	2,200	−50	18～29歳男性（身体活動レベルⅠ）
2,350	415			−150	30～49歳男性（身体活動レベルⅠ）
2,650	110			+50	50～64歳男性（身体活動レベルⅡ）
2,600	55	345	2,700	+100	18～29歳男性（身体活動レベルⅡ）
2,750	180			−50	30～49歳男性（身体活動レベルⅡ）

＊荷重平均エネルギー量を丸めたもの（四捨五入を原則とするが，現状に合わせて丸め方を検討することもある）．

（b）たんぱく質・脂質・炭水化物の給与目標量の設定

給与エネルギー目標量に該当する対象者の食事摂取基準を踏まえ，不足する人の確率がより低くなる値を採用する（表3.6, 3.7）．

表3.6 たんぱく質・脂質・炭水化物・食物繊維の食事摂取基準

性別	年齢	たんぱく質（％エネルギー）	脂質（％エネルギー）		炭水化物（％エネルギー）	食物繊維（g/日）
			脂質	飽和脂肪酸		
		DG	DG	DG	DG	DG
男性	18～64	13以上20未満*	20以上30未満	7以下	50以上65未満	18～29歳 20以上 30～64歳 22以上
女性	18～64	13以上20未満*	20以上30未満	7以下	50以上65未満	18以上

＊18～49歳 13以上20未満，50～64歳 14以上20未満．

3.2 食事の計画

表3.7 たんぱく質・脂質・炭水化物の給与目標量の設定

たんぱく質	生活習慣病の予防の観点から，18〜49歳は各エネルギー目標量の13以上20％エネルギー未満の範囲を目指す．50〜64歳は14以上20％エネルギー未満の範囲を目指す．アトウォーターの係数を用いてエネルギーを重量に変換する．
脂質	生活習慣病の予防の観点から，各エネルギー目標量の20以上30％エネルギー未満の範囲を目指す．アトウォーターの係数を用いてエネルギーを重量に変換する．飽和脂肪酸の摂りすぎを防ぐため，飽和脂肪酸エネルギー比率を7％以下とする．
炭水化物	生活習慣病の予防の観点から，各エネルギー目標量の50以上65％エネルギー未満の範囲を目指す．アトウォーターの係数を用いてエネルギーを重量に変換する．
食物繊維	給与エネルギー目標量が1,800 kcalに該当する場合は，女性が利用者となる可能性が高いため18(g/日)以上を目指す．2,700 kcalに該当する場合は，男性が利用者となる可能性が高いため22(g/日)以上を目指す．2,200 kcalの場合は男女ともに利用者になる可能性が高いため，不足する人の確率がより低くなるよう男性のDGである22(g/日)以上を目指す．

(c) ビタミン・ミネラルの給与目標量の設定

給与エネルギー目標量に該当する対象者の食事摂取基準を踏まえ，不足する人の確率がより低くなる値を採用する（表3.8，3.9）．

表3.8 ビタミン・ミネラルの食事摂取基準

	年齢(歳)	ビタミンA (µgRAE)			ビタミンB₁ (mg)		ビタミンB₂ (mg)		ビタミンC (mg)		食塩相当量(g/日)	カルシウム (mg)			鉄 (mg)					
		EAR	RDA	UL	EAR	RDA	EAR	RDA	EAR	RDA	DG	EAR	RDA	UL	EAR	RDA	UL	EAR	RDA	UL
男性	18〜29	600	850	2,700	0.8	1.1	1.3	1.6	80	100	7.5未満	650	800	2,500	5.5	7.0				
	30〜49	650	900	2,700	0.8	1.2	1.4	1.7	80	100	7.5未満	650	750	2,500	6.0	7.5				
	50〜64	650	900	2,700	0.8	1.1	1.3	1.6	80	100	7.5未満	600	750	2,500	6.0	7.0				
															月経なし			月経あり		
女性	18〜29	450	650	2,700	0.6	0.8	1.0	1.2	80	100	6.5未満	550	650	2,500	5.0	6.0		7.0	10.0	
	30〜49	500	700	2,700	0.6	0.9	1.0	1.2	80	100	6.5未満	550	650	2,500	5.0	6.0		7.5	10.5	
	50〜64	500	700	2,700	0.6	0.8	1.0	1.2	80	100	6.5未満	550	650	2,500	5.0	6.0		7.5	10.5	

厚生労働省，「日本人の食事摂取基準（2025年版）」．

表3.9 ビタミン・ミネラルの給与目標量の設定

ビタミンA	給与エネルギー目標量が1,800 kcalに該当する場合は女性が利用者となる可能性が高いため，女性のRDAの最も高い値を目指すが，それが困難な場合でも女性のEARの最も高い値を下回らないように留意する．また，ULに近づかないように留意する． 2,700 kcalに該当する場合は男性が利用者となる可能性が高いため，男性のRDAの最も高い値を目指すが，それが困難な場合でも男性のEARの最も高い値を下回らないように留意する．ULに近づかないように留意する． 2,200 kcalの場合は男女ともに利用者になる可能性が高いため，不足する人の確率がより低くなるよう男性のRDAを目指すが，それが困難な場合でも男性のEARを下回らないように留意する．
ビタミンB₁，ビタミンB₂	給与エネルギー目標量が1,800 kcalに該当する場合は女性が利用者となる可能性が高いため，女性のRDAの最も高い値を目指すが，それが困難な場合でも女性のEARを下回らないように留意する．

	2,700 kcal に該当する場合は男性が利用者となる可能性が高いため，該当対象男性の RDA の最も高い値を目指すが，それが困難な場合でも男性の EAR の最も高い値を下回らないように留意する．
	2,200 kcal の場合は男女ともに利用者になる可能性が高いため，不足する人の確率がより低くなるよう男性の RDA を目指すが，それが困難な場合でも男性の EAR を下回らないように留意する．
ビタミン C	RDA を目指し，それが困難な場合でも EAR は下回らないように留意する．
カルシウム	給与エネルギー目標量が 1,800 kcal に該当する場合は，女性が利用者となる可能性が高いため女性の RDA を目指すが，それが困難な場合でも EAR を下回らないように留意する．また，UL に近づかないようにする．
	2,700 kcal に該当する場合は男性が利用者となる可能性が高いため，男性の RDA の最も高い値を目指すが，それが困難な場合でも男性の EAR の最も高い値を下回らないように留意する．
	2,200 kcal の場合は男女ともに利用者になる可能性が高いため，不足する人の確率がより低くなるよう男性の RDA を目指すが，それが困難な場合でも男性の EAR を下回らないように留意する．
鉄	給与エネルギー目標量が 1,800 kcal に該当する場合は女性が利用者となる可能性が高いため，女性の RDA の最も高い値（月経あり）を目指すが，それが困難な場合でも女性の EAR の最も高い値（月経あり）を下回らないように留意する．
	2,700 kcal に該当する場合は男性が利用者となる可能性が高いため，男性の RDA の最も高い値を目指すが，それが困難な場合でも男性の EAR の最も高い値を下回らないように留意する．
	2,200 kcal に該当する場合は男女ともに利用者になる可能性が高いため，不足する人の確率がより低くなるよう，その集団に該当する女性の RDA（月経あり）を目指すが，それが困難な場合でもその集団に該当する女性の EAR の最も高い値（月経あり）を下回らないように留意する．
食塩相当量	給与エネルギー目標量が 1,800 kcal に該当する場合は女性が利用者となる可能性が高いため，女性の DG を超えないようにする．
	2,700 kcal に該当する場合は男性が利用者となる可能性が高いため，男性の DG を超えないようにする．
	2,200 kcal に該当する場合は男女ともに利用者になる可能性が高いため，過剰になる人の確率がより少なくなるよう，女性の DG を超えないようにする．

前述の手順 (a)～(c) で設定した事業所給食の給与栄養目標量の設定例をまとめると，表 3.10 のようになる．

朝食：昼食：夕食への配分は，1：1.5：1.5 や 1：1.3：1.7 などがあるが，間食の摂取も含め，対象集団の特性に応じて設定することが望ましい．

(d) 考慮するエネルギーおよび栄養素の優先順位

栄養計画にあたって考慮するエネルギーおよび栄養素の優先順位を示す．
① エネルギー（アルコールも含む），② たんぱく質，③ 脂質，④ ビタミン A，ビタミン B_1，ビタミン B_2，ビタミン C，カルシウム，鉄，⑤ 飽和脂肪酸，食物繊維，ナトリウム（食塩），カリウム，⑥ その他の栄養素で対象集団にとって重要であると判断されるもの．

このなかで ① と ② は必須である．③，④，⑤ については，栄養バランスを適切に保つために考慮すべきポイントとして，可能な限り対応することが望

3.2 食事の計画

表 3.10 事業所給食における 1,800 kcal, 2,200 kcal, 2,700 kcal 食の栄養計画における給与栄養目標量の設定例

エネルギー	たんぱく質	脂質	飽和脂肪酸	炭水化物	食物繊維 (g)	ビタミンA (μgRAE)	ビタミンB₁ (mg)	ビタミンB₂ (mg)	ビタミンC (mg)	カルシウム (mg)	鉄 (mg)	食塩相当量 (g)
1,800 kcal	13以上20未満 (%エネルギー) 234〜360 kcal 59〜90 g	20以上30未満 (%エネルギー) 360〜540 kcal 40〜60 g	7%エネルギー以下 126 kcal以下 14 g以下	50以上65未満 (%エネルギー) 900〜1,170 kcal 225〜293 g	18以上	700を目指し, 500を下回らない. 2,700に近づかない.	0.9を目指し, 0.6を下回らない.	1.2を目指し, 1.0を下回らない.	100を目指し, 80を下回らない.	650を目指し, 550を下回らない. 2,500に近づかない.	10.5を目指し, 7.5を下回らない.	6.5未満
2,200 kcal	13以上20未満 (%エネルギー) 286〜440 kcal 72〜110 g	20以上30未満 (%エネルギー) 440〜660 kcal 49〜73 g	7%エネルギー以下 154 kcal以下 17 g以下	50以上65未満 (%エネルギー) 1,100〜1,430 kcal 275〜358 g	22以上	900を目指し, 650を下回らない. 2,700に近づかない.	1.2を目指し, 0.8を下回らない.	1.7を目指し, 1.3を下回らない.	100を目指し, 80を下回らない.	750を目指し, 600を下回らない. 2,500に近づかない.	10.5を目指し, 7.5を下回らない.	6.5未満
2,700 kcal	13以上20未満 (%エネルギー) 351〜540 kcal 88〜135 g	20以上30未満 (%エネルギー) 540〜810 kcal 60〜90 g	7%エネルギー以下 189 kcal以下 21 g以下	50以上65未満 (%エネルギー) 1,350〜1,755 kcal 338〜439 g	22以上	900を目指し, 650を下回らない. 2,700に近づかない.	1.2を目指し, 0.8を下回らない.	1.7を目指し, 1.3を下回らない.	100を目指し, 80を下回らない.	800を目指し, 650を下回らない. 2,500に近づかない.	7.5を目指し, 6.0を下回らない.	7.5未満

注 1：穀類エネルギー比率：穀類から摂取するエネルギーは総エネルギーの 45〜60% を目指す．
注 2：動物性たんぱく質比率：動物性食品から摂取するたんぱく質は総たんぱく質の 45〜50% を目指す．
注 3：朝食・昼食・夕食への配分：例として朝食：昼食：夕食 = 1：1.5：1.5 の割合で設定する場合，上記の給与栄養目標量に朝食 1/4，昼食・夕食は 1.5/4 をかけて算出する．

ましい．その他については，対象とする集団の特性に応じて対応することが望ましい．ナトリウム（食塩）や食物繊維のような目標量においては，生活習慣病の発症予防を目的として，現在の日本人が当面の目標とすべき摂取量として算定されていることから，必ずしも目標値に設定しなければならないものではない．その他の数値においても，食事摂取基準に示された数値は「目指すもの」であり，必ずしもすぐに実現しなければならないものではない．

(e) 事業所以外の栄養・食事計画

学校，児童福祉施設などにおいては，それぞれを管轄している行政機関から食事摂取基準を活用した栄養・食事計画の方法が示される．病院の栄養計画は医師が指示する食事箋にもとづいて行われる．

高齢者および障害者などにおける推定エネルギー必要量や栄養素量が同年齢の健常者と異なる可能性が示唆されているが，その実態ならびに対策についての知見は十分ではない．したがって活用にあたっては，対象者を注意深く観察し，個々の状況に即した柔軟な対応が望まれる．

(2) 栄養補給法および食事形態の計画

栄養補給法は，利用者の摂食・嚥下能力を考慮して決定する（図 6.4 も参照）．
食事形態は，嚥下訓練食，きざみ食，ミキサー食，ムース食，ソフト食，離乳食などさまざまな形態があるので，対象者に応じて選択する．主食だけでも，三分粥，五分粥，七分粥，全粥，軟飯，米飯などがある．

食事形態
p.53 参照.

(3) 献立作成基準

食品構成とは，給与エネルギー目標量および給与栄養素目標量を満たすため

表 3.11　献立作成基準の一例

料理区分	食品	1食の目安	頻度
主食	飯	S：150 g, M：200 g, L：250 g	毎日
主菜	肉	50〜100 g	2〜3回／週
	魚	50〜100 g	2〜3回／週
	豆腐	100 g	2回／週
	卵	50 g	2回／週
副菜	緑黄色野菜	40 g	毎日
	その他の野菜	80 g　（小鉢一つで70 g程度）	毎日
	芋	60 g	毎日
汁	野菜, 海藻		毎日
果物	果物	50〜100 g	適宜
（デザート）	乳製品	50〜100 g	適宜

平田亜古・石田裕美,『給食経営管理論』, 鈴木久乃ほか 編,〈健康・栄養科学シリーズ〉, 南江堂(2007), p.53を改変.

に必要な食品レベルの摂取の目安量を示したものである．食品構成を考慮しながら，献立作成基準を作成し，献立計画に反映させる（表3.11）．

（a）食品構成（食品レベルの計画）

食品構成表とは，各栄養素などの給与栄養目標量を摂取するための食品の目安量を食品群別に重量（g）で表したものである．食品構成表作成のおもな目的は，① 献立を効率的に作成するため，② 実施給食における食品群別の使用量を評価するため，③ 利用者への食事指導のため，である．

病院では，常食患者年齢構成から，1人1日あたり荷重平均エネルギー量の食事摂取基準量を算出した後，その栄養量に見合った食品構成を作成する．常食の食事提供が適切に行われているか否かの判断は，1カ月間に実施した献立表から，1日1人あたりの給与栄養量を作成し（栄養出納表），食品構成表と比較して行う．

i）食品の分類

食品の分類方法には，厚生労働省が推奨している6群分類（6つの基礎食品）やエネルギー源，たんぱく質源，ビタミン・ミネラル源の3群分類（3色食品群）などがあるが，食品構成を行う場合には13〜17群に分類することが一般的である．いずれの分類方法も各食品の特徴となる栄養素に着目し，それが類似している食品同士を一つの群に集めて分類している．特定給食施設は所轄の保健所に栄養管理報告書を提出するため，栄養管理報告書の分類と同じにしておくと無駄がない．

ii）食品群別荷重平均成分表の作成

食品構成や栄養管理報告書など，栄養素量を食品群別で用いる際に必要な成分表である．日本食品標準成分表は個々の食品の栄養素量を示しているのに対し，食品群別荷重平均成分表（表3.12）は，食品の分類による食品群ごとの成分値（荷重平均値）を計算したものである．

献立作成基準

献立作成基準は，エネルギーや栄養素の給与目標量を実際の献立で実現するために，主菜や副菜の構成などを設定したものである．施設における献立の方針ともいえる．

食品構成の意義

食品構成の種類と重量にもとづく献立を作成することで，食品の偏りを防ぐだけでなく，設定した給与栄養目標量の範囲に近い栄養量の献立を作成することが可能となる．

期間献立計画表

使用食品や調理方法の重複を避け変化をつけた献立を作成するため，また期間単位（1〜2週間から1カ月程度）ごとに食品構成表に合わせた計画を立てるために利用される表．期間単位内に使用する主食の種類，主菜の様式（和・洋・中），主材料（肉・魚・卵・豆），調理方法別（揚・焼・煮・炒・蒸）などを1食ごとに順に記入して表を作成する．年間計画では，月ごとの行事に合わせた行事食を計画する．

〈食品群別荷重平均成分値の算出方法〉
① 一定期間に使用した食品の総重量(可食部)を算出する(一定期間とは,1年もしくは季節ごととするのがよい).
② 食品群ごとに,各食品の総重量の合計を算出する.
③ 食品群ごとに,各食品の占める可食量の割合を百分率で算出する.
④ 割合を各食品の可食量として,日本食品標準成分表を用いて栄養価を算出する.
⑤ 食品群ごとに各食品の栄養価の合計を算出し,100 g(可食部)あたりの荷重平均栄養成分値とする.

その際,どの食品をどの程度使用しているかによって,施設ごとに食品群別荷重平均成分表の成分値は異なるため,それぞれの施設で作成する必要がある.病院や高齢者の福祉施設の場合,栄養補助食品を加味した食品群別荷重平均成

表 3.12 食品群(類)別荷重平均成分表の一例(可食部 100 g あたり)

食品名			エネルギー (kcal)	たんぱく質 (g)	脂質 (g)	炭水化物 (g)	カルシウム (mg)	鉄 (mg)	ビタミン レチノール当量 (μg)	B_1 (mg)	B_2 (mg)	C (mg)
01. 穀類	米	(1)	356	6.1	0.9	77.1	5	0.8	0	0.08	0.02	0
	パン類	(2)	270	9.0	2.9	52.0	24	0.9	0	0.10	0.05	0
	めん類	(3)	303	8.2	1.1	61.6	18	0.6	1	0.12	0.04	0
	その他の穀類	(4)	370	11.1	3.0	71.4	26	1.2	0	0.14	0.04	0
02. いも類	いも,およびでんぷん類	(5)	111	1.4	0.1	26.3	8	0.5	0	0.08	0.03	28
	こんにゃく類	(6)	7	0.2	0.1	3.2	72	0.6	0	0.00	0.00	0
03. 砂糖類		(7)	344	0.1	0.0	88.5	3	0.1	0	0.00	0.00	1
04. 豆類	みそ	(8)	196	13.8	6.9	19.9	120	4.8	0	0.03	0.10	0
	豆・大豆製品	(9)	132	8.3	6.1	11.0	114	1.7	0	0.08	0.05	0
05. 種実類		(10)	604	18.2	55.5	18.9	603	5.9	6	0.65	0.24	0
06. 野菜類	緑黄色野菜	(11)	31	1.5	0.2	6.6	56	0.9	280	0.07	0.10	34
	その他の野菜ときのこ	(12)	31	1.3	0.1	7.3	27	0.4	4	0.04	0.05	18
07. 果実類		(13)	51	0.9	0.1	13.5	22	0.3	4	0.06	0.02	34
08. 藻類		(14)	99	11.7	1.2	35.2	676	19.5	474	0.26	0.79	36
09. 魚介類	生物	(15)	117	16.4	4.9	0.4	51	2.0	14	0.09	0.17	1
	水産製品	(16)	172	20.6	8.4	2.3	79	0.7	13	0.10	0.11	0
10. 獣肉鳥類	生物	(17)	247	17.8	17.9	0.8	4	2.4	1,559	0.48	0.86	7
	その他の加工品	(18)	285	18.3	23.2	0.9	7	0.6	3	0.63	0.19	39
11. 卵類		(19)	151	12.3	10.3	0.3	51	1.8	150	0.06	0.43	0
12. 乳類	牛乳	(20)	67	3.3	3.8	4.8	110	0.0	39	0.04	0.15	1
	その他の乳類	(21)	209	9.3	14.6	9.6	269	0.1	80	0.04	0.22	0
13. 油脂類	動物性	(22)	745	0.6	81.0	0.2	15	0.1	510	0.01	0.03	0
	植物性	(23)	913	0.0	99.1	0.1	1	0.0	15	0.00	0.00	0
14. 菓子類		(24)	253	5.3	4.8	47.3	52	0.8	18	0.05	0.11	0
15. 調味料類		(25)	148	1.7	10.1	9.5	11	0.4	5	0.02	0.07	0
16. 調理加工食品類		(26)										

分表を作成することもある．

iii) 食品構成表の作成手順

① 給与栄養目標量，栄養素配分および<u>栄養比率</u>などの目標値を設定する．

〈栄養比率の例（成人）〉

・栄養比率

 穀類エネルギー比 〔穀類エネルギー(kcal)/総エネルギー(kcal)〕×100
  45〜60％程度

 動物性たんぱく質比 〔動物性たんぱく質(g)/総たんぱく質(g)〕×100
  45〜50％程度

・％エネルギー（エネルギー産生栄養素）

 (P)たんぱく質エネルギー比 〔たんぱく質(g)×4/総エネルギー(kcal)〕×100
  13〜20％

 (F)脂質エネルギー比 〔脂質(g)×9/総エネルギー(kcal)〕×100
  20〜30％

 (C)炭水化物エネルギー比 〔炭水化物(g)×4/総エネルギー(kcal)〕×100
  50〜65％

② 穀類の可食量を決める．

たとえば穀類エネルギー比を50％とすると，穀類からのエネルギー量，たんぱく質量が計算できる．

③ たんぱく質性食品の可食量を決める．

1日のたんぱく質の給与栄養目標量から穀類中のたんぱく質量を差し引いた残りが，副食（主菜，副菜）中のたんぱく質量となる．動物性たんぱく質比の設定に合わせて，副食（主菜，副菜）中のたんぱく質量のうちの動物性たんぱく質量および植物性たんぱく質量（おもに大豆および大豆製品）と，それぞれに該当する食品類の可食量を決める．その際，たんぱく質はいも類，野菜類，果実類にも含まれることを考慮して，たんぱく質量が過剰にならないよう配慮する．

④ いも類，野菜類，果実類，海草類の可食量を決める．

それぞれの食品の使用頻度は対象者の食習慣に見合ったものとする．また，可食量も料理として無理のない分量を設定する．

⑤ 食品群別荷重平均成分表を用いて，②〜④の栄養素量の合計を算出する．

⑥ 油脂類，砂糖類，調味料類などの可食量を決める．

給与栄養目標量から②〜④の栄養素量の合計を差し引いた残りを用いる．

⑦ 食品群別荷重平均成分表を用いて栄養価計算を行い，食品構成表にまとめる（表3.13）．

⑧ 必要に応じて調整を行う．

(b) 献立計画（料理レベルの計画）

献立は，栄養計画を実践するための食事計画書である．献立は，<u>単一献立方式（定食形式）</u>，複数献立方式，<u>カフェテリア方式</u>などの形態に合わせながら，

カフェテリア方式

主食，主菜，副菜，デザートなどが，それぞれ料理の種類やサイズ（分量）別に複数用意されており，利用者が自由に選択する方式．利用者は好みや食欲に応じて食事ができるという長所がある一方，食事や栄養に対する知識が乏しい場合，栄養素の過不足が生じやすい．

日常食の形式（一汁三菜）

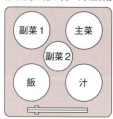

主食，主菜，副菜，汁物，デザート・果物を組み合わせて作成する．その際，料理区分（主食，主菜，副菜，汁物，デザート・果物）ごとに，1食あたりのおよその食品の目安量と頻度を示した献立作成基準（**表3.11**参照）をもとに，設定した給与エネルギーおよび給与栄養目標量と照らし合わせながら，献立を作成する．

以下に，献立作成におけるチェックポイントと施設別に献立作成の留意点（**表3.14**）を示す．

① 給与エネルギー目標量，給与栄養目標量，献立作成基準に準じているか．

サイクルメニュー方式
1周期内（1週間，1カ月，3カ月など）の献立を繰り返し使用する方法．季節感を考慮し，またマンネリ化を防ぎ，変化のある献立になるよう工夫し，運用する．

表3.13　食品構成表の一例

食品名			可食量(g)	エネルギー		たんぱく質		脂質(g)	炭水化物(g)	カルシウム(mg)	鉄(mg)	ビタミン			
				全kcal	うち穀類(kcal)	全(g)	うち動物性(g)					レチノール当量(μg)	B_1(mg)	B_2(mg)	C(mg)
01. 穀類	米	(1)	200	712	712	12.2		1.8	154.2	10	1.6	0	0.16	0.04	0
	パン類	(2)	60	162	162	5.4		1.7	31.2	14	0.5	0	0.06	0.03	0
	めん類	(3)	20	61	61	1.6		0.2	12.3	4	0.1	0	0.02	0.01	0
	その他の穀類	(4)	10	37	37	1.1		0.3	7.1	3	0.1	0	0.01	0.00	0
02. いも類	いも，およびでんぷん類	(5)	80	89		1.1		0.1	21.1	6	0.4	0	0.06	0.02	23
	こんにゃく類	(6)	20	1		0.0		0.0	0.6	14	0.1	0	0.00	0.00	0
03. 砂糖類		(7)	30	103		0.0		0.0	26.6	1	0.0	0	0.00	0.00	0
04. 豆類	みそ	(8)	12	24		1.7		0.8	2.4	14	0.6	0	0.00	0.01	0
	豆・大豆製品	(9)	40	53		3.3		2.4	4.4	46	0.7	0	0.03	0.02	0
05. 種実類		(10)	3	18		0.5		1.7	0.6	18	0.2	0	0.02	0.01	0
06. 野菜類	緑黄色野菜	(11)	150	46		2.3		0.3	9.9	84	1.4	420	0.11	0.14	50
	その他の野菜ときのこ	(12)	200	63		2.7		0.3	14.6	54	0.7	8	0.08	0.10	35
07. 果実類		(13)	100	51		0.9		0.1	13.5	22	0.3	4	0.06	0.02	34
08. 藻類		(14)	10	10		1.2		0.1	3.5	68	2.0	47	0.03	0.08	4
09. 魚介類	生物	(15)	40	35		4.9	4.9	1.5	0.1	15	0.6	6	0.03	0.05	0
	水産製品	(16)	5	9		1.0	1.0	0.4	0.1	4	0.0	1	0.00	0.01	0
10. 獣肉鳥類	生物	(17)	40	99		7.1	7.1	7.2	0.3	2	0.9	624	0.19	0.35	3
	その他の加工品	(18)	5	14		0.9	0.9	1.2	0.0	0	0.0	0	0.03	0.01	2
11. 卵類		(19)	30	45		3.7	3.7	3.1	0.1	15	0.5	45	0.02	0.13	0
12. 乳類	牛乳	(20)	140	94		4.6	4.6	5.3	6.7	154	0.0	55	0.06	0.21	1
	その他の乳類	(21)	5	10		0.5	0.5	0.7	0.5	13	0.0	4	0.00	0.01	0
13. 油脂類	動物性	(22)	5	37		0.0		4.1	0.0	1	0.0	26	0.00	0.00	0
	植物性	(23)	15	137		0.0		14.9	0.0	0	0.0	2	0.00	0.00	0
14. 菓子類		(24)													
15. 調味料類		(25)	30	49		1.0		3.0	3.5	5	0.2	2	0.01	0.03	0
16. 調理加工食品類		(26)													
合計				1,959	972	57.7	22.7	51.2	313.3	567	10.9	1,739	0.98	1.28	152
給与目標				2,050		50.0		56 g 以下		600	9.0	400	0.9	1.0	85
栄養比率(%)				P比 = 12		F比 = 24		C比 = 64		穀物比 = 50		動物性たんぱく質比 = 39			

表3.14 施設別献立作成の留意点

施設	留意点	
病院	・食事箋により提供する ・疾病の状況に合ったもの ・栄養素・制限食品・付加を確実に提供する ・衛生上の安全が確保できるもの ・適温供食できるもの ・食欲が出るもの	・季節感のあるもの ・献立の展開ができ応用できるもの ・個別対応を考慮したもの ・バラエティー性があるもの ・行事食を取り入れる
学校	・発育・成長に必要な栄養素を確保できるもの ・教育効果のあるもの ・子どもの嗜好を育てるもの ・家庭の食事の栄養を補正できるもの ・衛生上の安全が確保できるもの ・偏食の矯正を考慮できるもの	・地場産の食材を活用する ・郷土料理を取り入れる ・行事食を取り入れる ・季節感のあるもの ・咀嚼感のあるもの ・配食が容易なもの
事業所	・選択が可能なもの ・嗜好に合ったもの ・話題性のあるもの ・経済性を考慮したもの ・適温供食できるもの	・個人対応を考慮したもの ・バラエティー性があるもの ・地域性を配慮したもの ・行事食を取り入れる ・季節感のあるもの ・生活習慣病予防を考慮したもの
高齢者福祉施設	・消化・吸収能力の個人差を考慮したもの ・咀嚼・嚥下能力の個人差を考慮したもの ・食習慣の個人差を考慮したもの ・栄養のバランスを考慮したもの ・食事の楽しみを考慮したもの	・適量を考慮したもの ・視力・聴力の減退を考慮したもの ・季節感のあるもの ・彩り・色彩を考慮したもの ・バラエティー性があるもの ・行事食を取り入れる

照井眞紀子,メニュー化の基準,『給食マネジメント論』,鈴木久乃ほか 編著,第一出版(2004)より改変.

② 予算内の金額であるか.
③ 衛生管理を考慮した食材と調理法を用いているか.
④ 料理は適温提供ができる組合せになっているか.
⑤ 嗜好調査や残食調査結果を随時反映させた内容か.
⑥ 同じ食材を1日(食)のなかで使用していないか.
⑦ 同じ料理または調理方法は間隔をあけて作成しているか.
⑧ 季節・行事を考慮した内容か.
⑨ 食材の特性を生かした調理方法か.
⑩ 料理どうしの組合せに違和感はないか.
⑪ 彩りを考慮しているか.
⑫ 施設の調理機器に適した内容か.
⑬ 調理作業量について,人員・時間などに問題はないか.
⑭ トレーの大きさと食器の種類やサイズを考慮しているか.
⑮ 購入業者または市場の休みなど,食材の調達を考慮した内容か.

(4) 個別対応の方法

特定多数人に対して給食を提供する場合,特性の類似する利用者を同じ集団

とし，集団ごとに給与エネルギー量・栄養素量を決定する．そのため，集団の特性から外れた個人に対しては可能な限り個別対応することが望ましい．以下に児童や事業所の利用者に対する個別対応の方法を述べるが，いずれの場合も身長・体重の変化を経過観察することが大切である．

(a) 学童期の児童・生徒に対して

成長曲線や肥満度の推移から用いて発育状況を継続的に観察し，基準から離れた児童に対して栄養教諭・学校栄養職員は，担任・養護教諭らと連携して個別対応を行うことが望ましい．肥満であれば，おかわりの仕方や食べる速さ，偏食などについて指導を行う．

(b) 事業所の対象者に対して

健康診断の結果から肥満およびやせの人に対して，管理栄養士・栄養士は産業医・保健師らと連携して個別対応を行うことが望ましい．肥満であれば，エネルギーが低めの定食や，主食や主菜の量を少なめにした料理を選択できるようにし，メニュー選択の方法や食べる速さなどについて指導を行う．

3.3 食事計画の実施，評価，改善

(1) 利用者の状況に応じた食事の提供とPDCAサイクル

利用者の状況に応じて，給食の目的や食事摂取方法が異なるため，食事摂取状況を確認し，PDCAサイクルに沿って栄養・食事計画の実施，評価，改善を図る．

> PDCAサイクル
> 2章，図2.5参照．

(a) 病　院

一般治療食の対象となる入院患者については，食事摂取基準を活用した食事計画にもとづく食事が提供される．病院で出された食事(主食，主菜，副菜)や間食の摂取状況を把握し，栄養・食事計画に反映させる．

(b) 保育所，学校

1日の食事のうち保育所では「昼食＋おやつ」，学校では昼食が提供される．残菜量から提供量を把握して献立計画に反映させ，また保育所や学校の食事以外の習慣的な摂取量を可能な限り把握して，栄養・食事計画に反映させる．

(c) 事業所

事業所では昼食が提供されることが多いが，勤務体制により朝食・夕食などが提供される場合がある．提供方法は定食方式(単一献立，複数献立)やカフェテリア方式などがある．カフェテリア方式のように複数の料理のなかから利用者が選択する場合には，利用者に適した選択ができるように情報提供などの栄養教育を行う必要がある．残菜・残食が多い料理は献立計画に反映させる．

(d) 高齢者・介護福祉施設

個人差が大きいため，咀嚼や嚥下機能に注意しながら，栄養補給法および食事形態の計画に反映させる．

(2) 栄養教育教材としての給食の役割

栄養バランスのとれた給食の提供は，利用者に何をどれだけ食べれば良いかを示す「生きた教材」となりうる．

栄養教育を効果的に実施するには，利用者に対応した内容，実施する方法や実施時期などを考慮する．

(a) 栄養教育の対象

給食は多様な利用者に提供されるが，利用者別に教育課題を選択することにより教育効果を高める．すなわち，利用者の年齢別（乳幼児，学童，青年，成人，高齢者），性別（男性，女性），**身体活動レベル別**，その他の特性別（傷病者，妊婦，授乳婦）に，栄養的課題および食事摂取における顕著な問題点や改善すべき点を見出して，教育の課題とする．

栄養教育の対象は給食の利用者とその家族，看護人，介護人，給食従事者，食品納入業者も含む．また，対象を個人とするか，一定の集団とするか，あるいは不特定の集団にまで広げるかなどによっても教育内容が異なる．

(b) 栄養教育の内容

栄養・食事管理の目標達成のために，個々の利用者に最も適当な教育の内容を選択して実施する．教育内容には次のようなものがある．

i) 健康の維持・増進に関するもの

献立の栄養表示，各栄養素の働き，栄養素以外の**食品成分の生理作用，食品の栄養価や機能性**に関する知識，**疾病発症の仕組み**，栄養摂取と疾病の予防・治療の関係などを理解しやすい方法で伝える．

ii) 食の安全性に関する知識

食中毒や食品添加物などについての知識，とくに梅雨から夏にかけては細菌性の食中毒，冬場はウイルス性の食中毒など衛生面での配慮に関する内容が重要である．

iii) 食生活状況の改善のための内容

偏食，欠食，食事リズムの不規則性など，食生活状況，生活習慣における問題点と健康との関係を示し，その改善方法を対象者に合わせて提案する．

iv) 食文化に関する内容

食文化の歴史，地域の伝統的食文化や伝統食品・料理，行事と食生活などに興味をもってもらう．

(c) 栄養教育の方法，場所

栄養教育や食育の実施に際しては，教育効果が高まる方法，場所，時間・時期を選択する．

教育方法を考える場合には，まず**教育媒体**を選択する．教育媒体には，「生きた教材」である給食をはじめ，卓上メモ，ポスターの掲示，パンフレットなどの資料の配布，人形劇，紙芝居など，栄養展や栄養まつり，ビデオ鑑賞など多様なものを活用する．

食生活指針

- 食事を楽しみましょう．
- 1日の食事のリズムから，健やかな生活リズムを．
- 適度な運動とバランスのよい食事で，適正体重の維持を．
- 主食，主菜，副菜を基本に，食事のバランスを．
- ごはんなどの穀類をしっかりと．
- 野菜・果物，牛乳・乳製品，豆類，魚なども組み合わせて．
- 食塩は控えめに，脂肪は質と量を考えて．
- 日本の食文化や地域の産物を活かし，郷土の味の継承を．
- 食料資源を大切に，無駄や廃棄の少ない食生活を．
- 「食」に関する理解を深め，食生活を見直してみましょう．

食事バランスガイド

平成17年（2005）6月，厚生労働省と農林水産省が発表．「何を」「どれだけ」食べたらよいか，主食，主菜，副菜，果物，牛乳・乳製品の5群に料理を分類し，日常的に把握しやすい単位をサービング数で表している．イラストとして「コマ」をイメージし，回転（運動）しないと安定しないことも表している．肥満や単身者，外食を利用する者など，一般の生活者に1日の食事バランスを考えてもらうための栄養教育の教材として普及が期待される．

教育場所は個人指導か集団指導かによって異なる．集団指導では食堂や会議室，教室などが利用され，個人指導では栄養指導室など専用の場所の準備が必要である．さらに，学校，病院，事業所など給食が実施される場所での教育と，給食時間を活用した栄養教育，家庭，レストランなど給食実施場所にとらわれない場所での教育によって，教育方法や内容が異なる．

(3) 適切な食品・料理選択のための情報提供

利用者が適切な食品や料理を選択するように食行動を変容させるためには，栄養に関するさまざまな情報を提供することが必要となる．

栄養情報には，①献立の内容や料理の栄養表示，②料理の選び方・食材についての情報，③食生活や健康（疾病）に関する情報などがある．

情報提供の方法には，①献立表の掲示，②モデル献立の提示，③プライスカード，④卓上メモ，⑤給食だより，⑥ポスターなどがある．

事業所給食での活用例として，モデル献立やおすすめメニューを栄養成分表示とともに提示する方法がある．

(4) 評価と改善

提供した給食について，一定期間ごとに給与エネルギー・給与栄養素量を確認し，給与栄養目標量や献立作成基準，提供された献立が適切であったかどうかを検討する．見直しが必要であれば改善し，次の栄養・食事計画に反映させる．栄養・食事管理を目的として食事摂取基準を用いる場合には，食事摂取基準における健康の維持・増進と生活習慣病の一次予防の目的から考えて，1カ月間程度の給与栄養量の平均値が食事摂取基準に応じたものになるのが望ましい．

予定献立どおりの食材量を用いて調理した場合でも，盛り残しが生じてしまうことがある．この場合は盛り残した量を差し引いたものが提供量となるが，予定献立の分量が多すぎなかったかを見直す必要がある．発注量の加減で予定献立の食材よりも多い量の食材を使用した場合も，予定献立の給与栄養量と提供量が異なる結果となってしまう．さらに，提供量が全量摂取されれば提供量＝摂取量と考えられるが，全量摂取されなければ料理区分（主食，主菜，副菜など）ごとに摂取割合を確認し，摂取量を算出することになる．

たとえ食事摂取基準に従った食事計画にもとづく献立でも，摂取されなければ食事摂取基準を正しく活用したことにはならない．これは，食事摂取基準が摂取量の基準であって，給与量の基準を与えるものではないからである．提供した食事の全量が摂取されるように，柔軟かつ現実的に対応することが望まれる．

食品群別給与量
一定期間に提供した食品群別重量の1日ないしは1回あたりの重量．食品群の分類は施設の食品構成に対応する．

(a) 実施献立の評価
食事提供が適切に行われているか否かの判断は，1カ月間に実施した献立表から，1日1人あたりの給与栄養量を作成し（栄養出納表），給与エネルギー量・給与栄養量の目標値と比較して行う．また，食品の提供量を食品構成表や献立作成基準と比較する．特定給食施設では，これらを記した栄養管理報告書を所轄の保健所に提出することが義務づけられている．食品構成表や献立作成基準と大差のない食事提供ができていることが望ましいが，差が生じた場合には次の献立計画に反映させるように努める．

(b) 検食者による評価
検食とは，利用者に対して食事を提供する30分前までに施設長や管理栄養士が一人分を食して食事の品質を確認し，検食簿に食した時間と確認事項を記録することをいう．①衛生的で安全な食事（異臭や異物混入の有無など），②盛りつけや分量，③料理の温度や組合せ，嗜好性などを評価し，問題がある場合は迅速に適切な対応を行う．

病院では，医師，管理栄養士または栄養士による検食が毎食行われ，その所見が検食簿に記入されていることが入院時食事療養（Ⅰ）の算定基準の一つとなる．

(c) 嗜好調査・残食調査による評価
利用者に対して，嗜好調査（図3.1），モニター調査などを行う．調査結果は，献立内容やその他のサービスなどを通して業務の改善に反映させる．

残菜調査は集団を対象としたものと個人を対象としたものがある．集団を対象とした残菜調査は，学校や事業所給食などでの食事評価のために行う．事業所給食の場合は，モデル献立として提示した献立やメニューの出食数なども評価の対象となる．その原因が献立内容にあるのか，味など調理技術に問題があるのかを検討する．個人を対象とした残菜調査（図3.2）は，適正な栄養管理を行うための栄養評価として行う．個人の摂取量が少ない場合は，栄養計画と献立計画を見直す．経口摂取が進まない場合は，ほかの栄養補給方法を検討する．

残菜調査と残食調査
残菜調査は食べ残し量の調査で，残食調査とは調理食数（仕込み食数）と供食数（提供食数・出食数）の差を調べる調査のこと．

(d) 利用者の栄養状態，健康状態による評価
栄養・食事管理において重要な食事摂取基準に示されているのは，摂取するとき（口に入るとき）のエネルギー量と栄養素量であり，調理損失（調理過程における栄養素量の変化）を考慮して設定したものではない．毎食の食事で調理損失を考慮した栄養計画を行うことは不可能に近いため，個人の摂取量の把握にとどまらず，栄養状態や健康状態，検診結果等を把握し，総合的に評価する必要がある．

利用者の栄養状態や健康状態の評価は，利用者の特性によって評価項目が異なる．身体計測，生化学的検査などの結果は，必ずしも給食の影響だけを反映しているわけではないが，栄養状態や健康状態の評価として利用しやすい．

国民健康・栄養調査
健康増進法にもとづいて行われる国の指定統計で，法的根拠をもった調査であり，「栄養改善法」時代には「国民栄養調査」と呼ばれていた．この調査は国民の健康状態，栄養摂取と経済負担との関係などの実態を明確にとらえ，また栄養状態を科学的に把握するために，栄養素等摂取量と食品群別摂取量の平均値と標準偏差を求め，国の食糧政策や栄養状態の改善，体位の向上などの方策を検討する基礎資料として実施されている．

3.3 食事計画の実施，評価，改善

```
本日の給食についてのアンケート調査

日時： 月 日 曜日  時 分
本日の食事について，該当するところに○をつけてください．
```

献　立	外　観
1. ごはん	（よい・ややよい・やや悪い・悪い）
2. かきたま汁	（よい・ややよい・やや悪い・悪い）
3. さばの梅肉煮	（よい・ややよい・やや悪い・悪い）
4. しらあえ	（よい・ややよい・やや悪い・悪い）
5. みかん羹	（よい・ややよい・やや悪い・悪い）

献　立	味
1. ごはん	（よい・ややよい・やや悪い・悪い）
2. かきたま汁	（よい・ややよい・やや悪い・悪い）
3. さばの梅肉煮	（よい・ややよい・やや悪い・悪い）
4. しらあえ	（よい・ややよい・やや悪い・悪い）
5. みかん羹	（よい・ややよい・やや悪い・悪い）

献　立	温　度
1. ごはん	（熱すぎる・ちょうどよい・冷たすぎる）
2. かきたま汁	（熱すぎる・ちょうどよい・冷たすぎる）
3. さばの梅肉煮	（熱すぎる・ちょうどよい・冷たすぎる）

その他，本日の給食についてご意見を書いてください．

図3.1　利用者による評価の例

```
給食の摂食量についてのアンケート調査

本日の給食について，あなたの召し上がった量を料理別に選んで○をつけてください．
```

	食べた量	食べ残した理由
1. ごはん	（全部・ほとんど全部・2/3・1/2・1/3・少し・食べなかった）	（　　　　）
2. かきたま汁	（全部・ほとんど全部・2/3・1/2・1/3・少し・食べなかった）	（　　　　）
3. さばの梅肉煮	（全部・ほとんど全部・2/3・1/2・1/3・少し・食べなかった）	（　　　　）
4. しらあえ	（全部・ほとんど全部・2/3・1/2・1/3・少し・食べなかった）	（　　　　）
5. みかん羹	（全部・ほとんど全部・2/3・1/2・1/3・少し・食べなかった）	（　　　　）

食べ残しが多かった料理については，その理由を下から選んで書いてください．
イ．量が多い　　ロ．嫌い　　ハ．体調が悪い　　ニ．おいしくない　　ホ．その他

図3.2　摂食量調査・残菜調査の例

練習問題

次の文を読み，正しいものには○，誤っているものには×をつけなさい．

重要 ☛ （1）食事摂取基準は，短期間（たとえば1日間）の食事の基準を示すものである．

（2）特定給食施設で栄養計画を行う際には，対象とする集団の性・年齢階級・身長・体重・身体活動レベルの分布を把握するように努める．

重要 ☛ （3）栄養素摂取不足からの回避のためには，推奨量または目安量に近い摂取量を目指した献立を作成する．

重要 ☛ （4）栄養素過剰摂取からの回避のためには，目標量を超える者が出ないような献立を立案する．

重要 ☛ （5）給食で提供する食事以外の摂取量については把握しなくてもよい．

（6）昼食のみを提供する場合，集団の特性について把握する必要はなく，一律に1日あたりの給与栄養目標量の33％を満たすことを目的として食事計画を決定する．

（7）料理の盛りつけ，色彩，器とのバランス，喫食時の温度などは主観的要素が強く，考慮することは無理である．

（8）ビタミンはその推奨量または目安量に調理損失が考慮されていることをふまえて給与栄養量を算出する．

（9）カフェテリア方式は，栄養教育の教材には適さない．

（10）コンピュータ導入により労力が軽減され，献立作成や栄養管理に関する応用力の必要性が低くなった．

（11）基本的な料理の配置では，主食は手前の右側におき，その奥に主菜を，主菜の左に副菜を置く．

（12）ミネラル・微量元素の給与目標量は男女が混在する施設では男性の基準を適用し，集約する．

（13）食数の変動は医療機関における栄養・食事管理の評価の対象とならない．

（14）献立作成の合理化の方法としてサイクルメニュー方式があるが，この方式を用いると献立の変更をまったくしなくてもよい．

重要 ☛ （15）利用者個人の栄養状態を評価するために，施設全体の残菜総量を把握する．

■出題傾向と対策■

栄養・食事管理の目的を理解する．計画に際しては利用者の嗜好や経済性はもちろん重要な項目であるが，対象の健康維持・増進や疾病の治癒につながる計画でなければ，管理栄養士・栄養士による食事提供としては不十分といえる．日本人の食事摂取基準の基本的な考え方およびその活用方法を理解しておくことも大切である．

給食経営における品質管理,生産管理,提供管理

4.1 品質と標準化
(1) 給食経営における品質と品質管理の意義

品質(quality)とは,生産された製品やサービスの特性である.顧客のニーズと提供される製品特性が適合すると品質は高く,ずれが大きいほど品質は低くなる.そのため品質の維持・向上には,顧客のニーズと提供者のニーズがうまく合致する基準を定めなければならない(図4.1).給食における製品とは食事であり,食事はあらかじめ定められた工程を経て,サービスとともに継続的に提供される.その結果として,給食対象者の満足や健康の維持を達成することが給食の目的である.管理栄養士・栄養士が提供する給食は,対象者の栄養アセスメントを行い,社会的な健康課題を踏まえたうえで設計されるが,綿密に考えた給食であっても対象者に喫食されてこそ結果につながる.したがって,あらかじめ給食対象者,提供者の双方にとって利益となる給食の基準である品質を定め,計画どおりに提供し検証するシステムが必要である.

このような一定レベル以上の品質を維持するための方法を品質管理(quality control)という.図4.2のように,働く人々の満足に支えられ,顧客と社会の満足を達成できる品質を実現するためには,経営環境の変化に適した効果的・効率的な組織運営が必要である.このような組織運営は,「プロセスおよびシステムの維持・向上・改善・革新」,「全部門・全階層の参加」,「多様な手法の活用」によって実現され,目的である長期的な成功につながる.このような一

> **品 質**
> JIS Q 9000:2015によると「対象に本来備わっている特性の集まりが,要求事項を満たす程度」と定義されている.

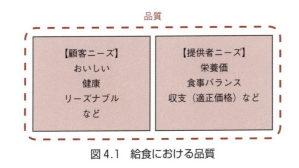

図4.1 給食における品質

4章 給食経営における品質管理，生産管理，提供管理

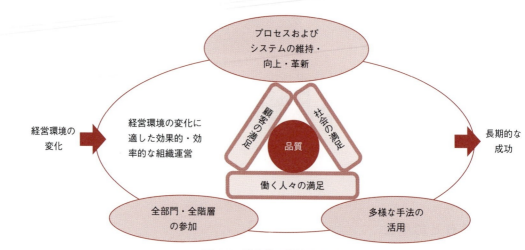

図4.2 総合的品質管理の概念
日本品質管理学会規格，品質管理用語，JSQC-Std 00-001：2018．

連の活動を**総合的品質マネジメント**（TQM：total quality management）という．つまり総合的品質マネジメントの概念には，従来の品質管理（製品やサービスの品質管理）と組織のマネジメントが含まれている．

（2）品質評価：設計品質，適合品質，総合品質

給食における**品質評価**は，対象者に合った適切な給食を計画どおりに提供し，満足や健康増進といった結果を得ることができたかどうか，組織として継続した経営が可能か，が対象となる．したがって，品質を評価する際には，計画の品質である**設計品質**，計画と実際の品質との適合度を評価する**適合（製造）品質**，そして喫食者の満足度が評価尺度となる**総合品質**が関係する（図4.3）．

- **設計品質**：提供する給食の目標となる品質．栄養価，食事バランス，おいしさ，価格など製品（給食）に関わる項目と，食堂の雰囲気や栄養情報提供などサービスに集約される項目の目標となる基準である．

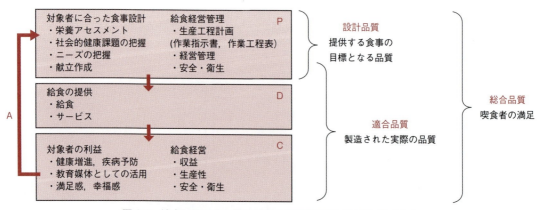

図4.3 給食における品質の定義と品質管理のPDCAサイクル

- 適合(製造)品質：給食の製造における，製造された実際の品質．設計品質で設定した品質目標との適合性を評価する．適合品質には，人(Man)，機械設備(Machine)，方法(Method)，材料(Material)の4Mが影響する．
- 総合品質：設計品質と適合品質を合わせたもの．両者の品質がよくなければ総合品質は向上しない．製品の利用者，すなわち喫食者の満足度で評価される．

(3) 品質保証システム

総合品質(喫食者の満足)は継続的に，ある水準以上を維持しなければならない．そのため製品(給食)の品質を保持するための体系的な取組みが重要であり，これを品質保証という．品質保証対策とは，品質保証に関わる取組みを行うことであるが，大量調理施設衛生管理マニュアルの遵守，ISO 9000シリーズの取得などがあげられ，献立や調理工程，調理作業の標準化も手法の一つである．ISO(国際標準化機構：International Organization for Standardization)は国際的に通用する規格を制定する．製品だけではなく，品質管理の仕組みも対象であり，品質マネジメントシステム(ISO 9001)や環境マネジメントシステム(ISO 14001)などがある．国際的な規格について表4.1にまとめる．

品質管理の不備により製品に生じた欠陥が原因で，対象者の身体や経済に損害が生じた場合，損害賠償責任が生じる(製造物責任法，product liability law：PL法)．給食経営において提供する食事もPL法における製造物である．品質管理，品質保証対策の重要性を理解し，管理栄養士・栄養士がリーダーシップをとり組織として取り組まなければならない．

(4) 品質管理の手法

品質保証のためには，客観的な評価指標を用い課題を抽出し改善策を検討して計画に反映するPDCAサイクルの手順が不可欠である．

Plan(計画)では，品質方針，品質目標を決定し，献立，作業指示書，作業工程表などに具体的に示す．Do(実施)では，計画にもとづき調理作業，給食(製品とサービス)の提供を行う．Check(評価)では，嗜好調査や残菜率(摂取割合)，盛りつけ量や提供温度，衛生管理関係帳票などを用いて評価を行う．そして改善すべき点があれば，Act(処置，対応)として計画に反映する(図4.3)．このような手順を繰り返すことで，品質の改善や，維持・向上を図る(図4.4)．

品質管理を行うためには，データをまとめ評価検討しなければならない．QC(quality control)七つ道具といわれる，①パレート図，②特性要因図，③ヒストグラム，④グラフ(管理図)，⑤チェックシート，⑥散布図，⑦層別を適宜活用する．

(a) 給食の品質基準と献立の標準化

給食は，さまざまな背景をもった個人が構成する集団を対象とするため，最適な給食を個別に調理し提供することは理想だが現実的ではない．そこで集団の特性をとらえ，科学的根拠にもとづいた食事設計により設計品質を設定する．

製造物責任法(第1条)
この法律は，製造物の欠陥により人の生命，身体又は財産に係る被害が生じた場合における製造業者等の損害賠償の責任について定めることにより，被害者の保護を図り，もって国民の生活の安定向上と国民経済の健全な発達に寄与することを目的とする．

パレート図
棒グラフで事象の出現頻度の大きさを順に並べるとともに，折れ線グラフで累積和・累積構成比を表したもの．不適合品を抽出し，内容別，原因別などを示すと重点項目が把握しやすい．

特性要因図
品質の不適合か所とそれに影響を与える因子を整理し，定性的に示した樹形図．

ヒストグラム
横軸に計量特性をとる度数分布．

グラフ(管理図)
時間などの連続した観測点における品質特性値を示し，品質の異常値などを検出する．

チェックシート
必要な項目を一覧表に示し，データや点検の結果を記入する．

散布図
2種の特性をX軸とY軸に示し，観測点を示した図．2種の関連性を調べる．

層別
収集したデータをいくつかの層に分け，異なる層や層のなかの分布を知り，ばらつきの原因を探る．

表 4.1　国際的なマネジメントシステムの規格

マネジメントの国際規格		ねらい
品質マネジメントシステム	ISO 9001	・一貫した製品・サービスの提供 ・顧客満足度の向上
環境マネジメントシステム	ISO 14001	・環境パフォーマンスの向上 ・遵守義務を満たすこと ・環境目標の達成
情報セキュリティマネジメントシステム	ISO/IEC 27001	・情報セキュリティシステムの確立・実施・維持・継続的な改善 ・情報セキュリティのリスクアセスメントおよびリスク対応
食品安全マネジメントシステム	ISO 22000	消費者に安全な食品を提供することを目的とした食品安全マネジメントシステムの確立
	FSSC 22000	消費者に安全な食品を提供することを目的とした食品安全マネジメントシステムの確立 ＊ISO 22000 を追加要求事項で補強
	ISO 9001-HACCP	消費者に安全な食品を提供することを目的とした食品安全マネジメントシステムの確立 ＊ISO 9001 をベースに HACCP の考え方(7 原則 12 手順)を組み込んだもの
労働安全衛生マネジメントシステム	ISO 45001	・労働安全衛生パフォーマンスを向上させる ・労働に関連する負傷および疾病を防止する ・安全で健康的な職場を提供する ＊ISO 45001 の制定・発行に伴い, OHSAS 18001(労働マネジメントシステム)は 2021 年 3 月までで失効
リスクマネジメントシステム	ISO 31000	・リスク(目的に対する不確かさ)への対応を行うための適用可能な指針を規定

参考資料：一般財団法人日本品質保証機構ホームページ．

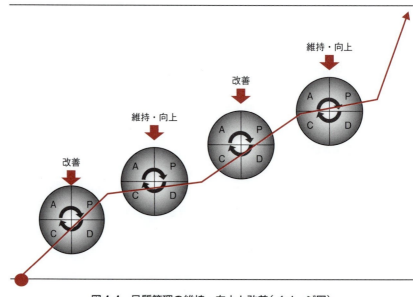

図 4.4　品質管理の維持・向上と改善(イメージ図)

日本品質管理学会規格，品質管理用語，JSQC-Std 00-001：2018.

設計品質では，日本人の食事摂取基準や健康日本21（第2次）などのガイドラインを適切に活用した栄養管理と，各食品群のバランスに配慮した計画的な食材の使用，提供する料理の重量や味つけ，温度，色彩，盛りつけ，安全・衛生に関する各種事項について，具体的な計画を立案する．食材は原則として重量で示し，調味料の添加重量は調味パーセントを用いて決める．

献立は，「料理」，「食事」だけではなく「サービス」の品質設計でもある．そのため献立作成者の技量や経験，嗜好に影響されず，誰が献立作成をしても一定水準を維持しなければならない．そこで標準化が重要となる．サイクルメニューなどの基本的な献立に四季折々の食材や特徴的な行事食を組み込み，季節感を演出するが，これには年単位の長期的な標準化が必要である．1カ月や1週間，1日のなかで献立をどのように組み立てるのかという短期的な詳細についても標準化を行う．

調味パーセント（調味濃度）
食材料総重量またはでき上がり重量，水分重量に対する濃度．材料の大きさや表面積，成分，加熱操作中の温度変化，調理に必要な水分量の違い，調理から喫食までの時間や保温条件により変化する．

（b）調理工程と調理作業の標準化

作成した献立を具体化する過程が調理工程や調理作業であり，献立作成と同様に標準化が必要である．標準化により調理従事者の技量や経験に左右されず，誰が作業をしても同じ工程で同じ品質の料理を完成させ，同じ状態で提供することができ，設計品質を実現することが可能となる．標準化の対象は，検収方法，食材や料理ごとの切り方，加熱条件，保温条件，盛りつけ・配膳条件，給食提供後の食器や什器の洗浄管理についても，具体的に設定しておく必要がある．したがって，作業指示書には作業の工程と切さいの大きさや厚さ，加熱条件（温度，時間），安全・衛生に関わる重要管理点を記載し，作業工程表には，いつ，誰がどのような作業をどの作業区域で行うのか，その作業に要する時間についても記載する〔4.3節（2）参照〕．

調理従事者はそれぞれに，経験により得たコツやノウハウをもっていることも多い．これらを表出化しマニュアルに組み込むことで共有し実践すると新たなノウハウが得られる．この新たなノウハウを収集し新たなマニュアルに組み込むことで，組織の継続的な発展が実現する（知識創造の4モード理論，図4.5）．加えて総合評価を分析し，常にマニュアルに反映することが重要である．

（c）大量調理の特性と品質

大量調理とは，特定給食施設など調理システムのなかで行われる調理であり，少量調理と大きく異なる点を理解し，献立作成や調理作業，調理工程の標準化の際は留意しなければならない．

① 廃棄率

廃棄率は食材や調理法，調理担当者の技術になどにより異なる．施設独自の廃棄率を把握することが望ましい．

② 作業の標準化

給食では，多数の調理担当者で作業を分担して行い，食材の量や調理担当者数，調理機器の導入などにより調理作業時間や工程が変動するため，標準化が

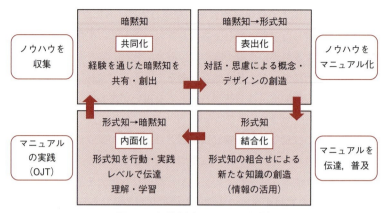

図4.5 知識創造の4モード理論

暗黙知：暗黙の了解, 個人の頭のなかにある経験, コツなど. 形式知：マニュアル, 報告書, プログラムなど. I. Nonaka, N. Konno (1998).

必要である.

③ 水分
- 付着水：洗浄後の水切りが不十分な場合付着水が増加し, 加熱や調味に影響して品質の低下につながる.
- 水分蒸発：加熱調理による蒸発率は, 一般に少量調理に比べて小さい. そのため, 煮物に時間がかかったり, 炒め物が水っぽくなったりしやすい. 熱源と鍋の大きさに影響される.

④ 加熱

温度変化が緩慢であるため, 調理作業に時間がかかることが多い. また, 加熱のしすぎや, 余熱による加熱についても考慮する. 加熱終了後の余熱により煮崩れが生じることもある.

⑤ 品質・衛生管理

調理後, 提供・喫食まで時間がかかることがある. 品質（量, 色, 味, 温度など）の低下に注意し, 安全・衛生管理を徹底する.

4.2 食材

(1) 給食と食材

現在, 給食で取り扱う食材は 300～500 種類にも及ぶといわれる. これらの食材の多種多様化に伴って, 食品添加物や残留農薬など, 食の安全性について大きな社会問題が起こっている. 安全で栄養価値のある, おいしい食事を利用者に提供するためには, 食品についての知識や鑑別能力, 保管方法などの専門的な知識を身につけることが必要とされる. また, 食材の選択は, 給食の品質, 作業工程および給食原価に大きな影響を与える. たとえば, カット野菜や熱処理済みの冷凍野菜を使うと購買価格は高くなるが, 作業工程や厨芥の廃棄な

カット野菜

大量調理での生野菜の取扱いは生産性, コスト, 品質面から多くの問題を含むが, カット野菜を利用すると野菜の下処理が不要となるため, ① 生産性の向上, ② 人件費の削減, ③ 大量の水の削減, ④ 廃棄物の削減, ⑤ 厨房設備や調理場の縮小など多くの利点があることから, 徐々に普及している.

4.2 食材

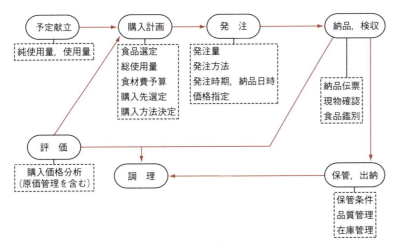

図 4.6 食材管理業務の流れ

どの点で負担が軽減される.

食材の管理にあたっては，購入計画，発注，検収，保管，出納，食材料費の統制などの業務を把握することが重要であり，図 4.6 に示す一連の流れを円滑に進めることが必要である.

(2) 食材の開発・流通

給食で使われる食材については，生産や加工の技術，流通や保管の技術の発達に加え，輸入状況の変化により多様化しているため，正しい食材についての知識が必要である．また，消費者の食に対する安全・安心に対するニーズへの配慮から，地場産物の活用や有機野菜の利用など付加価値を高める動きが進んでいる．このような取組みの一つが，生産から消費者に届くまでの履歴の追跡を可能とするトレーサビリティシステムである.

食材の安全性，品質などの規格基準や表示については，健康増進法，食品衛生法および JAS（日本農林規格）法，食品表示法などによって規定されており，その内容を正しく理解することで，食品選択の判断資料とすることができる．また，IT 技術を利用して消費者への情報提示も積極的に行われている.

食材の流通システムでは，低温流通機構（コールドチェーン）により冷蔵・氷温冷蔵，冷凍と温度帯別の食材の流通が可能になり，従来の「生産者→卸業者→小売業者→消費者」の流れだけでなく，「生産者→消費者」という産地直結型の購入方法も利用されている.

(3) 購買と検収

(a) 食材の分類

給食に用いられる食材の種類は多く，そのなかから食事計画にもとづいた合理的な購入計画を立てなければならない．また，食材の特性に応じて，適正に保管しなければならない．保存温度については，「大量調理施設衛生管理マニュアル」（巻末資料 1 参照）に従う.

Plus One Point

食品の生産や流通情報がわかる表示

(1) 牛肉トレーサビリティ法（牛肉生産履歴の表示義務制度）
平成 16 年（2004）12 月 1 日から，農林水産省が BSE（牛海綿状脳症）の発生や相次ぐ偽装表示で失われた信頼を回復することをねらいとして「料理店まで対象に含む世界で初めてのシステム」を導入した．小売店や牛肉専門外食店（焼き肉やすき焼き専門店など）で扱う国産牛肉に 10 桁の識別番号をつけ，生産地から食肉処理されるまでの履歴をたどることができる．番号は牛肉のパックやメニューに表示されている．履歴を調べるには独立行政法人「家畜改良センター」のホームページを検索して，表示されている 10 桁の番号を入力すれば，牛の生年月日や品種，出生場所，食肉に処理された日などがわかる．また，生産者の名前も本人が個人情報の開示に応じた場合には確認できる.

(2) 生産情報公表 JAS 規格
平成 15 年（2003）12 月に牛肉，平成 16 年（2004）7 月に豚肉で始まり，平成 17 年（2005）7 月には農産物も加わった．出生日などの基本情報に加え，使った飼料や医薬品の情報も公表している．情報の内容や管理体制が確認され合格したものにマークがつけられている.

 生産情報公表JAS

i）生鮮食品

購入後，鮮度が落ちやすいため，即日購入して消費するのが原則である．魚介類，野菜類，果物類などは季節，天候，災害などの影響により価格変動が大きく，安定供給できないこともありうる．

近年では，野菜や果物が季節に関係なく年間を通じて入手できるようになった．生鮮食品は鮮度が重要であり，また出回り期のものは栄養価も高く，安価でおいしいため，旬の材料を生かすよう配慮する．

また，カット野菜の導入が増えているが，価格が割高になるため，対費用効果を十分検討しておくことが必要である．

ii）貯蔵食品

短期間保存するもの，および長期保存できる食品があり，計画的にまとめて購入することができる．

1回あたりの購入量は，先入れ先出しを原則として保存温度，保存期間，購入資金，食品庫の大きさなどを考慮し，過剰在庫にならないように注意する．

iii）冷凍食品

日本冷凍食品協会では，次の四つの条件を冷凍食品として規定している．
① 前処理が施されていること．
② 急速凍結されていること．
③ 包装されていること．
④ 品温が－18℃以下で保存，流通されること．

冷凍食品にはⅰ）貯蔵性，ⅱ）利便性，ⅲ）品質の安定，ⅳ）価格の安定性，ⅴ）下処理の労力削減，ⅵ）ごみの減量，などの利点がある．最近では，冷凍技術の進歩や利用状況に合わせた商品の開発などにより，種類が豊富なので，献立や作業効率を考慮して活用するとよい．

（b）購入方法

食品の購入方法には次のようなものがあるので，施設の規模や食品庫の大きさなどを考慮して選択する．
① 産地直結購入：生産者からの直接購入により価格は安いが，食品の調達量に限界があることがある．学校給食では，地産地消の取組みとして献立別，学年別にその地域で生産された食材を利用している．
② 一括購入（集中）方式，分散方式，集中・分散併用方式（一部の食品を施設ごとに購入）．
③ 店頭購入：食材を確認して購入できるが，価格が高く，まとまった量の入手が難しい．
④ カミサリー：一括購入，保管，配送をまとめて行う流通センターを設置し，食材購入の合理化を図ろうとするもの

（c）購入先の選定と契約方法

購入先には，生産者，市場，卸業者，仲買人，小売店があげられる．

食品の規格と基準
食品衛生法第7条，22条．
〈基準〉
・製品基準，加工基準，使用基準，調理基準，保存基準．
・食品等の製造から販売までのそれぞれの段階における営業者の具体的な行為規範ともいうべきものである．
〈規格〉
・食品または添加物それ自体の成分に関する標準．

貯蔵温度
室温：20℃前後，保冷：10±5℃，冷蔵：5℃以下，氷温：0℃前後，冷凍：－15℃以下（食品衛生法保存基準）あるいは－18℃以下（冷凍食品協会自主取扱基準）．

地産地消（地域生産・地域消費）
地元で収穫した農水産物を地元で消費することによって，地域の農水産業を支え，食材の自給率を上げるという活動．

カミサリー（commissary）
もともとは米軍基地内のショッピング施設を指す．

食材の選択
食材の品質は食事のおいしさに直結する．一方で，カット野菜や半加工食材は労務費の節減につながる．給食経営管理において食材を選択する際は，おいしさ，安全性，栄養面，食材費，作業効率，労務費，旬や地産地消，食文化などを総合的に勘案し，優先順位や費用対効果を検討することが大切である．

【業者の選定条件】
① 適正な食材(種類,鮮度,品質,量,規格など)を適正な価格で,指定した日時に納入できること.
② 施設設備,従業員,搬入方法など衛生管理が行き届いていること.
③ 経営内容,規模,保管施設,配送能力,販売実績がよく,社会的信用度が高い.

また,契約方法には次の種類があり,購入する食材の種類や量,施設の規模などに応じて使い分ける.
① 随意契約方式:随時業者を任意に選定して契約する方法である.生鮮食品など価格の変動が多い食材購入量などに利用する.適正価格で納品されているか,把握しておくことが必要である.
② 相見積りによる契約方式:複数の業者に購入予定の食材の条件を提示して,見積りを提出させ,これを比較検討し適切な業者と契約を結ぶ.この方式が多く用いられている.
③ 指名競争入札方式:指定した複数の業者に購入予定の食材の品名,数量,品質などを示し,公開入札し,最も有利な条件を提示した者と契約を結ぶ.この方法はきわめて公正であるが,時間と手間がかかる.価格変動が小さく,使用量の多い米や調味料などの貯蔵食品や災害発生時の備蓄食品等を計画的に大量に一括購入する際に利用される.
④ 単価契約方式:品目ごとに単価を決めて,契約を行う方法.使用頻度が高い食材に利用され,上記の方式と併用される場合が多い.

いずれの場合も,よりよい食材を安く購入するよう努め,担当者間で購入に関する不正が起こらないように心がける.

(d) 発注および納品・検収

発注とは,予定献立にもとづいて購入計画を立て,業者に注文することである.

ⅰ) 発注量の算出

＊廃棄部分のない食品の場合

　　発注量 = 1人あたりの純使用量×予定食数

＊廃棄部分のある食品の場合

$$発注量 = \frac{1人あたりの純使用量}{可食部率} \times 100 \times 予定食数$$

ただし,可食部率 = 100 − 廃棄率

また,能率的な算出方法として,発注係数(庫出し係数,発注換算係数)を用いたものもある.表4.2に発注係数を示す.

　　発注量 = 1人あたりの純使用量×発注係数×予定食数

【発注するときの留意点】
① 廃棄率は一般に「日本食品標準成分表」掲載の値を用いるが,鮮度,季節,

純使用量

本書では以下のとおりとする.
純使用量 = 可食量
発注量 = 購入量

発注(庫出し)係数

発注量の計算を簡略にするために,あらかじめ可食部率の割り算を行ったもの.

$$発注係数 = \left(\frac{1}{可食部率}\right) \times 100$$

表4.2 発注係数

廃棄率(%)	発注係数
5	1.05
10	1.11
15	1.18
20	1.25
25	1.33
30	1.43
35	1.54
40	1.67
45	1.82
50	2.00
55	2.22
60	2.50
65	2.86
70	3.33

品質，調理法，調理技術などにより変動するため，各施設特有の数値を用いるのがよい．

② 貯蔵食品については在庫上限量および在庫下限量を決めておき，在庫管理を適切に行う．

③ 算出された発注量の数値を切り上げたり個数で行うなど，包装単位や作業工程などを考慮し発注量を決定する．

ii）発注方法

発注方法には伝票，電話，ファクシミリ，電子メールなどがある．いずれの方法においても発注伝票を作成し，内容確認およびチェックを行うことが大切である．そのためにも伝票は3枚複写(**図4.7**)にし，発注用，業者用，検収用として利用する．

iii）検　収

検収とは，業者から食材が納入されるときに納品伝票，現品，発注伝票の控

3部複写とし，発注の際には業者に②，③を渡す．
納品の際には業者より③を受け取り，検収確認用として使用する．

③注文請書　　年　月　日　　No.＿＿＿＿

②注　文　書　　年　月　日　　No.＿＿＿＿

①注文書（控）　　年　月　日　　No.＿＿＿＿

＿＿＿＿＿＿＿＿様

下記のとおり御注文申し上げます

合計金額

品　　名	数　量	単　価	金　　額	摘　要
1				
2				
3				
4				
5				
6				
7				
8				
9				
10				

図4.7　発注伝票例

表 4.3 検収項目

項 目	確認内容
食品の種類	注文どおりの食材料であるか．規格確認
数　量	重量を計量して確認．個数や枚数単位のものは総数を数えておく
鮮　度	生鮮食品は鮮度確認．貯蔵品は賞味期限を確認
価　格	契約時の価格で納品されているか．適正な単価であるか
品　温(表面温度)	納品時の品温(とくに冷蔵品や冷凍食品の表面温度)を測定し，記録する
衛生状態	段ボールやケースなどの表面の汚れなどを確認 冷凍食品はドリップが出ていないか確認
異物混入	昆虫やごみの混入がないか確認
ロット番号	ロット番号またはロットが確認できる年月日などを記録する

えと照合し，確認して受け取ることをいう(表 4.3)．

a．チェック項目：数量，規格，品質，鮮度，価格，品温(表面温度)，衛生状態(包装，異物)，ロット番号(または年月日などロットが確認できるもの)など．

b．検収担当者：食品鑑別ができる管理栄養士・栄養士や調理主任らが複数人で，厳正な態度で望む．

【検収時の留意点】
・業者の立ち入りは検収室までとし，調理室には入らせない．出入り業者には定期的に保菌検査の結果を提出させる．
・検収簿を作成し，記録する．
・不適格品が納入された場合は返品し，取り替えさせるか，時間的に無理な場合は価格交渉や献立変更などの処置をとる．衛生上心配のある場合は，決して使用してはならない．

(4) 食材の保管・在庫管理

(a) 保　管

検収された食材は使用するまで，それぞれに適した条件で品質を保持し，適切に保管されなければならない．食品の品質劣化は，保管の経過時間と温度の影響を受ける(時間・温度許容限界, time-temparature tolerance, T-T・T)．表 4.4 に保管場所と保管上の留意点について示した．一般に，生鮮食品は低温のほうが賞味期限は長くなるが，食品によっては低温障害を起こすものもあるので注意する．

(b) 在庫管理

在庫管理では在庫量と食品受払簿を照合し，間違いがないか確認する．一般に月末などには在庫量調査(棚卸)を行い，在庫量と帳簿の誤差が大きい場合にはその原因を明確にする．コンピュータの普及に伴い，在庫管理についてもコンピュータ導入による合理化が図られている．

食品鑑別
食品鑑別の方法には，人の五感による感覚的判断と理化学的方法による客観的判断があるが，検収時には前者で行われることが多く，経験による熟練が必要である．

低温障害
野菜，果物のなかで 5 ℃以下の低温状態で保存すると，代謝に異常をきたし，変質するものがある．バナナの皮の変色やメロン，桃，パイナップル，パパイヤなどの追熟不良があげられる．

在庫上限量と在庫下限量
在庫上限量は，食材の使用頻度，価格，保管スペースなどの条件により定め，在庫下限量は発注から納品までの使用量を確保できる量を定めておくとよい．

表4.4 保管場所と保管上の留意点

保管設備	食品類	保管上の留意点
倉　庫 （常温）	穀類, 根菜類, いも類, 缶・びん詰類, 乾物類, 調味料類	① 使用頻度, 規格などにより分類し, 整理整頓して保管 ② 物品の納入と出庫を記録し, 常に在庫量がわかるようにする ③ 先入れ先出し法を原則とする ④ 防虫, 防鼠に努め, 定期的に消毒, 清掃する ⑤ 保管温度, 湿度, 換気など ⑥ 出庫時の鮮度の確認 ⑦ 消費期限, 賞味期限のチェック ⑧ 庫内の適正温度保持のため, 扉の開閉に注意 ⑨ 関係者以外立ち入り禁止 ⑩ 責任者を決め, 使途不明発生を防ぐ
冷蔵庫 （5℃以下が望ましい）	魚介類, 肉類, 卵類, 野菜類, 果物類, 豆製品類, 乳類, 固形油脂, 調理済み食品	
冷凍庫 （−18℃以下）	冷凍食品 （素材食品, 半調理品, 調理済み食品）	

（5）食材費の算出

給食原価に占める食材費の割合は，40 〜 50％といわれ，人件費に次いで最も大きな部分を占めるため，食材費が適切であるかどうか評価することは重要である．期間中の食材費は次式にて算出することができる．

食材費＝期首在庫金額＋期間支払金額−期末在庫金額

＊期間を1カ月とすると，月初めを期首，月末を期末という．

4.3　生産（調理）と提供

生産管理の目的は，① 利用者に栄養・食事計画で設計された品質の食事を定時に提供できることであり，② 安全で効率よく生産するための適正な人員配置を行うことである．

（1）給食のオペレーションシステム

給食では，食事の提供という一連の作業を「製品の生産」ととらえ，その生産工程，オペレーション全体をシステム化する必要がある．管理栄養士・栄養士は，給食経営管理のトータルシステムにおける生産管理のシステムを理解し，構築する能力を必要とする．代表的な給食オペレーションシステムを表4.5にまとめた．

生産管理の概要を図4.8に示した．図中の食材管理から評価までのプロセスが生産管理の対象であるが，評価の結果を次の給食計画や献立計画に反映させるという意味から全容を図に示した．管理栄養士・栄養士は，一連の生産工程の全容を把握し，危険（衛生，安全），無駄，無理のない生産計画を立てる．その計画は，各施設の組織の仕組みや設備状況に合った合理的なものでなければならない．そして，計画通りに実施されているか，あるいは計画に問題がなかったかを常に自己評価し，利用者に喜ばれる食事提供を継続するよう努力する．

4.3 生産(調理)と提供

表4.5 給食オペレーションシステム

給食システム	概　要	調理システム
コンベンショナルシステム	生産(調理)と提供が同一施設内で行われる．喫食時間に合わせて調理工程を組み立て，当日調理，当日喫食の従来型である	クックサーブシステム
レディフードシステム	事前に調理された調理を保管し，喫食時間に合わせて再加熱し，提供する．生産日と提供日が異なり，また生産場所(セントラルキッチン)と提供場所(サテライトキッチン)の分離が可能である．提供時間に影響されず調理ができるため，効率よく生産できるが，厳しい衛生管理が必要である	クックチルシステム，クックフリーズシステム，真空調理
カミサリーシステム(セントラルキッチンシステム)	食材料の調達と調理を1カ所(セントラルキッチン)で集中して行い，最終的な準備と提供を複数の離れた場所に配送して行う．レディフードシステムと併用している施設では，サテライトキッチンで再加熱して，提供する	クックチルシステム，クックフリーズシステム，真空調理，クックサーブシステム
アッセンブリーシステム	でき上がった料理を購入し，トレイセット前に再加熱して提供する	

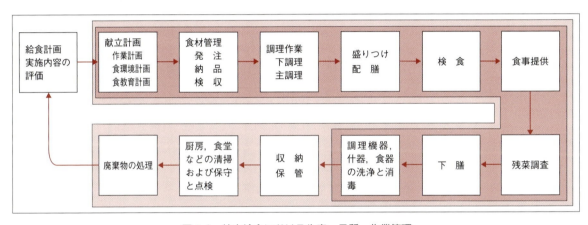

図4.8　特定給食における生産・品質・作業管理
□ 作業管理，■ 品質管理．品質管理については4.1節参照．

管理栄養士・栄養士は，常に「いつ(when)，誰が(who)，どこで(where)，何を(what)，なぜ(why)，どのように(how) 行うか」を考えながら，生産計画および管理を行う．一方，設備の面や労働条件，コストなどの面で問題がある場合は，生産研究の結果をもとに建設的な改善策を考案し，施設長などに申し出る．

(2) 生産計画と人員配置：調理工程，作業工程

生産計画とは，生産目標の達成のために立てる計画のことをいう．具体的には，四つの要素(4M)〔作業者(Man)，材料(Material)，機器設備(Machine)，方法(Method)〕を納期，コストなどに合わせて合理的に運用するための計画である．給食においては，食数や販売計画に合わせて献立を作成し，品質を保持しながら効率のよい作業工程を計画することを指す．

(a) 作業工程，生産ラインの計画

特定給食施設の食事提供は，外食産業のレストランなどと違い対象者が特定

サテライトキッチン

サテライトは衛星のこと．セントラルキッチン(中央の調理場)で調理された料理を運び，再加熱，最終調理などを行い，利用者に提供する前に食事を整える施設．セントラルキッチン(生産)と喫食する場(消費)の中継的な役割をもつ．

4章 給食経営における品質管理，生産管理，提供管理

されているので，献立を毎日変化させて対象者の満足度を上げる必要性が高いため，ファストフード店のような作業工程，生産ラインの標準化が難しい．したがって，メニューの組合せ方や調理従事者の配置など，生産の要素を十分に生かした効率のよい生産(調理)を行う管理能力が必要である．

大量調理の作業では，一つの料理を複数の調理従事者が分担作業しながら，多種類の料理が組み合わされた献立を調理する．また，新調理システム導入によりクックチルなどを行う場合は，当日の献立以外の調理作業が加わった作業工程計画となる．したがって，生産ラインという意識をもって，日単位，週単位，月単位の生産目標を明確にし，調理従事者の配置や食材料の準備など多元的な計画を行う(図4.9).

> **給食の"作業"**
> 作業は，内容に応じて調理工程に直接かかわる「主体作業」とその前後で発生する「付帯作業」に分けられる．「主体作業」には，直接調理操作を行うための「主作業」(煮る・揚げる・炒める・焼くなど)と「付随作業」(食材の運搬・移動など，機器の予熱など主作業を補佐する作業)がある．「付帯作業」には，主体作業を行うために必要な準備・段取り(材料や調味料の計量)，調理台の整備などの「準備作業」と機器の片付けや後始末の「後始末作業」がある．

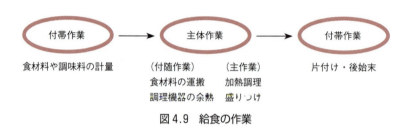

図4.9　給食の作業

これらの計画を具体化したものが調理および作業工程であり，この工程を調理加工指示書および作業工程書としてまとめ，計画を実施する．これらへの記入内容は，調理・配膳・提供の作業場所や順序，調理や作業の要点(切り方など)，使用機器および器具とその使い方，作業エリア，各作業に要する人員数，各作業に要する時間，使用材料の分量などである．

(b) 工程管理

工程管理とは，生産計画に従って実施した際の進度管理や余力管理(余力について微調整を行う)として評価を行い，計画の見直しを行っていきながら，生産計画の目標を達成していくものである．

広義の工程管理では，1章の図1.3にあるように，生産管理を含んだ材料の購買から製品(食事)の提供までを幅広く含む．これらの工程についてもPDCAサイクルによって管理を行う．

> **工程管理の3S**
> 3Sとは単純化(simplification)，標準化(standardization)，専門化(specialization)のことである．標準化と専門化は相反するものであるが，両者をうまく組み合わせることによって，調理というデリケートな工程を効果的に管理できる．

工程管理の3Sである単純化と標準化を活用して，誰が，いつつくっても同じ品質の料理になるようにするとともに，料理に対する利用者の満足度を高めるために，提供する料理や食事を定めて専門化を進めることが重要である．また，進度管理により工程を評価し改善していくことも必要であり，工程管理の精度が料理の品質(料理の温度・味・見栄えなど)や人件費などに影響を与える．

工程管理を行うために，調理作業指示書(レシピ)と作業工程表を作成する．作業工程表の例を図4.10に示すが，衛生管理の観点から作業者ごとのシフト表や作業動線図を必要に応じて用いる(図4.11，次ページ参照).

①調理作業指示書：料理単位の食品の純使用量(1人分と仕込み食数分)，調味

割合，調理手順，料理のでき上がりの形態や重量，衛生上の留意点などを記載したもの．

② 作業工程表：作業区域，献立名，時間配分，担当者，調理作業の内容，使用機器，衛生管理のポイントなどを記載したもの．でき上がり（提供）時間を起点としてタイムスケジュールを設定することで，調理終了から喫食までの時間を短縮できる．また，調理機器の重なりや人員配置，時間配分に無理がないか確認する．

③ 作業動線図：厨房のレイアウト図などを用いて，人や食品の流れを実際の線にして書き，効率よく，さらに衛生管理を行ううえで重要である．作業動線が逆行しないよう，交差しないよう注意する．

(c) 生産管理の評価：作業研究の手順

生産の無理，無駄を改善するために定期的に生産工程を観察し分析を行い，PDCAサイクルに沿ってよりよい方法を見出すことが作業研究である．作業研究の手順を次の①～⑤に示した．これらの手順を繰り返し行い，その施設に最適の生産方法を見出し，最終的には利用者への最良のサービスにつなげる．

① **現状調査** 生産内容とその所要時間を正確に記録し，現状を客観的に分析する．ビデオテープに収録し，それを繰り返し見ながら分析する方法（ビデオ分析）や，記号を用いて分析するサーブリッグ分析などがある．また，生産従事者の疲労度も調査する．生産の前後で質問票を用いて調査したり，タイムスタディ調査により消費エネルギー量を算出するなどの方法がある．

② **問題点の把握** 調査，分析の結果をもとに問題点を明確にする．指標として，労働生産性（単位労働力あたりの生産高：生産高÷調理従事者数（または延べ時間数））を用いることも一つの方法である．

③ **改善策の検討** 第一には，現状の設備および人員という制約のなかで改善策を検討する．しかし，利用者へのサービスにおいて，栄養面および衛生面などで不都合がある場合は，分析結果をもとに客観性のある資料と論理的な理由書を整えて，施設長に施設・設備の改善を検討してもらう．

④ **実　施** 改善策を実施する際にも，①の現状調査のときと同様に調査，分析を行い，改善策の評価のための資料とする．

⑤ **評　価** 本質的な改善がなされたか，調査資料をもとに客観的に分析し，不備な点は再度改善策を検討する．

(3) 大量調理の調理特性

(a) 大量調理の方法・技術

大量調理とは，特定給食施設などの給食システムのなかで行われる調理のことで，家庭で行う少量調理とは異なった概念が必要である．

大量調理においては，献立に従って，常に高い品質の料理を継続して提供する．高い品質とは，食品衛生上の品質も含まれる．そのためには経験や勘に頼る方法だけではなく，その施設に見合う標準化（マニュアル化）した調理方法を

> **進度管理**
> 工程管理のねらいは，作業の遅延を最小限に食い止め，食事提供予定時刻を守ることである．そのために作業の実施中または実施後において，計画に対して生じたズレの原因を明らかにし，改善計画をつくって対処する必要がある．

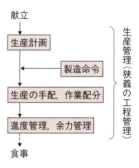

4章 ■ 給食経営における品質管理，生産管理，提供管理

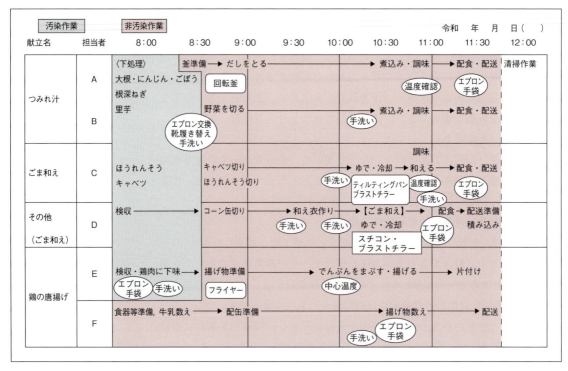

図4.10　調理作業工程表（例）

資料：文部科学省スポーツ・青少年局学校健康教育課 編，学校給食調理従事者研修マニュアル（2015）.

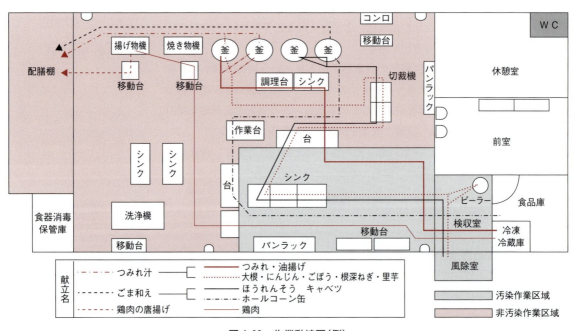

図4.11　作業動線図（例）

資料：図4.10と同様．

確立し，品質の安定化を図る．

　食材の分量は原則として重量で示し，調味料の添加重量は，食材料の総重量や調理に使用する水分(水，スープ，出し汁，果汁など)の重量や体積に対する割合，つまり「調味パーセント」で表すことが調理作業の標準化につながる．

(b) 大量調理の特性

① 調理作業時間が食材の量，調理員の人数，機械化により変動するので作業の標準化が必要．

② 水分(水の使用)に関わる調理操作に注意する．

　　付着水：洗浄後の水切りを十分に行うことが難しいため，付着水が増加する．これは調味料の割合や加熱時間に影響する．

　　水分蒸発：加熱操作による蒸発量は，一般に少量調理に比べて小さいため，煮詰め操作に時間がかかったり，炒め物が水っぽく仕上がったりしやすい．熱源の大きさと鍋などの大きさにより影響をうける．

　　加熱による温度変化：温度変化が緩慢であるため，調理作業時間がかかったり，加熱しすぎたりする(余熱の影響)ことが起こる．

③ 一般に，使用する鍋が大きく，加熱終了後の余熱が大きいことなどから，煮くずれが生じやすいため，食材の大きさ・形を揃え，鍋底の広い鍋を使うとよい．

④ 調理開始から喫食までに時間がかかるため，品質(目減り，変色，味，煮くずれ，衛生面など)にとくに注意が必要となる．

⑤ 複数の調理員が分担作業を行うため，作業工程計画が必要となる．

(c) 大量調理の方法

ⅰ) 計　量

　調味の標準化のために，食材および調味料の計量は重要である．また，栄養価，原価計算のためにも必要である．

ⅱ) 洗　浄

　衛生面から，洗浄操作は必須である．食材の量が多いため，洗浄には時間を要する．施設ごとに，効率的で衛生的な洗浄方法の標準化が必要である．

ⅲ) 浸　漬

　米や乾物などは調理の前に浸漬を行う．水切りの方法が変動しないよう標準化しておくことで，調味操作も標準化できる．常に同じ品質を保つために，操作の標準化が必要である．

ⅳ) 切　断

　機械の使用により標準化しやすい．ただし，機械の場合，食材の規格や鮮度により切断が不揃いになることもあるため，配慮が必要である．

ⅴ) 調　味

　食材の切り方や加熱の度合いなどは，でき上がりに影響を与えるため，食材

量と調味料の数量化を行う際には，調理操作も考慮した標準化が必要である．

vi）加熱調理

食材や調味料の種類と量，使用機器，室温などが，でき上がりに影響する．湿式加熱には，炊く，ゆでる，煮る，蒸すという調理操作があり，乾式加熱には炒める，焼く，煎る，揚げるという調理操作がある．それぞれ加熱器具の大きさに適した食材の分量を考慮して調理操作を行い，加熱中の食材の温度変化を観察し（中心温度の測定），確実な衛生管理を行う．

（d）下調理と主調理

i）下調理

下調理には，食材の泥や微生物，運搬中に付着した埃(ほこり)などの汚れを除き，廃棄部分（野菜の皮や魚の頭，骨など）を取り除く下処理と，合成調理器やフードスライサーなどを用いて加熱調理の準備をする上処理とがあり，生産工程ごとに衛生面での十分な配慮が必要である．

大量調理では，食材の発注量算出のため，廃棄量を考慮する．廃棄率は，食材の大きさ，切り方，調理従事者の技術，切断用機器の種類などによって異なると考えられる．食品成分表の値は標準的な値であるため，食材料の発注量算出の際には，食品成分表の数値を用いるよりは，その施設に見合った独自の廃棄率表を用いるほうが合理的である．

食材の洗浄については，食材ごとにその性質や食中毒の危険性に配慮した方法をとる．たとえば，生食用の野菜類は5％次亜塩素酸ナトリウム液を500倍に希釈した液に3〜5分間浸けた後，水道水で十分に洗浄してから使用し，魚介類は水道水で十分に洗浄してから使用する．

ii）主調理

主調理とは，下調理によって用意された食材を，加熱したり調味料を加えたりして料理に仕上げるものである．供食時間に適温提供できるよう，生産計画を立てる．主調理の生産は，加熱機器の数や冷蔵設備の状況などに大きく依存するため，調理操作の優先順位を明確にした生産工程を，従事者全員に徹底する．

（4）生産性とその要因

給食作業の効率化，システム化を目指して，調理機器を導入する際には施設の面積，規模，給食形式，作業人数などの要因を考慮して，適した種類，大きさのものを選択する．さらに設備のエネルギー総量を考慮しながら，省エネルギー化を図る．

基本的な考え方は以下のとおりである．

検査用保存食

検査用保存食（保存食，検食）は衛生管理上，必ず行わなければならない作業である（巻末資料1参照）．これらの作業を，いつ，誰が，どのように行うかを明確にした計画を立て，計画どおり行われたかどうかを点検するシステムをつくる．
大量調理施設衛生管理マニュアル（巻末資料1）では，原材料および調理済み食品の保存を「検食」と表現している．

4.3 生産（調理）と提供

① 生産規模を明確にする ─ 食事の種類，食数，喫食時刻，配膳形態，予定価格など
② 情報収集 ─ 関係法規，調理機器の使用方法など
③ 生産システムの計画 ─ 生産システムによって生産日と提供日が異なる
④ 生産業務の抽出と整理 ─ 予想される業務を大別して，必要な調理機器を抽出
⑤ 施設設備の稼働力を考慮 ─ 1回でどのくらい処理できるか，何回転する必要があるかなど
⑥ 稼働能力を考慮 ─ 作業人数，調理技術など

レディフードサービス
計画的に前倒しで調理し，最終段階で再加熱される．生産日と提供日が異なり，料理が常に保管され，再加熱により提供される（表4.5）．

表4.6 新調理システム導入時の1週間の生産スケジュール例

月	火	水	木	金	土	日
火・昼	水・夕	金・朝	土・夕	月・朝	配膳のみ	配膳のみ
火・夕	木・朝	金・昼	日・朝	月・昼		
水・朝	木・昼	金・夕	日・昼	月・夕		
水・昼	木・夕	土・朝・昼	日・夕	火・朝		

たとえば，生産システムを新調理システム（レディフードシステム）にすると，生産スケジュールは表4.6のような例が考えられる．新調理システムでは7日分の調理を5日間で行うことが可能となり，作業時間の合理化が図れる．

（5）廃棄物処理

残食を減らすための栄養・食事計画を徹底したり，梱包を簡素化するよう納入業者に指示したりするなど，現状の問題点を明確にし，廃棄物を減らすよう改善していく．平成13年（2001），食品リサイクル法が施行され，特定給食施設においても十分な対応が必要である．

特定給食施設から廃棄される生ごみ（厨芥）は，事業系一般廃棄物として発生者責任で適正に処理すべきものと規定されている．従来は，自治体が設定した処理手数料を基準に，許可を受けた業者が回収し，自治体の処理場でおもに焼却処分されていた．現在でもほとんどがこの方法であるが，ダイオキシン発生による環境汚染，焼却灰の最終処分場の不足，焼却処理費用の多くを税金に頼っていることなどを考えると，今後さらに回収・焼却費用の値上げが予想されるため，生ごみ処理機を導入する施設が見られるようになった．生ごみ処理機の種類と特徴について簡単に表にまとめた（表4.7）．複数の企業が開発を進めているが，まだまだ十分とはいえない．ごみの内容が異なれば機械の処理状況

廃棄物処理
② 廃棄物（調理施設内で生じた廃棄物および返却された残渣をいう）の管理は，次のように行うこと．
ア 廃棄物容器は，汚臭，汚液がもれないように管理するとともに，作業終了後は速やかに清掃し，衛生上支障のないように保持すること．
イ 返却された残渣は非汚染作業区域にもち込まないこと．
ウ 廃棄物は，適宜集積場に搬出し，作業場に放置しないこと．
エ 廃棄物集積場は，廃棄物の搬出後清掃するなど，周囲の環境に悪影響を及ぼさないよう管理すること．
（「大量調理施設衛生管理マニュアル」よりの抜粋）

食品リサイクル法
（食品循環資源の再生利用等の促進に関する法律）
循環型社会形成推進基本法〔平成12年（2000）6月〕を基本的枠組みとして制定された．
食品関連事業者（食品小売業，外食産業など）の取組みを推進するため，平成19年（2007）6月に改正された．

ビニール袋の使用
原材料保存に使用するビニール袋は相当な量となる．最近では，環境に配慮した袋が市販されている．

が違ってくる(生ごみ中の動物性食品の多少によっても,処理速度および臭気に違いがある)ため,機械の貸し出しが可能な場合は,実際に試してみることが必要である.

廃棄物処理については,社会的責任や地域との相互理解のために積極的に考えねばならない.施設内全体を見直し,意識教育とシステム化を行って,生ごみ以外のごみについても分別する体制を整え,さらにごみの減量化を行う.生ごみ処理機は利益を生むものではないため,経営者の十分な理解が必要である.

表4.7 生ごみ処理機の種類と特徴

種類	特徴
脱水・乾燥タイプ	過熱により脱水・乾燥し,減量化を行う.炭化するものもある 処理中の臭気が,かなり気になる ダイオキシン対策が必要 燃費が高い
コンポストタイプ	生ごみを微生物により発酵・分解する 生成物をコンポスト(飼料,肥料など)として利用 リサイクルという視点に立った処理方法 臭気対策が必要 コンポストの受け皿が少なく,結局,焼却ごみとなる場合も多いのが現状
バイオ資材による消滅もしくは減量タイプ	生ごみを微生物により水と二酸化炭素に分解し,消滅させる 生成物がほとんど生じない 各社独自の特殊微生物を用いている 長期連続使用する際の維持方法については不明確 臭気対策が必要

(6) 配膳・配食の精度

特定給食施設における配食,配膳とは,料理の盛りつけから対象者のもとへ食事を届ける工程を指し,少量調理ではあまり考慮されない時間の管理,温度管理,衛生管理の面で注意が必要である.盛りつけ生産は食数,料理内容,献立数によって所要時間が変わるので,適時・適温提供のためには,献立計画および生産工程の計画の際に十分な配慮が必要となる.

配膳方法には,配膳室で行う中央配膳と,食事をする場所で配膳を行う分散配膳がある.適温給食の実施には専用の機器が欠かせず,なかでも冷蔵庫や温蔵庫,カフェテリアで配膳をしている施設ではスープケトル,米飯用ジャーはもちろんのこと,ウォーマーテーブルや冷蔵ショーケースを備えていることが望ましい(6章参照).また盛りつけ作業は,作業担当者による差異を少なくするために標準化する.病院などでは最近,温冷配膳車が急速に普及しているが,これは配膳の際の温度変化を防ぐためのものであって,保存するためのものではない.適温提供するために,温冷配膳車の設定温度は一般に温室が75℃以上,冷室が7℃以下に設定される.ただし,筆者の調査(710床の病院)によると,配膳車内の温度は必ずしも設定温度になっていない(温室:平均65.1℃,冷室:

配食と配膳
配食とは,でき上がった料理を食器や食缶に盛りつける作業であり,配膳とは,盛りつけた料理をトレイにセットし,利用者に手渡す作業である.

適温給食
適温給食においては,温かい料理は約60～65℃,冷たい料理は約5～10℃での提供がおおよその目標温度帯とされている.

13.3℃).また,同病院における実態調査によると,だし巻き卵について加熱終了1.5時間後の中心温度は,温室・冷室のいずれに入れた場合であっても細菌が増殖しやすい温度帯(8回の測定値:16.2～50.5℃)にあることがわかった.この原因は,ハード面の問題に加え,複数の作業員が何度も配膳車の扉を開けるためである.できるだけ無駄な操作を省くような計画と,作業員への意識づけが必要である.これらのことから明らかなように,温冷配膳車の使用目的をしっかり認識して用いることが重要である.

(a) 検 食

検食とは,利用者に対して食事を提供する30分前までに施設長,給食責任者が一人分を食して食事の品質を確認し,検食簿に食した時間と確認事項を記録することをいう.検食では,① 衛生的で安全な食事(異臭や異物混入の有無など),② 盛りつけや分量,③ 料理の温度や組合せ,嗜好性などを評価し,問題がある場合は迅速に適切な対応を行う.

(b) 下 膳

下膳作業は,返却された食器の残食を廃棄して下洗いをし,漬け置きという,洗浄のための下準備の作業を指し,残食状況を把握することも含まれる.下膳コーナーが利用者と対面式になっている場合は,利用者の反応や残食状況を観察する大切な場所となる.機器や備品を有効に用いて効率を図る必要はあるが,作業従事者と利用者のふれ合いの場としての役割も残す.

(c) 洗浄,消毒

洗浄方法は,機械による洗浄と手洗いによる洗浄に分けられる.手洗いの場合は汚れの落ち具合を確認しながら作業できるが,機械による洗浄ではそれを見落としやすい.洗浄用機械にはコンベア式とボックス式があり,いずれも専用の洗剤液を用いて自動的に洗剤洗浄,すすぎを行う.作業員が1～2名でも行える点はよいが,機械を過信せず,定期的に洗浄能力や洗剤の残留などの点検を行う.

消毒作業は,洗浄後の食器や調理器具類に残存する病原性微生物を殺菌するために行うもので,加熱消毒と薬剤消毒がある.消毒後は,二次汚染のない保管庫に収納する.

(d) 厨房,食堂の清掃

清掃は細菌やかびの繁殖,料理への異物混入を防止するなど衛生管理上重要であるため,毎日丁寧に行う.複数の作業員が使用しているため,思わぬところに汚れがついている場合がある.調理台,シンク(流し),コンロ台,調理機器,収納棚,壁,床などは洗剤を使って丁寧に洗浄する.清掃箇所,清掃方法を記載した確認表(図4.12)を作成し,毎日点検を行うなどシステム化しておく.

残留テスト

洗浄能力を確認するために,食品や洗剤の残留テストを行う.

でんぷん性残留テスト:
　ヨード反応

脂肪性残留テスト:
　オイルレッド(赤),クルクミン(黄),バターイエロー(黄)

たんぱく性残留テスト:
　ニンヒドリン(紫色)

中性洗剤残留テスト:
　メチレンブルー(青色)

(1) 下処理, 洗浄, 検収室, 食堂

実施日	/	/	/
班：点検者名			
検収台			
ワゴン(検収室)			
床(検収室)			
自動洗米機			
クイジナート			
ロボクープ			
キャビネットテーブル3台			
ワゴン(下処理室)			
ワークテーブル			
一槽シンク			
モービルシンク3台			
野菜用調理台			
包丁まな板殺菌庫			
冷凍冷蔵庫2カ所			
原材料保存用冷凍庫			
床(下処理室, 洗浄室)			
食器洗浄機			
器具洗浄機			
食器消毒保管庫			
器具消毒保管庫			
ジャニターカート			
グレーチング3カ所			
グリストラップ2カ所			
食器戸棚			
トレイディスペンサー			
ティーサーバー			
床(食堂)			

(2) 主調理室

実施日	/	/	/
班：点検者名			
野菜脱水機			
ガス立体炊飯器			
クイジナート			
ティルティングブレージングパン			
ブラストチラー			
スチームコンベクションオーブン			
ガスレンジ			
ガスフライヤー			
電磁ローレンジ			
電磁調理器			
ミキサー			
ワゴン			
ジャニターカート			
冷蔵コールドテーブル			
検食用冷凍庫			
ワークテーブル3台			
キャビネットテーブル4台			
包丁・まな板殺菌庫			
一槽シンク3カ所			
器具消毒保管庫(ざる)			
器具消毒保管庫(木べらなど)			
備品戸棚(大鍋)			
グレーチング5カ所			
グレーチング大2カ所			
床			

図4.12　清掃点検表の一例

4.4　提供とサービス

(1) 配膳・配食における精度管理, 配食・配膳システム

給食のシステム
1.2節参照.

新調理システム
4.5節参照.

　給食の提供においては, コンベクショナルシステム(クックサーブ), レディフードシステム(クックチル, クックフリーズ, ニュークックチル, 真空調理), セントラルキッチンシステム(カミサリーシステム), コンビニエンスシステムをはじめとする提供(生産)システムを組み合わせる新調理システムなどがあるが, HACCPの概念にもとづき, 厳格に衛生管理され, 安全性とおいしさを追求している.

　給食における配膳・配食は, でき上がった料理を食器や食缶に盛りつけて, 喫食者へ届ける工程である. 給食では食数が多く, 配膳・配食に時間を要するため, 作業工程での配膳・配食時間を考慮する必要がある. また提供(生産)システムによっても配膳・配食にかかる時間やマンパワー(人的資源)も異なる.

　たとえば, クックサーブ方式は, 食事の都度, 調理を行い, 提供できるため, 適温で提供できる点では理想的であるが, 多大なマンパワーが必要となる. クックチル方式は, 食材を一括購入し, 大量調理してチルド保存する. クックフ

リーズ方式は，クックチルに準じて，食材を加熱調理後，急速に冷凍（−18℃以下）して運搬して保管し，提供時に再加熱（中心温度75℃以上で1分間以上）して提供することから，加熱調理後に「冷却」→「再加熱」と二つの作業工程が増える．厳格な衛生管理と配慮が必要ではあるが，必要なときに必要な量だけを再加熱して提供できる点では，効率よく食事の配膳提供ができる．クックチル方式における調理工程をセントラルキッチンで行うことは，集中調理による効率化で人件費や仕入価格を抑えることができる．同時にサテライトキッチンの省スペース化と省力化も実現できることから，安全で高品質な調理済み食材を利用し，再加熱・配膳を施設で行うところも増えつつある．

配膳・配食に当たっては，施設およびご利用者の状況により提供方法が異なる．また，配膳・配食システムの違いによって，配膳にかかる作業時間や作業量が異なるため，配膳・配食の精度を上げるためには，適した作業工程を組む必要がある．表4.8に給食の提供システムをまとめた．

また，配膳後も徹底した衛生管理を行う．また利用者に満足してもらえるよう温かい料理は60〜65℃（汁物は65〜75℃）を目安にウォーマーテーブルや温蔵庫で，冷たい料理は5〜10℃を目安に冷蔵庫や冷蔵ショーケースに入れ，運搬には温冷配膳車（温室75℃以上，冷室7℃以下）を備えて，適温提供を行う．保温食器や蓋をすることによっても調理済み食品の中心温度を保つことができる．一方で，食中毒菌が繁殖しやすい高温多湿の環境にならないよう厨房環境を整え，20〜50℃の発育至適温度帯を避けて調理・保存ができるよう，庫内の温度を管理する．

福祉施設における配食サービスや事業所，保育施設などへのお弁当の配達では，配膳から配食まで時間を要するため，運搬中の温度管理など食中毒の予防をとくに徹底する．

新型コロナウィルス感染症が拡大するなかで，カフェテリア方式やバイキング方式による配膳のあり方や方法については今後見直されていくことだろう．衛生管理されたなかで，自由に食事を選択できる楽しみが得られる環境設定とその対策が求められている．

食事の配食に当たっては，給食責任者や施設長などが配膳された食事の検食を行い，異物混入の有無や適温提供ができているか，食事の嗜好性や味など食事の品質を確認し，配食ができるかどうか判断する．問題が生じた場合には速やかに適切な対応を行い，検食の際には，検食簿に確認事項を記載して保管する．

（2）食事環境の設備

給食の提供において，安全・安心でおいしい食事を提供することに加え，喫食者が心地よく食事ができる清潔感と心地よさを兼ね備えた食空間・食環境を整え，サービスを行うことも必要である．食堂など多くの人が利用する施設においては，清潔な食環境を準備するとともに，感染症予防の観点から食事前に

感染リスクを下げながら会食を楽しむ工夫
https://corona.go.jp/proposal/

表4.8　給食の提供システムの分類

共食形態による分類	
単一献立方式	給食において基本となる共食形態．喫食者に対して1種類の定食が提供される
複数献立方式	2種類以上の定食献立を提供する共食形態．選択メニュー方式ともいう
カフェテリア方式	選択メニュー方式の一つ．利用者が多数の場合，喫食者の嗜好に合った料理を自由に選択できる共食形態．料理が一定量盛りつけられた器を取る
バイキング方式	嗜好に合った好きな料理を好きな量だけ取ることができる共食形態 ビュッフェスタイルともいわれる
配膳方式による分類	
中央配膳方式	配膳室でトレイに個別に食事内容をセットして，配膳車で届ける 多くの施設で取り入れられているが，食数が多い場合は，配膳・配食に時間がかかり，適温提供が難しい
分散配膳方式： パントリー配膳方法（病棟配膳方法）	中央配膳方式に対して，食事をする場所へ運んでから配膳する 調理されたものを調理室で食缶などに移して，各パントリーに運搬してから盛りつける
食堂配膳方式	喫食者がトレイや箸，スプーンなどを各自で準備して配膳された料理を受け取る
配食方法による分類	
弁当配食方式	調理室で調理したものを弁当箱に配食・配膳する
食缶配食方式	調理室で調理したものを食缶に配食し，教室で分けて配るような学校給食の方式
対面カウンター配膳方式	喫食者の対面で料理を盛りつけながら手渡しで配膳する

新日常生活を営むうえでの基本的生活様式
□まめに手洗い・手指指導
□咳エチケットの徹底
□こまめに換気（エアコン併用で室温を28℃以下に）
□身体的距離の確保
□「三密（密集，密接，密閉）」の回避
□一人ひとりの健康状態に応じた運動や食事，禁煙など，適切な生活習慣の理解・実行
□毎朝の体重測定，健康チェック，発熱や風邪の症状がある場合はムリせず自宅で療養
https://www.mhlw.go.jp/stf/seisakunitsuite/bunya/0000121431_newlifestyle.html
より作成．

喫食者に手洗いを促すこと，また手洗い場や手すり，ドアノブなどの洗浄や消毒も欠かすことができない．

　食堂の食環境をハード面から見ると，食堂の採光を考えた窓の大きさ，テーブルの配置と間隔，通路の広さ，人と人との距離などを考えてテーブルのセッティングを行う（**表4.9**参照）．

　食堂の内装や彩度，照明も食堂の雰囲気に影響を与えるため，清潔感が感じられ，落ち着いた雰囲気の内装が求められるが，内装素材の防火性など安全性も考慮する必要がある．また，採光を取り入れて明るさを確保すること，照明の色や明るさを考慮することも快適な食空間をつくることにつながる（**表4.9**）．

　テーブルの配置では，椅子を引く場合は70 cm以上の空間が必要であるが，喫食者の移動や車椅子の利用を考慮すると1 m以上の確保が必要となる．新型コロナ感染症の予防を考えると，食堂の食環境にも新しい生活様式を取り入れることが必要であるため，三密を避けるため食堂利用者数の制限，人と人の間隔を取り，密を避けたテーブルや椅子の配置，飛沫防止のパネルの設置，食堂の換気などの対策も必要となる．また，近年受動喫煙を防止するために分煙や禁煙が進められており，食堂で必要な処置が求められる．（健康増進法第25条）

　食事環境として，使用する食器によっても食事に対する印象が大きく変わる．食器には陶磁器をはじめプラスチック素材のものがあるが，喫食者や施設の特

表 4.9 食事環境の基準

床面積	1人あたり1 m² 以上を確保する（労働安全衛生規則）
採光に必要な窓の面積	床面積に対して 1／5 以上 1／10（建築基準法）
照明	サンプルケース：750 ルクスを推奨　食堂：300〜500 ルクスを推奨

徴に応じて，また作業効率の面でも使用する食器の素材を考慮する必要がある．日常の食卓で使用する陶磁器やガラスは清潔感もあり，日常の食卓を感じさせることができる一方で，重さがあることや破損することも多い．喫食対象者によっては手でもつことができない，作業性が悪いなど給食提供には向かない面もある．イベントなどの特別な場や使用目的を限るなど，食器を使い分けることで食事環境をより日常に近づけることができる．

サービスにおいては，BGM や季節感を感じられる装飾などを演出し，また健康情報などのポスターや POP の掲示，喫食者とのコミュニケーションを図れるようカウンターでの接客やフロアでの接客なども取り入れることができる．喫食者の喫食状況や好みなども知ることにつながるため，より満足度の高い食事を提供することにもなる．

4.5 新調理システム

これまで経験や勘で運用されていた調理技術や調理場の管理をマニュアル化し，システム化することによって，計画的に調理・提供を行うことを「新調理システム」と呼ぶ．おもな新調理システムを図 4.13 に示し，それぞれについて説明する．

新調理システム関連の機器
2.2 節も参照．

（1）クックチル

加熱調理後 30 分以内に冷却を開始し，90 分以内に中心温度 3 ℃以下まで急

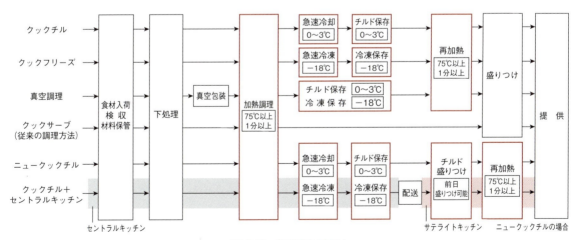

図 4.13　新調理システム

https://www.aiho.co.jp/document/case01.pdf を参考に作成．

速冷却をして，0～3℃で衛生的に保存し，提供前に再加熱する．

（2）クックフリーズ

加熱調理した料理の凍結を30分以内に開始して，90分以内に中心温度−5℃以下まで，最終的には−18℃まで急速凍結し，冷凍保存しておき提供前に再加熱する．

（3）真空調理

生あるいは焼き目をつけるなどの下処理が済んだ食材を，調味料と一緒に真空袋に入れて真空包装する．真空包装の袋のまま湯煎器やスチームコンベクションオーブンで加熱調理し，急速冷却または急速凍結をして提供前に再加熱する．

（4）ニュークックチル

加熱調理した料理をチルド状態（0～3℃）に冷却して，チルド状態のまま盛りつけを行い，提供前に再加熱を行う．専用の再加熱カートが必要である．

（5）クックチル＋セントラルキッチン

クックチルの調理工程をセントラルキッチンで行った後，サテライトキッチンへ配送し，提供前に再加熱する．

■**出題傾向と対策**■
品質管理について，どのような流れで行う活動かを整理しておく．ISOやPL法についても覚えておく．

練 習 問 題

次の文を読み，正しいものには○，誤っているものには×をつけなさい．

重要☞ （1）品質管理の目的は，製品やサービスの品質を一定水準に保ち，それを継続することである．

重要☞ （2）品質管理の目的は，献立の標準化である．

（3）生産（調理）工程の標準化によって，作業従事者間の互換性が高まる．

重要☞ （4）献立は，「料理」，「食事」などの適合（製造）品質を示す．

（5）適合（製造）品質は，検食で評価する．

（6）総合品質は，利用者の満足度によって示される．

（7）生産（調理）工程の標準化のためには，口頭で申し送りを行う．

重要☞ （8）品質管理の活動は，PDCAサイクルに沿って行う．

（9）品質マネジメントシステムの構築は，ISO 14001により評価される．

（10）生鮮食品は鮮度が落ちやすいため，使用当日に購入し，消費するのがよい．

（11）食品の発注，検収，保管によるトラブルについて整理し，食材料管理，献立計画時の資料とする．

重要☞ （12）価格変動の少ない貯蔵食品の購入方式は，指名競争入札方式よりも随意契約方式が適している．

（13）給食の調理における廃棄率は，日本標準食品成分表2020年版（八訂）に記載されている値より高い場合が多い．

(14) 食材料購入の業者の選定は，食材料単価の低いことを優先する．
(15) 栄養士は食品鑑別の専門性に乏しいので検収担当者に適さない．
(16) 発注係数は，$\left(\dfrac{1}{可食部率}\right) \times 100$ で求められる．
(17) 食材購入の際，中間業者を利用したほうが安く購入できる．
(18) 氷温（チルド温度帯）で貯蔵される食材は，10℃以下で保存する．
(19) 検収の際，冷蔵品や冷凍食品は表面温度計を用いて品温を測定する．
(20) 貯蔵可能な常備品については，在庫上限量および在庫下限量を決めておき，下限量を割り込んでから発注するようにする．
(21) 発注方法としては電話による方法が迅速で，正確さを備えている．
(22) 月末の在庫量調査において，在庫量と帳簿に誤差を生じてもなんら問題はない．
(23) 一般に野菜・果物類はすべて冷蔵保存するのがよい．
(24) T-T・Tとは，食品の流通・保管の過程の温度を5℃以下に保つことである．
(25) カット野菜の導入により，人件費の削減が可能となる．
(26) 生産の要素には，人，物，金，設備，方法，情報がある．
(27) 温冷配膳車とは，料理の保存を目的とした調理機器である．
(28) 納品後の野菜は，準清潔作業区域で洗浄し，清潔作業区域で切さいする．
(29) 大量調理では少量調理と異なり，加熱中の蒸発率が小さいため，蒸発量を加味しなくてよい．
(30) 調理作業は，無駄な人員を減らし，効率的に行われることが望まれる．ただし，疲労により事故が起こらないよう疲労調査などで評価する．
(31) 調理作業の合理化のために，機械化や作業の標準化を行う．また，料理や食材料の種類を減らし，作業の単純化を図る．
(32) 作業を分担し専門化する一方で，一定期間で交代するという方法は，意欲の高揚につながるので取り入れるほうがよい．
(33) 調理操作による付着水による調味や加熱時間への影響は，少量調理のほうが大きい．
(34) 配膳とは，盛りつけられた料理をトレーなどに組み合わせて利用者へ届ける作業のことであり，中央配膳と分散配膳がある．
(35) 食品リサイクル法に従い，特定給食施設でも厨芥ごみのリサイクルなどに努める．
(36) 設計品質は作業工程表で示される．
(37) クックチルでは，給食の提供日より前もって計画して準備することができる．
(38) クックチルを導入した場合，多様なメニューを提供しにくくなる．

給食の安全・衛生

5.1 安全・衛生の概要
(1) 安全・衛生の意義と目的
　安全および衛生管理の意義と目的は，給食業務において発生しうる衛生上および安全上の問題点の原因・予防方法を正しく理解し，利用者に衛生的で安全な食事の提供を行うことであり，同時に，調理作業従事者(労働者)の安全を確保することである．

　また，安全・衛生管理を毎日適正に行うことにより，事故発生時における拡大防止および再発防止に努めることも重要な目的である．

(2) 給食と食中毒，感染症
　給食施設で提供される食事(給食)において，利用者は，食器の洗浄・消毒・保管，および食品の保存・調理・盛りつけ工程，調理作業従事者の健康・衛生状態などを見ることができない．そのため食事の衛生状態や危険性を利用者が独自に察知・判断することは困難である．そこで，提供者である管理栄養士・栄養士などは，提供する食事(給食)の衛生管理を適正に行い，食中毒および感染症を予防しなければならない．

　食中毒とは，飲食に起因する健康障害(飲食物媒介疾病：foodborne disease)のことである．症状としては，ボツリヌス中毒，フグ中毒，有毒性金属中毒を除き，比較的急性の胃腸炎を示す．一般に食中毒は，表5.1のように分類される．平成11年(1999)に食品衛生法施行規則が一部改正され，その後に厚生労働省が食中毒統計調査のために整理した「食中毒原因物質の分類」に取り上げられているものを記した(「その他の細菌」を除く)．

　細菌性食中毒は，感染型と毒素型に分類される．感染型は，食品中で細菌が増殖し，その生菌を経口的に摂取し，その菌が腸管内に定着または腸上皮細胞に侵入した後に，増殖して起こる食中毒である．そのうち，食品とともに摂取された細菌が，腸管内で増殖または芽胞を形成する際に毒素を産生し(生体内毒素)，その毒素によって食中毒が引き起こされることが明らかなものを，生体内毒素型として分類することもある．感染型食中毒の潜伏期間は次に説明する毒素型に比べて長く，原因菌の検出が難しいため，原因食品の特定が困難な

> **潜伏期間**
> 病原体の曝露があってから病気の発症までの期間のこと．潜伏期間内の感染源への接触者の追跡調査，可能性例の接触者の自宅隔離の期間などを含む感染制御対策の勧告の基礎となる．

表5.1　食中毒の分類とおもな病因物質

細菌性食中毒	感染型	赤痢菌（志賀菌以外）*，サルモネラ属菌，細胞侵入性大腸菌，チフス菌*，パラチフスA菌*，カンピロバクター・ジェジュニ／コリ，エルシニア・エンテロコリチカ
	（生体内毒素型）	志賀赤痢菌*，腸炎ビブリオ，コレラ菌*，腸管出血性大腸菌（VT産生）*，毒素原性大腸菌，腸管病原性大腸菌，腸管凝集性大腸菌，ナグビブリオ，ウェルシュ菌，セレウス菌（下痢型）
	毒素型	ブドウ球菌，ボツリヌス菌，セレウス菌（嘔吐型）
	アレルギー様	プロテウス菌などの腐敗細菌〔腐敗アミン（ヒスタミンなど）によるもの〕
ウイルス性食中毒		ノロウイルス（小型球形ウイルス），A型肝炎ウイルスなど
寄生虫症など		原虫（クリプトスポリジウム，サイクロスポラなど），線回虫（アニサキスなど），真菌
自然毒食中毒	動物性	フグ毒，シガテラ毒，麻痺性，下痢性および神経性貝毒，テトラミン，ドウモイ酸など
	植物性	麦角成分，アルカロイド配糖体（ジャガイモ，朝鮮朝顔，トリカブト，彼岸花），青酸配糖体含有植物（生梅，生銀杏），毒ウツギ，ヤマゴボウの根，ヒルガオ科植物種子などに含まれる毒成分，キノコ毒など
化学性食中毒		メタノール，ヒ素，鉛，カドミウム，銅，アンチモンなどの無機物，ヒ酸石灰などの無機化合物，有機水銀，ホルマリン，パラチオンなど

* 二次感染が起こりうる感染症を引き起こし，3類感染症に分類される．
注：「食中毒原因物質の分類」には，表中のもののほかに「その他の細菌」として，エロモナス・ヒドロフィラ，エロモナス・ソブリア，プレシオモナス・シゲロイデス，ビブリオ・フルビアリス，リステリア・モノサイトゲネスなどが記載されている．

場合がある．しかし近年は，原因菌が検出されなくても疫学調査の結果のみで原因食品を発表する傾向にある．一方，毒素型は食品中で細菌が増殖して毒素を産生し（食品内毒素），その毒素を経口摂取することによって起こる食中毒である．したがって，食品内に産生された毒素が耐熱性の場合は，最終製品を加熱しても食中毒を起こす．毒素型の食中毒は，感染型のものより潜伏期間が短い傾向がある（表5.2）．

3類感染症（後述）の病原体である食中毒原因菌（赤痢菌，チフス菌，パラチフスA菌，コレラ菌，腸管出血性大腸菌など）については，平成11年（1999）以降，飲食物の摂取によって発症したことが明らかな事例に限って食中毒とし

表5.2　毒素型細菌性食中毒の特徴

	潜伏期間（通常）	食品中毒素などの耐熱性
ブドウ球菌	30分～6時間（2～3時間）	エンテロトキシンは単純たんぱく質であるが，この粗毒素は耐熱性で100℃1時間の加熱で失活しない
ボツリヌス菌	2時間～8日（8～36時間）	菌体外単純たんぱく質で，80℃30分の加熱で破壊される
セレウス菌　嘔吐型	1～5時間	嘔吐型毒素は，耐熱性のペプチドで通常の加熱では破壊されない

表 5.3　感染症法における感染症の分類　　　　　　（令和 3 年 1 月現在）

1 類感染症	エボラ出血熱，クリミア・コンゴ出血熱，痘そう，南米出血熱，ペスト，マールブルグ病，ラッサ熱
2 類感染症	急性灰白髄炎(ポリオ)，結核，ジフテリア，重症急性呼吸器症候群(SARS)，中東呼吸器症候群(MERS)，鳥インフルエンザ(H5N1)，鳥インフルエンザ(H7N9)
3 類感染症	**コレラ**，**細菌性赤痢**，**腸管出血性大腸菌感染症**，**腸チフス**，**パラチフス**
4 類感染症	E 型肝炎，ウエストナイル熱，**A 型肝炎**，黄熱，オウム病，Q 熱，狂犬病，鳥インフルエンザ(H5N1 除く)，炭疽，日本脳炎，発疹チフス，**ボツリヌス症**，マラリア，ライム病，レジオネラ症，その他 32 種
5 類感染症*	全 48 種
新型インフルエンザ等感染症	
指定感染症	新型コロナウイルス感染症

表中**太字**で示した感染症は経口感染によって発症するものである．4 類，5 類感染症については表中への記載を一部または全部省略しているので注意すること．
＊感染症法における感染症の分類は，厚生労働省のホームページで随時最新の情報が確認できる．

て取り扱われる．これらの感染症病原体は病原性が強く，ごく微量の病原体でも生体内で急激に増殖して発病する．また，これらの病原体を含む感染型のものでは，排泄物の消毒などを考慮するべきだとされている〔食中毒処理要領，平成 20 年(2008)4 月改正適用〕．

<u>感染症</u>とは，細菌やウイルスなどの病原体が体内に入って増殖し，健康障害が現れることである．症状の程度は，ほとんど症状が出現しないものから，一度症状が出るとなかなか治りにくく，ときには死亡するような場合もある．「感染症の予防および感染症の患者に対する医療に関する法律」においては，1 類から 5 類感染症が定義され病原体により分類されている(表 5.3)．

給食における新型コロナウイルス感染症対策

2019 年末より新型コロナウイルス感染症(COVID-19)が，私たちの生活を脅かしている．過去にも SARS や MERS などさまざまな感染症が流行した．管理栄養士は，安全な給食と安全な食環境を提供する責務があり，一つ一つの感染症の特徴を理解しながら対処する必要がある．給食における COVID-19 感染症予防対策として，以下の点が求められる．

〈調理・提供時のリスク低減のために〉
① 大量調理衛生管理マニュアルに従った給食調理・提供時の衛生管理をさらに徹底する．
② 調理作業時の密集を避け，常にマスクを着用し，従業員間での感染拡大を防止する．

〈喫食時における感染のリスクを低減するために〉
③ 利用者に食事前の手洗いと手指消毒を行ってもらう．
④ 利用者同士が向かい合わせに着席しないように，仕切りをするなど環境整備を行う．
⑤ 喫食中は会話をしないように利用者に注意喚起する．

上記の①と③は，細菌性食中毒予防にも共通するが，②と④，⑤はとくに「ウイルス性の感染症」において重要な対策となる．ウイルスは細菌より軽く，空間での生存期間も長いという特徴があることを理解してウイルスの動きを想定し，接触感染・飛沫感染の予防対策を立てる．

感染症はまた，感染経路によっても分類される．感染経路では，人が媒介する感染（接触感染，飛沫感染など），動物および昆虫が媒介する感染，土壌細菌などが傷を通して感染する（経皮）感染，飲食物を媒介する（経口）感染などに分類される．このうち，給食に直接関与するものは飲食物を媒介する経口感染のみであるが，調理作業従事者を二次的に媒介するなど，間接的にはその他の感染経路も関与する場合がある．

先に述べたとおり，食品を介する感染症のおもなものは細菌性食中毒の範疇に取り上げられたが，3類感染症に指定されている病原体は，病原性が強く微量の病原体でも生体内で急激に増殖して発病するため，給食施設などで提供される食事に混入することがあってはならない．

自然毒食中毒は，植物性のものは誤食に，動物性のものはフグなどの処理に原因があることが多く，発症まで30分～数時間と短いことが特徴である．

給食施設の食中毒発生状況について，厚生労働省発表の食中毒統計を確認する習慣を身につける必要がある．食中毒統計は，過去の年間統計のみならず，当該年度の月別の速報を厚生労働省のホームページで公開している．それぞれの施設の近隣地域で最近発生した食中毒状況を把握し，適切な予防対策を立てていく．平成30年（2018）および令和元年（2019）の原因施設別の食中毒発生状況を表5.4にまとめた．給食施設は，その他の施設に比べて1回に提供する食数が多く，1事件あたりの患者数が多くなるという特徴がある．平成30年（2018）の原因施設別の発生状況を見ると，原因施設が判明している食中毒事件のうち，給食施設が原因となったものは，全体の件数の3％程度である．原因施設として構成割合が最も高いものが飲食店の54.3％であり，次いで家庭の12.3％となる（厚生労働省の食中毒統計参照）．しかしながらこれらの1事件あたりの患者数はそれぞれ11.9人と1.4人であり，これに比べると表5.4に示された給食施設の1件あたりの患者数が多いことが確認できる．

また，食中毒統計をもとに原因物質別に分けた結果を表5.5に示した．平成30年（2018）および令和元年（2019）の特徴としては，細菌性食中毒ではカンピロバクター・ジェジュニ／コリとウェルシュ菌が，ウイルスではノロウイルスの発生件数が多かった．しかし，死者が出たのは自然毒によるもので，これらは誤食などによるものであった．さらに，平成30年（2018）には3類感染症に分類される腸管出血性大腸菌（VT産生）が32件（2,319名），赤痢菌が1件（99名）あり，死者はなかったが，注意していく必要がある．

原因食品別の結果を表5.6に示した．食品として特定できたものでは，魚介類，肉類の順に事件数が多い．これは，生の魚介類や肉類に付着する生菌数の多さに起因している．しかし，野菜およびその加工品についても平成30年（2018）が34件，令和元年（2019）が46件と意外に高いことに気をつけておく必要がある．

食中毒には，それぞれの病原体に代表的な感染源がある．腸管出血性大腸菌

厚生労働省のウェブサイト
原因物質別，原因食品別の発生状況に関しては，厚生労働省のウェブサイトで最新の情報が得られる．
http://www.mhlw.go.jp

ノロウイルス
平成16年（2004）の年末から，広島県の特別養護老人ホームを始め各地の福祉施設などでノロウイルスが集団感染を起こしている．ここ数年では年間250件（約1万人の患者）が報告されている．ノロウイルスの感染経路には，食品を媒介する経口感染（食中毒）と，ヒトからヒトへ移る接触感染（または飛沫感染）の二つがある．また接触感染（または飛沫感染）は，おもに感染性胃腸炎の原因となり，小児科3,000カ所で実施される定点調査の一つとして流行の動向が監視されている（朝日新聞2005年1月17日）．対策については，厚生労働省HP「ノロウイルスに関するQ&A」を参照する．

表 5.4 給食施設における食中毒発生状況

給食施設	年	件数	患者数	1件あたりの患者数
事業所	平成 30 年	8	851	106.4
	令和元年	10	286	28.6
保育所	平成 30 年	9	466	51.8
	令和元年	7	179	25.6
老人ホーム	平成 30 年	12	398	33.2
	令和元年	10	307	30.7
幼稚園 (単独調理場)	平成 30 年	1	36	36
	令和元年	−	−	−
小学校 (単独調理場)	平成 30 年	3	422	140.7
	令和元年	−	−	−
中学校 (単独調理場)	平成 30 年	1	56	56
	令和元年	−	−	−
その他の学校 (単独調理場)	平成 30 年	1	24	24
	令和元年	1	76	76
学校 (共同調理場)	平成 30 年	−	−	−
	令和元年	1	67	67
病院	平成 30 年	4	90	22.5
	令和元年	4	211	52.8

厚生労働省．平成 30 年(2018)および令和元年(2019)．

O157 は牛肉や生野菜，サルモネラ属菌は鶏卵や肉，カンピロバクターは鶏肉，腸炎ビブリオやコレラは海産魚介類，ブドウ球菌はヒトの皮膚や鼻，セレウス菌は米飯類や麺類，ボツリヌス菌はハムやソーセージといずしである．これらの菌が調理場にもち込まれ，原因食品へと結びつく．次に食中毒症と感染源・原因食品および潜伏期間，主要症状，予防法を表 5.7 に示した．

給食において食中毒を予防する方法は表 5.7 にも示したが，次のことにも注意する．
① 微生物による食中毒の予防のための三原則は「微生物をつけない」「増やさない」「殺す」である．そのために給食では「大量調理施設衛生管理マニュアル」(次項参照)を活用する．
② 自然毒食中毒の予防のためには，誤食の可能性のある食材および毒成分含有の可能性がある食材を給食に使用しない．
③ 化学性食中毒の予防のためには，調理施設・設備・食品の保存容器・食器などの洗浄を徹底し，また，作業中などの異物の混入にも注意する．

(3) 施設・設備の保守

労働安全衛生法第 23 条に「事業者は，労働者を就業させる建設物その他の作業について通路，床面，階段の保全ならびに換気，採光，照明，保温，防湿，

表 5.5　原因物質別食中毒発生状況

病因物質		令和元年			平成 30 年		
		事件	患者	死者	事件	患者	死者
総数		1,061	13,018	3	1,330	17,282	3
細菌		385	4,739	−	467	6,633	−
	サルモネラ属菌	21	476	−	18	640	−
	ぶどう球菌	23	393	−	26	405	−
	ボツリヌス菌	−	−	−	−	−	−
	腸炎ビブリオ	−	−	−	22	222	−
	腸管出血性大腸菌（VT 産生）	20	165	−	32	456	−
	その他の病原大腸菌	7	373	−	8	404	−
	ウェルシュ菌	22	1,166	−	32	2,319	−
	セレウス菌	6	229	−	8	86	−
	エルシニア・エンテロコリチカ	−	−	−	1	7	−
	カンピロバクター・ジェジュニ／コリ	286	1,937	−	319	1,995	−
	ナグビブリオ	−	−	−	−	−	−
	コレラ菌	−	−	−	−	−	−
	赤痢菌	−	−	−	1	99	−
	チフス菌	−	−	−	−	−	−
	パラチフス A 菌	−	−	−	−	−	−
	その他の細菌	−	−	−	−	−	−
ウイルス		218	7,031	−	265	8,876	−
	ノロウイルス	212	6,889	−	256	8,475	−
	その他のウイルス	6	142	−	9	401	−
寄生虫		347	534	−	487	647	−
	クドア	17	188	−	14	155	−
	サルコシスティス	−	−	−	1	8	−
	アニサキス	328	336	−	468	478	−
	その他の寄生虫	2	10	−	4	6	−
化学物質		9	229	−	23	361	−
自然毒		81	172	3	61	133	3
	植物性自然毒	53	134	2	36	99	3
	動物性自然毒	28	38	1	25	34	−
その他		4	37	−	3	15	−
不明		17	276	−	24	617	−

＊平成 15 年 8 月より小型球形ウイルスは，ノロウイルスに変更されたが，平成 15 年の統計までは小型球形ウイルスという名称で扱われている．
厚生労働省．

表 5.6 原因食品別食中毒発生状況

原因食品		令和元年			平成30年		
		事件	患者	死者	事件	患者	死者
総数		1,061	13,018	3	1,330	17,282	3
魚介類		273	829	1	414	1,209	-
	貝類	16	133	-	28	301	-
	ふぐ	15	18	1	14	19	-
	その他	242	678	-	372	889	-
魚介類加工品		10	90	-	26	420	-
	魚肉練り製品	1	47	-			
	その他	9	43	-	26	420	
肉類およびその加工品		58	826	-	65	451	-
卵類およびその加工品		-	-	-	1	39	-
乳類およびその加工品		-	-	-	3	38	-
穀類およびその加工品		3	59	-	7	214	-
野菜およびその加工品		46	259	2	34	216	1
	豆類	1	28	-			-
	きのこ類	26	52	-	21	43	1
	その他	19	179	2	13	173	-
菓子類		6	536	-	4	72	-
複合調理食品		53	1,168	-	77	2,124	-
その他		460	8,728	-	488	11,084	2
	食品特定	22	223	-	23	443	2
	食事特定	438	8,505	-	465	10,641	-
不明		152	523	-	211	1,415	-

厚生労働省.

休養,避難および清潔に必要な措置その他の健康,風紀および生命の保持のために必要な措置を講じなければならない」とある.このことを念頭に置き,安全管理を行う者は,できる限りのあらゆる労働環境の改善に尽力しなければならない.

事故を未然に防ぐためには,施設・設備に異常がないこと,およびその危険性を調理作業従事者に認識させることが重要である.作業従事者と管理者の両者が協力して定期的に施設・設備の保守管理を行うことは機器の保守と安全指導の面から大変有効な手段である.当該施設のすべての施設・設備に対し使用マニュアルなどをもとにチェック項目を作成してリスト化し,毎月あるいは3カ月に一度,点検する.以下に保守管理事項例を示した.なお,衛生面に着目した施設設備の管理については,「大量調理施設衛生管理マニュアル」を参照.

表5.7 食中毒と感染源および予防法など

病原体	感染源，原因食品	潜伏期間	主要症状	予防法
腸管出血性大腸菌	人畜便で汚染された生野菜，牛肉，豚肉，飲料水	3～8日	鮮血便，腹痛，溶血性尿毒症候群	手洗い，生野菜の消毒，食肉の加熱を十分にする
サルモネラ属菌	鶏卵，卵製品，食肉，牛乳，乳製品，ペットの糞	24～96時間	下痢，腹痛，発熱，嘔気，嘔吐	食肉の加熱を十分にする．鶏卵は割ったらすぐに調理し，調理後は温度管理に気をつけ，長時間放置しない．生卵からの汚染に注意
カンピロバクター	鶏肉，豚肉，牛乳，乳製品，ペット糞の汚染飲料水	2～10日	腐敗臭の下痢，腹痛，発熱	鶏肉の加熱を十分にする．鶏肉からの汚染に注意
エルシニア	人畜便で汚染された豚肉，野菜，ペット	1～10日	下痢，腹痛，発熱	冷蔵庫でも増殖するので注意．豚肉からの汚染に注意
ブドウ球菌	調理時に汚染されたおにぎり，巻きずし，アイスクリーム，ケーキ	0.5～8時間	嘔気，嘔吐，腹痛，下痢	手に化膿創がある人は調理に従事しない．傷，あかぎれのある人は手袋などをし，食品に直接触れない．耐熱性毒素型
ボツリヌス菌	ハム・ソーセージ，いずし，真空パック・缶詰食品，魚肉製品	2時間～8日	複視，筋麻痺，構音障害，嚥下困難	真空パックや缶詰製品も80℃10分以上の加熱が効果的である．乳児へハチミツを与えるのは厳禁
腸炎ビブリオ	生の魚介類，さしみ，にぎりずし，漬け物	4～30時間	下痢，腹痛，嘔気，嘔吐，発熱	魚介類は低温保存し，調理場に放置しない．調理器を介しての二次汚染に注意
ウェルシュ菌	野菜，魚介類，獣肉などの調理・加工品，カレー	6～24時間	下痢，腹痛，嘔吐	加熱しても芽胞が残るが，芽胞が栄養型細胞になり増殖するまでに時間を要するため，調理から食べるまでの時間を短くする．保存する場合は，調理後すぐに10℃以下に置く
セレウス菌	焼きそば，スパゲッティ，おにぎりや焼き飯などの米飯類	嘔吐型1～6時間，下痢型6～24時間	嘔吐型と下痢型に分類される	
ナグビブリオ	河口魚介類（さしみ，生かき）	1～5日	コレラ類似水様下痢，腹痛	魚介類は低温保存し，調理場に放置しない．給食では，河口付近で採れた魚介類や輸入魚介類の生食を避ける
ノロウイルス（小型球形ウイルス）	人畜便で汚染された食品，飲料水	4～72時間	嘔吐，下痢，発熱	食品を加熱調理（中心温度85～90℃以上で90秒以上）する．河口付近で採れたかきの生食を避ける．生食用かきには，汚染のない環境で養殖された新鮮なものを選ぶ
A型肝炎ウイルス	人畜便で汚染された食品（生かき），飲料水	2～6週間	黄疸，悪心，悪寒	

食品衛生研究会 監，『食中毒散発例の疫学調査マニュアル』，中央法規出版(2001)，表1-1を一部改変．

(a) 施 設

天井・壁・床・建物の破損は見つけ次第，的確に修理を行う．破損の放置は，そ族・昆虫の侵入を許し衛生上の問題が生じ，また床の破損は，転倒の原因ともなる．室内殺菌灯は，皮膚や目に炎症を起こすことがあり危険なので，作業

中は切っておく．また殺菌効果が減少するため3～4カ月に1度の割合で交換する．室内蛍光灯を切れたまま放置すると，手元が暗いなかでの作業となり，けがなどの要因になるので，すぐに交換する．

(b) 保存・保管設備

冷凍庫・冷蔵庫および消毒庫の内部温度の確認を定期的に行う．パッキングや扉の破損は見つけ次第修理する．冷蔵庫のパッキングは結露のためにかびを生じやすいので，定期的に70％アルコールなどを用いて拭く．包丁・まな板殺菌庫の殺菌灯も適宜交換する．湿気が多いと殺菌効果が著しく減少し，かびなどが発生するので，水分をよくふき取ってから入れる．

(c) 動力設備

フードカッター，スライサー，合成調理器などの切断機器は，手指を切るなどの事故が起こらないよう取扱いに注意し，ネジなどのゆるみや歯の取りつけ安全装置の確認を行う．ピーラー，ミキサー，食器洗浄器，換気扇などは漏電しないようコンセントなどの防水に気をつける．リフトは定期点検を受け，制限以上の積載をしない．

(d) 加熱機器

ガスレンジ，回転釜，炊飯器，フライヤーなどの加熱機器は，ガス漏れ，ネジのゆるみ，ゴム管の破損，連結部分を点検する．また使用中は，立ち消え，空焚き，他の物への引火に注意する．ガスは，都市ガスとプロパンガスがあるので，ガスの定期検査の際に担当者に注意事項などを確認しておく．ガス漏れに気づいたらガス栓を閉め，窓を開け，十分に換気する．手動点火に不慣れな従事者がいる場合には，とくによく指導する．

(4) 危機管理対策（インシデント，アクシデント）

危機管理対策は，危機の発生予防・的確かつ迅速な措置・拡大防止を目的とするもので，どのような職場にあっても重要な事項である．給食施設においては，とくに「食中毒発生時」と「施設内などでの火災，従事者の火傷・怪我などの事故発生時」の2点について，それぞれ施設独自の事故対策マニュアルなどを作成しておく必要があり，危機発生時には即座に対応できるようにしておく．また，作成した事故対策マニュアルは，誰もが目につきやすい場所に保管し，安全衛生管理の責任者が管理する．さらに，食中毒発生時に原因の特定を行うことは，その拡大防止のために大変重要であり，給食を提供した者として責任をもって迅速に正確な情報提供を行い，疫学調査および細菌学的な調査に協力することを心がけなければならない（5.3節参照）．

また，日常の現場で大事には至らなかったが，重大な事故につながる可能性のある事柄（ヒヤリとしたこと，ハッとしたこと）を提出させること．**インシデントレポート**をもとに改善策を講じていくことで，事故を防ぐことができる．

(a) 給食施設における食中毒発生時の危機管理対策

実際の対応を行う前に，あらかじめ安全衛生管理の責任者などを決定してお

Plus One Point

危機管理の甘さにより被害が拡大したと指摘された例

平成14年(2002)7月末から8月にかけて発生した腸管出血性大腸菌O157による集団食中毒では，同じ医療法人の2施設（老人保健施設と病院）で合わせて130人の患者と9人の死者を出した．初めに発症者が現れたのが，原因食（推定）が出された日から4日目で，その3日後に1人の死者が出てから保健所に届けられた．初めの発症者が出てから1人の死者が出るまでに下血や下痢の患者が増え続けたにもかかわらず，施設内部から集団食中毒を指摘する声はなく，被害が拡大した．このことから，衛生管理意識および危機管理意識の甘さが指摘されている．この施設でも「大量調理施設衛生管理マニュアル」はもっていたとされるが，どの程度活用されていたのかは明らかではない（朝日新聞2002年10月2日）．

HACCP の制度化

平成 30（2018）年 6 月 13 日に公布された食品衛生法等の一部を改正する法律により，令和 3（2021）年 6 月 1 日より原則としてすべての食品等事業者（食品の製造・加工，調理，販売等）にコーデックスの HACCP7 原則（下記の 7 原則と 12 手順のうちの 7 原則のこと）に沿った衛生管理が求められることになった．今回の衛生管理に関する新たな制度は，営利を目的としない）給食施設にも準用される．具体的には従来から活用している「大量調理施設衛生管理マニュアル」等を参考に衛生管理を実施することが可能とされている．ただし，1 回 20 食程度未満の食事を提供する特定少数を対象とする給食施設については，HACCP に沿った衛生管理の対象外とするが，引き続き適切な衛生管理に努めることとされている．

き，また危機管理対策について話し合い，受け入れ先の病院を想定し，非常事態への対応を依頼しておく．

調理作業の停止命令が出た際の食事の確保についても，対応を依頼できる業者を選定・依頼し，厨房が閉鎖された際を想定し，非常用の献立および食材料（レトルトなど）を準備しておく．非常用の献立および食材料については，事故発生後の対策指針として，あらかじめマニュアルを作成しておくとよい．平成 13 年（2001）より改正が適用された「食中毒処理要領」および「食中毒調査マニュアル」をもとに，給食施設が対応可能な範囲を考慮した対策マニュアルの一例を図 5.1 にあげた．

（b）調理作業施設内での事故発生時の危機管理対策

調理作業施設内などでの火災，従事者の火傷・怪我などの事故に対する対策マニュアルも先の食中毒時と同様に事前に作成しておく．

5.2 安全・衛生の実際

（1）給食における HACCP システムの運用

HACCP とは，<u>危害分析重要管理点</u>（hazard analysis and critical control point）の略語であり，この概念を利用した食品衛生・安全管理システム（<u>HACCP システム</u>）を意味する場合もある．HACCP システムは，アメリカ宇宙計画の食品製造における優れた食品衛生管理システムであり，それぞれの調理工程ごとに危害分析を行い，可能性のある危害または危害原因物質（生物学的，化学的，物理的危害）を特定し，リスト化し危害の発生を防止する措置を決定する．さらに，その管理内容をすべて記録することにより調理の安全確保

食品中の放射性物質と内部被ばく

放射性物質を含む食品の摂取によって，放射性物質が体内に取り込まれると体外に排出されるまで内部被ばくが続く．日常生活で私たちは自然放射線によって被ばくされている（自然放射線による年間線量：2.4 mSv（ミリシーベルト），そのうち内部被ばく：1.55 mSv，そのうち食品など：0.29 mSv，消費者庁資料より）．

平成 23 年（2011）3 月の福島第一原子力発電所の事故後は，事故で放出された放射性物質からの被ばくが追加されることになった．食品からの被ばくに対する放射性セシウムの年間線量の上限値については，現在のところ 1 mSv（国際機関のコーデックス委員会のガイドラインを踏まえた値）である．この基準値に合わせ，四つの食品区分ごとに放射性セシウムの新基準値が設定された〔飲料水 10Bq（ベクレル）/kg，牛乳 50Bq/kg，一般食品（加工食品も含む）100Bq/kg，乳児用食品 50Bq/kg，厚生労働省資料より〕．この基準に合わせ原子力災害対策本部が定めた「検査計画，出荷制限等の品目・区域の設定・解除の考え方〔平成 24 年（2012）7 月改正〕」を踏まえ厚生労働省が「地方自治体の検査計画」を示し，各自治体がこれに従って検査を実施している．ただし，厚生労働省や消費者庁のホームページを参考にし，最新の情報を得ることが望ましい．

```
                                                              記入開始日時　　月　　日　　時
(1) 至急対応事項
　　安全衛生管理の責任者(氏名　　　　　)が，以下の対応についてそれぞれ担当を決定し，対応を指示する．
　　○　医療機関に連絡し，患者の受け入れを要請する．(担当者氏名　　　　　)
　　　　××市民病院　電話番号 000-000-0000　　　　　　　(受入可・不可　　　人)
　　　　△山記念総合病院　電話番号 000-000-0000　　　　　(受入可・不可　　　人)
　　　　○×市救急センター　電話番号 000-000-0000 (土日夜間)　(受入可・不可　　　人)
　　　　△△都道府県病院　電話番号 000-000-0000 (土日夜間)　(受入可・不可　　　人)
　　○　保健所(××市保健所　食中毒担当窓口　電話番号 000-000-0000)に連絡し，食中毒事件発生の可能性を伝える(食中
　　　　毒の判断を下すのは，保健所である)．(担当者氏名　　　　　)
　　　　保健所からの緊急措置などの指示(　　　　　　　　　　　　)
　　　　その措置の実状(　　　　　　　　　　　　　　　　)
　　○　被害情報を収集・整理する．(担当者氏名　　　　　)
　　　　施設名　　　　　　　　当該施設における常時の食数　　　　　食
　　　　患者数　　　　　人　　日　　時　時点　年齢　　～　　歳
　　　　主症状など(　　　　　　　　　　　　　　　　　　　　　　　)
(2) 情報収集と提供
　　安全衛生管理責任者(氏名　　　　　)が，以下の対応について再び担当を決定し，さらに詳細な被害情報を収集整理するともに，
　　保健所が実施する一次感染の調査研究(原因病原体の特定など)に協力する．
　　○　患者初期細菌学的調査・検査への協力(担当者氏名　　　　　)
　　　　施設内に吐物・便などが残されているか(有　無)　有の場合，保健所担当者に伝える．
　　○　検査用保存食を提出する．(担当者氏名　　　　　)
　　　　提出日時(　　月　　日)
　　　　保健所担当者指導により(　　月　　日　　食～　　月　　日　　食)まで提出
　　○　給食施設関係調査・検査に協力する．(担当者氏名　　　　　)
　　　　提出物リスト　　　日～　　日までの献立(　　)
　　　　　　　　　　　　衛生管理チェックリスト(　　)　　　温度管理表(　　)
　　　　　　　　　　　　食品の仕入元(　　　　　　　　　　　　　　　　　　)
　　　　　　　　　　　　保健所の要請に応じて提出したもの(　　　　　　　　　　　)
　　　　＊拭きとり検査，使用水の検査，汚水の検査などが保健所の担当者によって実施され，また，献立，調理状況，調理
　　　　従事者，食品の仕入元および取扱い，使用器具・用具，調理施設・設備について調査があるので，正確な情報を提供
　　　　する．
　　○　給食システム調査に協力する．(担当者氏名　　　　　)
　　　　調理場は，(単独　共同)　　　　献立は他の給食施設と(共有　単独)
　　　　献立が共有の場合食品の仕入先　(施設　　　　　　と同じ　すべて異なる)
　　○　食中毒調査票に基づく喫食調査に協力する．(担当代表者氏名　　　　　他　　　人)
　　　　＊発症日時，医療機関名，症状，献立名による喫食調査(1日～14日)および欠食・残食調査を，入院患者は保健所の
　　　　食品衛生監視員が，その他は原因施設職員など(栄養士・管理栄養士や学校の場合教員など)が調査にあたる．
(3) 事故後の給食　　＊学校などの場合，一時的な弁当への切り替えも考えられる．
　　安全衛生管理責任者(氏名　　　　　)が，担当者を決定する．
　　○　仕出し・弁当等の手配(担当者氏名　　　　　)
　　　　発注食数(常食　　　　食)
　　　　弁当屋○×　電話番号 000-000-0000　　　　　　　(受注可・不可　　　食)
　　　　仕出屋Ａ亭　電話番号 000-000-0000　　　　　　　(受注可・不可　　　食)
　　　　BCD弁当　電話番号 000-000-0000　　　　　　　　(受注可・不可　　　食)
　　○　特別食の調理のための手配・作業指示(担当者氏名　　　　　)
　　　　従業員食堂の厨房の確保　内線 0000
　　　　非常時調理作業員の確保(通常の調理作業従事者除く)　必要人数　　人
　　　　(氏名　　　　　　　　　　　　　　　　　　　　　　　　　　　　　)
　　　　非常時簡易献立による特別食用食材料(レトルトなど)確保(担当者氏名　　　　　)
```

図 5.1　某給食施設での食中毒対策マニュアル(記入式)

HACCPシステム 7原則と12手順

手順
1. HACCP専門家チームの編成
2. 製品(料理)の特徴の確認
3. 製品(料理)の使用方法,対象者の確認
4. 調理工程一覧図,施設の図面,標準作業量の作成
5. 調理工程一覧図の現場での確認
6. 原則1 危害分析(HA)
7. 原則2 重要管理点の設定
8. 原則3 管理基準決定
9. 原則4 モニタリングの設定
10. 原則5 改善措置の設定
11. 原則6 検証方法の設定
12. 原則7 記録書類の整備

トレーサビリティ

平成15年(2003)の改正で追加された。
生産流通の履歴を管理し,追跡するシステム。生産履歴管理あるいは製造履歴管理ともいう。食品や給食に問題が生じた際,速やかな対応を可能にする。

ロット番号

ロット(lot)とは,生産単位としての同一種類の製品の集まりを示す。したがって,食中毒が疑われた食品のロット番号がわかれば,追跡調査が可能になる。つまり,原因食品と同じロット番号でまだ使われていない食品を回収し,原因究明を行うとともに,さらなる食中毒の広がりを防止できる〔大量調理衛生管理マニュアルの平成15年(2003)8月の改正において,原材料の受け入れ時の管理に,ロットが確認可能な情報などを記録し,1年間保管することが新たに提示された〕。

を図る。

(2) 大量調理施設衛生管理マニュアル

給食業務においては,厚生労働省が平成9年(1997)に特定給食施設の事故防止の目的で,HACCPの概念にもとづく衛生管理方法として示した「**大量調理施設衛生管理マニュアル**」〔平成29年(2017)6月改正〕を活用する。このマニュアルは,同一メニューを1回300食以上または1日750食以上を提供する調理施設に適用することとされているが,より小規模な給食施設においても活用することが望ましい。

大量調理施設衛生管理マニュアルは,以下の点に注意し現実の作業を考慮しながら作成されている。

① 調理室内と外部との接点を減らす(調理場への菌のもち込みを減らす)。
② 調理従事者の衛生・健康管理の徹底を図る〔調理場への菌(とくに危険なもの)のもち込みを減らす〕。
③ 目的ごとの区分け(作業区域,使用器具など)を徹底する(調理場に入った菌を拡散させない)。
④ 生食に関わる食品,食器,調理器具などの消毒を徹底する(生食する食品に付着した菌を殺す,あるいは菌を付着させない)。
⑤ 原材料,調理中および調理後の食品の温度管理を徹底する(調理場に入ってしまった菌を増やさない,または殺す。および加熱操作などにより減少させた食品中生菌数を再増加させない)。
⑥ 温度・時間などを記録保存する〔記録することによって事故防止を確認し,また,事故の際の追跡ができ(**トレーサビリティ**),被害の拡大防止および再発防止に役立てる〕。
⑦ 原材料および各調理段階の食品を一部,検査用保存食として確保する(トレーサビリティのため)。
⑧ 原材料について品名,仕入れ元の名称・所在地,生産者の名称・所在地,製造年月日,ロット番号,仕入れの年月日などの情報を記録し,1年間保管する。

現場では,このマニュアルをそれぞれの施設の状況に合わせて最大限に活用できるシステムを整備することが重要である。なお,システムを作成する際に不明な点などがある場合は,保健所などに指導を仰ぎ,より適正なシステムとする。表5.8に大量調理施設衛生管理マニュアルをもとに作成した給食施設におけるHACCPリストの一例を示した。

大量調理施設衛生管理マニュアルの平成29年(2017)6月の改定においては,野菜および果物を加熱せずに高齢者等に供する場合の殺菌について追記がされた(巻末資料参照)。この追記は,平成28年(2016)の8月に発生した老人ホーム等(グループ内4施設)における食中毒事件の原因食品として特定された「きゅうりのゆかり和え」の調理工程によって有症者の有無に違いが出たことが明

表5.8 給食施設におけるHACCPリスト

作業区域	重要管理点	想定される危害	管理基準	改善措置
(検収室・食品保管庫・下処理室) 汚染作業区域	原材料の受け入れ ・納入業者 ・食材の検収 ・食材の包装除去	業者を介しての汚染 腐敗，異物混入 包装を介しての汚染	業者の保菌検査(定期) 食材の選定，温度計測 専用容器への移し替え	業者の指導，変更 返品，廃棄 専用容器の整備
	食材の保管 ・出納，整理 ・保管状況	食材間での汚染 腐敗	保管場所の区分化 保管温度，期限の厳守	保管設備の整備 廃棄
	下処理 ・洗浄 ・皮剥，切砕	土などの残存 食材間での二次汚染	食材別の洗浄方法基準 器具類の用途別使用	再洗浄 器具類の整備
(主調理室) 準清潔作業区域	下調理*1 ・混合，成形 ・消毒	手，器具による二次汚染 食材間での二次汚染 消毒不足による菌の残存	手指，器具の清潔保持 器具類の用途別使用 食材別の消毒方法基準	手指，器具の再洗浄 器具類の整備 再消毒
	加熱調理 ・加熱処理	加熱不足による菌の残存	調理別温度，時間の厳守	再加熱
	加熱後作業 ・食缶等への移し替え ・急冷	手，器具による二次汚染 急冷不足による菌の増殖 落下菌による汚染	消毒済み器具使用の徹底 手袋，マスク使用 急冷温度，時間の厳守 容器のふた使用	器具類の再消毒 再加熱 廃棄検討*2 再加熱
(配膳スペース・カフェテリア) 清潔作業区域	冷菜調理 ・混合	手，器具による二次汚染 落下菌による汚染	消毒済み器具使用の徹底 手袋，マスク使用 容器のふた使用	器具類の再消毒 廃棄検討 廃棄検討
	保管 ・保温(65℃以上) ・保冷(10℃以下)	温度低下による菌の増殖 温度上昇による菌の増殖	温度管理，保存時間の厳守 温度管理，保存時間の厳守	廃棄検討 廃棄検討
	配食 ・盛りつけ	手，器具による二次汚染	消毒済み器具使用の徹底 手袋，マスク使用	器具類の再消毒 廃棄検討
	配膳 ・カフェテリア ・配膳車	手，器具による二次汚染 配膳車による二次汚染	消毒済み器具使用の徹底 手袋，マスク使用 配膳車の清潔，消毒	器具類の再消毒 廃棄検討 廃棄検討

*1 下調理の内容は，施設によって下処理として汚染作業区域に入ることもある．
*2 廃棄検討：加熱調理などを終えた後の最終工程において，管理基準が守られておらず，再加熱などの処置も不可能な場合には廃棄を検討する．

らかにされたことによって行われた(表5.9)．有症者の出た2施設では合わせて84名の患者(うち死者10名)を出していたが，工程に加熱殺菌，あるいは次亜塩素酸ナトリウム溶液による殺菌を行った施設では，有症者が出ていないことが明らかになった．この食中毒の原因菌は腸管出血性大腸菌O157であると

牛海綿状脳症（BSE）
牛海綿状脳症の牛の細胞内でつくられた，異常化したプリオンが引き起こす脳症である．日本では，病原体のヒトへの感染を防止する措置として，牛海綿状脳症に罹患またはその疑いが明らかとなった獣畜の，肉や臓器の販売や輸入が食品衛生法施行規則によって禁止されている．

表5.9 老人ホーム等グループ4施設の「きゅうりのゆかり和え」の工程と有症者の有無

有症者発生	工程①	工程②	工程③	工程④	工程⑤	工程⑥	工程⑦
有	きゅうりの流水洗浄	スライス	ゆかりと和える	冷蔵保存			
有			塩もみ	ゆかりと和える	冷蔵保存		
無			加熱*1	流水冷却	ゆかりと和える	冷蔵保存	
無		次亜塩素酸ナトリウム溶液浸漬*2	流水洗浄	スライス	塩もみ	ゆかりと和える	冷蔵保存

*1 沸騰水に入れ3〜5分間加熱．
*2 次亜塩素酸ナトリウム溶液（40 ppm）に5分間浸漬．
厚生労働省発表情報より作表．

特定された．また，原因食品はきゅうりであった．生野菜は肉や魚に比べて付着している一般生菌数が少なく食中毒とイメージがつながりにくい．そこで上記マニュアルには，「特に給食施設の利用者が高齢者や若齢者および抵抗力の弱い者を対象とする施設で（野菜や果物などを）加熱せずに供する場合には殺菌を行うこと」と加筆された．

HACCPのモニタリング

　HACCPを導入するにあたり重要なことは，計画したことを実行して記録し，異常値を迅速に見つけることである．実際の業務において，① 冷蔵庫・熱機器などの温度・機器管理，検品・調理時の食品の温度を測り記録すること，② 測定したデータを集めること，③ データを整理し，温度等の異常を見つけること，④ 記録データを保管すること，⑤ 記録データをフォーマットに出力し，書類を作成することが求められる．人材不足が深刻さを増すなか，記録・管理の行程にICTおよびIoTの技術が導入されている．

　食材を保管する冷凍冷蔵庫，スチームコンベクションオーブン，ブラストチラー，チルド保管，再加熱カート，配送のそれぞれの庫内温度，各工程の食材や料理の中心温度を自動測定し，そのデータをインターネット経由で一元管理する．データに異常が見られた場合は，自動的に担当者へメールなどで連絡がくる仕組みである．このように省人化を図ることで，調理現場では本来取り組むべき業務に注力することが可能になる．

ICT：Information and Communication Technology の略で情報通信技術と訳され，通信技術を活用した情報や知識の共有のこと．

IoT：Internet of Things　の略で，身のまわりのモノがインターネットに接続したり，相互に接続したりすることを指し，それによりモノが相互に通信し，遠隔から認識・測定・制御が可能となること．

（3）衛生教育（一般衛生管理プログラム）

食中毒を防止するためには，直接および間接的な給食作業従事者が正しい衛生知識と衛生管理の意識をもつことが最も重要である．また近年，食の安全を脅かす事態が生じており，このような食の安全性に関する的確な情報を迅速に把握し対応する必要がある．そのためにも，給食作業従事者の教育は重要である．

（a）給食作業従事者の衛生教育

給食作業従事者の採用時には業務に関する安全・衛生のための教育を行うことが，「労働安全衛生法第59条，同規則第35条」に定められている．そのため，作業従事者全員を対象に各施設で定期的に勉強会を行う，あるいは資料を作成し掲示または配布するなどして，衛生学の基礎と新しい情報について常日頃から勉強し，施設内外での対策などを検討していく必要がある．また，施設内での対策については，作業従事者全員で意見を出し合い，全員が衛生管理に積極的に関わるようにすると，調理作業中における衛生意識が高まる．具体的には，作業開始時などには，チェックリストを作成して毎日あるいは定期的に点検する．また，チェックが形骸化しないための見直しや再教育も必要である．

衛生に関するチェックリストの例は，「大量調理施設衛生管理マニュアル」の別添（巻末資料1参照）「調理施設の点検表」「従事者等の衛生管理点検表」「原材料の取扱い等点検表」「検収の記録簿」「調理器具等および使用水の点検表」「調理等における点検表」「食品保管時の記録簿」「食品の加熱加工の記録簿」「配送先記録簿」を参考に，それぞれの施設に適したものを作成するとより実用的である．

（b）食品納入業者の衛生教育

納入業者にも毎月1回以上の検便を実施し，証明を提出させることが望ましい．また，納入業者が定期的に実施する食品の微生物および理化学検査の結果を提出してもらい，1年間保管する．また，納入業者からの食材料の納入は検収室（汚染区域内）で行い，調理作業従事者などが立ち会う．これら衛生管理項目を納入業者に履行してもらうために，配布用の媒体などを利用して衛生教育を実施し，自主的な判断により配送中の保存温度などを配慮するように促す．

（c）利用者の衛生教育

利用者の衛生意識を高め，各自の衛生管理を徹底させるために，食堂にポスターを貼る，媒体などを配布するなどして衛生教育を行う．具体的には，喫食前の手洗いの励行や食堂に入室する際の服装や履物の衛生面での配慮を促す．

近年，食品の安全性に関する問題で給食に影響が出ている．そこでさまざまな問題を迅速に的確に把握し，対応する必要がある．厚生労働省および農林水産省のホームページには，このような問題について理解を促すための情報がホームページ上に公開されているので，問題発生時には最新情報を度々確認するとよい．

Plus One Point
鹿児島県の対応例

保健所の食品衛生監視員で構成される鹿児島県調理施設衛生対策プロジェクトが，「大量調理施設衛生管理マニュアル解説表（学校編 Ver 1.2）」および「大量調理施設衛生管理マニュアルQ&A集」を作成し，実際に活用して生じた疑問などについて回答，解説している．たとえば，「マニュアル中に非加熱で供する野菜や果物の殺菌方法として，次亜塩素酸殺菌法と同等の効果をもつもので殺菌してもよいとされているが？」という問いに，「食酢，クエン酸などの食品添加物として使用可能な有機酸の0.1～1 w/v％濃度溶液による処理でも殺菌できる」と回答している．また，検査用保存食については原材料も50 gずつ保存することとされているが，「原材料のうち調味料や乾物は除いてよい」と回答している．

各省ウェブサイトの内容
厚生労働省（https://www.mhlw.go.jp）：食品安全情報，トピックス，緊急情報．
農林水産省（https://www.maff.go.jp）：農畜産物の安全対策に関する情報，新着情報．

（4）安全・衛生管理の評価

安全および衛生管理の大きな目標・目的は，「喫食者に衛生的で安全な食事の提供を行うこと」，「調理作業従事者（労働者）の安全を確保すること」，「事故発生時における拡大防止および再発防止に努めること」の三点である．これら三点に加え，3カ月あるいは6カ月ごとに衛生管理に関する小目標を定めると，作業従事者や管理者の安全・衛生管理意識が高まる．その目標に向けて（安全・衛生管理）計画を行い，実施し，評価し，その評価にもとづいて再び計画を行う．このような Plan → Do → Check → Act のサイクルを繰り返すことにより，作業従事者の安全・衛生への意識を常時高めておくことが可能になる．

また，衛生教育の項で述べたチェックリストの評価も定期的（1カ月または3カ月など）に行い，必要に応じて注意を喚起し，改善を試みる．

5.3 事故・災害時対策

（1）事故の種類

事故とは，内閣法第9条によれば「業務執行の支障となるような出来事」とされている．また災害とは，災害対策基本法によれば「異常な自然現象または大規模な火事もしくは爆発その他その及ぼす被害の程度においてこれらに類する政令で定める原因により生ずる被害をいう」とされている．この定義はおもに自然災害に近い状況を想定していると考えられる．

一方，労働災害の場合は，労働安全衛生法第2条第1号において「労働者の就業に係る建造物，設備，原材料，ガス，蒸気，粉塵等により，又は作業行動その他業務に起因して，労働者が負傷し，疾病にかかり，又は死亡することをいう」とされている．また労働災害は，自然災害ではないので人為災害の一つに分類される．以上のように，事故と災害はどちらも業務執行の支障となるようなでき事であるが，災害という言葉は社会的な問題として比較的大きな場合に用いられる．

ここで，給食施設において対応する必要のある事故（または災害）を表5.10のように分類し，給食施設における事故・災害の例などをまとめた．表中で，管理災害とされているものは管理体制の不備によって生じる災害のことである．「大量調理施設衛生管理マニュアル，5 その他，(2)施設設備の管理」の項に，必要に応じた補修をするように記載されている．食中毒を引き起こす微生物の混入を防ぐとともに，施設設備の管理を行って機器・器具からの異物の混入を防止する必要がある．

（2）事故の状況把握と対応

衛生管理に起因する事故は食中毒事故と呼ばれ，食品衛生法の食中毒処理要領に都道府県および保健所設置市，特別区の対応が示されている．給食施設においては，食中毒の発生の可能性を保健所に伝え，調査に協力する必要がある．調査項目は食品衛生法施行規則の第75条（様式第14号の食中毒事件票，図

表 5.10 給食施設における事故の分類

事故・災害の種類	関連する管理項目	おもな被害対象	給食施設における事故・災害の例
衛生管理に起因する事故	衛生管理・作業管理 等	利用者	大腸菌 O157 による食中毒事故
人為災害（労働災害）	労務管理・施設設備管理 等	作業従業者	ガスコンロの不完全燃焼による一酸化炭素中毒 スチームオーブンの蒸気による火傷
人為災害（管理災害）		施設設備 食事	設置機器の管理不足による附属備品の落下および食事への混入
自然災害	すべての管理項目	利用者・作業従事者・施設設備・食事	地震による厨房内設備の倒壊 水害による電線の切断による停電 河川の氾濫による厨房の浸水や汚染など

5.2）に食中毒事件詳報の記載内容として示されているのが，発生年月日，発生場所，原因食品等を摂取した者の数，死者数，患者数，原因食品等，病因物質の7項目であるが，これらの概要項目に加え，患者・死者・摂食者の状況，原因食品の特定までの経過や汚染経路，病因物質の特定までの経過などが食中毒事故の状況把握のために必要とされている．一方，食中毒発生の疑いをもった医師からの第一報の届出については，同施行規則第72条に示されたとおり，医師の住所・氏名，患者もしくはその疑いがある者または死者の住所，氏名，年令，食中毒の原因（食品・添加物・器具・容器包装・おもちゃなど），発病年月日および時刻，診断または検案年月日および時刻，とされている．食中毒防止対策としては厚生省（当時）通達の「大規模食中毒対策等について」の別添「大量調理施設衛生管理マニュアル」に従い，施設ごとに運用マニュアルを作成して対応する．

事業主は労働災害（労災）を防止する責務がある．労災事故が発生した場合，当該事業主は労働基準法により補償責任を負わなければならない．そのため，事業主は，労働災害等により労働者が死亡または休業した場合には，遅滞なく**労働者死傷病報告**等を労働基準監督署長に提出しなければならない．労働者死傷病報告は労働災害統計の作成などに活用され，提出された報告書をもとに労働災害の原因分析が行われ，同種労働災害の再発を防止するための対策の検討に生かされるなど，労働安全衛生行政の推進に役立てられる．なお，労災保険の請求は被災者本人が行うことができ，被害の内容により，療養（補償）給付，休業（補償），傷病（補償）年金，障害（補償）給付，遺族（補償）給付，葬祭料（葬祭給付），介護（補償）給付がある．これらの労災事故を同じ職場内でも繰り返さないため，当該労働者の被害状況（怪我，疾病，死亡など）および原因（施設設備の老朽化，作業内容の難易度，過重労働など疲労の程度など）を把握し，同様の事故を防止するための措置を講じる必要がある．

様式第十四号（第七十五条関係）　　　　　　　　食中毒事件票

F	厚 平成　　　　登録		都道府県等事件番号	
保健所符号			保健所事件番号	

(1)	原因となった家庭・業者・施設等の所在地	1 国内　都道府県　　　　市郡　　　　区町村 2 国外 3 不明
(2)	初発患者	発病年月日　　年　月　日　　保健所受理年月日　　年　月　日
(3)	原因となった業者・施設等の名称	
(4)	原因となった家庭・業者・施設等の種別	1 家庭　　　　　　3 学校　　　　　　　　　c その他　　　　　6 飲食店 2 事業場　　　　　　A 給食施設　　　　　　B 寄宿舎　　　　　7 販売所 　A 給食施設　　　　　　単独調理場　　　　　C その他　　　　　8 製造所 　　a 事業所等　　　　　イ 幼稚園　　　　　4 病院　　　　　　9 仕出屋 　　b 保育所　　　　　　ロ 小学校　　　　　　A 給食施設　　　　10 採取場所 　　c 老人ホーム　　　　ハ 中学校　　　　　　B 寄宿舎　　　　　11 その他 　B 寄宿舎　　　　　　ニ その他　　　　　　C その他　　　　　12 不明 　C その他　　　　　　b 共同調理場　　　　5 旅館
(5)	原因食品名	
(6)	原因食品の種別	〔魚介類〕　　　　　　5 その他　　　　　　　　〔野菜及びその加工品〕　13 菓子類 1 貝類　　　　　　　　6 肉類及びその加工品　　10 豆類　　　　　　　14 複合調理食品 2 ふぐ　　　　　　　　7 卵類及びその加工品　　11 きのこ類　　　　　15 その他 3 その他　　　　　　　8 乳類及びその加工品　　12 その他　　　　　　16 不明 〔魚介類加工品〕　　　　9 穀類及びその加工品 4 魚肉練り製品
(7)	原因食品の判定	原因食品の種別番号　　　　　　　　　　　　　　　　　　　　　　　　　　　　　　　　 　　　　　　　　　確定　　　　1　　　　　1　　　　　1 　　　　　　　　　推定　　　　2　　　　　2　　　　　2
(8)	摂食場所	
(9)	摂食場所の種別	1 家庭　　　　　　　B 寄宿舎　　　　　　　c 中学校　　　　　　B 寄宿舎 2 事業場　　　　　　C その他　　　　　　　d その他　　　　　　C その他 　A 食堂又は居室　　3 学校　　　　　　　　B 寄宿舎　　　　　　5 旅館 　　a 事業所等　　　　A 食堂又は教室　　　　C その他　　　　　　6 飲食店 　　b 保育所　　　　　　a 幼稚園　　　　　　4 病院　　　　　　　7 その他 　　c 老人ホーム　　　　b 小学校　　　　　　　A 病室　　　　　　　8 不明
(10)	摂食場所における調理の有無別	1 有　　　　　2 無　　　　　3 不明
(11)	病因物質	
(12)	病因物質の種別	1 サルモネラ属菌　　　8 セレウス菌　　　　　　15 パラチフスA菌　　　22 その他の寄生虫 2 ぶどう球菌　　　　　9 エルシニア・エンテロコリチカ　　16 その他の細菌　　　23 化学物質 3 ボツリヌス菌　　　　10 カンピロバクター・ジェジュニ/コリ　17 ノロウイルス　　　24 植物性自然毒 4 腸炎ビブリオ　　　　11 ナグビブリオ　　　　　18 その他のウイルス　25 動物性自然毒 5 腸管出血性大腸菌　　12 コレラ菌　　　　　　　19 クドア　　　　　　26 その他 6 その他の病原大腸菌　13 赤痢菌　　　　　　　　20 サルコシスティス　　27 不明 7 ウェルシュ菌　　　　14 チフス菌　　　　　　　21 アニサキス

(13) 検査の状況	検査状況	検体	患者から採取した物	その他の者から採取した物	食品	器具・容器包装	その他
	検査の有無		1 有 2 無	1 有 2 無	1 有 2 無	1 有 2 無	1 有 2 無
	病因物質の有無（検査有の場合のみ記載）		3 有 4 無	3 有 4 無	3 有 4 無	3 有 4 無	3 有 4 無

(14) 患・死者の別		年齢	総数	0歳	1〜4	5〜9	0〜14	15〜19	20〜29	30〜39	40〜49	50〜59	60〜69	70〜	不明
患・死者・摂食者の状況	男	患者													
		死者（再掲）													
	女	患者													
		死者（再掲）													

患者数　合計　　　名　　死者数（再掲）合計　　　名　　摂食者数　合計　　　名

移送	県　　　　　　　保健所から　　　　　　　枚
	県　　　　　　　保健所から　　　　　　　枚
	県　　　　　　　保健所から　　　　　　　枚
備考	

日本工業規格A列4番

図5.2　食中毒事件票

(3) 災害時の給食の役割と対策の意義

自然災害は，地震災害と気象災害に大別することができる．わが国の近くには深い海溝があるため，たびたび大地震に見舞われたり，南で発生する台風が北向きに進路をとった場合に通過することで被害を受けてきた．気象災害の代表例である台風は年間を通じて発生するが，毎年初夏から秋ごろに日本付近に接近あるいは上陸することが多い．台風のおもな被害は，豪雨による河川の氾濫や堤防の決壊，暴風による屋根の破損や樹木の倒壊による電線の切断などである．給食施設への影響としては，停電や建物の破損のほか，河川の氾濫による厨房の浸水や汚染，電気の供給停止などがある．いずれの被害においても対応は困難であるが，被害エリアが部分的であることが多く，地震に比べると近隣からの支援を受けやすい．一方で，地震災害は被害エリアが広範に及ぶことが多く，近隣の施設も被害を受けている可能性が高く，多くの困難な対応を長期間にわたって続ける必要が生じる．

平成7年(1995)1月17日に発生した阪神・淡路大震災は兵庫県南部地震(最大震度7)による大震災であり，兵庫県を中心とし近畿圏の広域で大きな被害が出た．その死者は関連死を含め，6,000人を超えた．また，平成23年(2011)3月11日に発生した東日本大震災は，東北地方太平洋沖地震(最大震度7)およびこれに伴う東北地方の後半域の津波と福島第一原子力発電所事故による災害である．どちらの震災においても被害範囲が広く，交通・通信が遮断された状態により，災害後の避難生活の支援も難しい状況となった．

地震災害において対応を求められる給食施設が病院などであり，施設に利用者が残っている場合には「① 利用者の食事の確保」に努める．一方，学校などで利用者が自宅や避難先にいる場合には「② 稼働可能な設備を使用して避難所への食事等支援」を行う．そのために，こうした大規模災害発生に平常時から備えておくことが重要となる．① 利用者の食事の確保のための取組みの第一段階は，「広域災害への対応マニュアル」の作成である．マニュアルの内容としては，仕事の分担を明示した関係職員の連絡網，非常食・非常用食器器具の備蓄，近隣他施設との協力体制の整備などがある．1日3食を提供する施設においては，2～3日間程度の食事提供ができるように食材の備蓄を計画する必要があるとされる．

対策計画は，フェイズ0(発生から24時間以内)，フェイズ1(72時間以内)，フェイズ2(4日目～1カ月)，フェイズ3(1カ月以降)に分けて立てる．これらの計画の訓練を兼ねて，備蓄食品を用いた災害給食を1年に1～2回程度は実施しておくことが望まれる．訓練の際には停電によりパソコンなどが使用できなくなる場合も想定して実施する．一方，② 稼働可能な設備を使用して避難所への食事支援を行うためには，日本栄養士会作成の「災害時の栄養・食生活支援マニュアル」などをもとに，平常時から対応を検討しておくとよい．

被災地における救援活動で最も重要なことは「被災者を第一に考えたサポー

「災害時の栄養・食生活支援マニュアル」
http://www.dietitian.or.jp/eq/pdf/5.pdf
避難所での支援や，炊き出しを行う際の管理栄養士・栄養士の活動に関するマニュアル．具体的な掲示例や報告書等の書式が載っており，日本栄養士会のホームページからダウンロードできる．

災害支援情報

日本栄養士会のホームページから 日本栄養士会 ⇒ 実践情報 ⇒ お役立ちリンク集 ⇒ 危機管理情報 ⇒ 災害 、または 日本栄養士会 ⇒ 日本栄養士会とは ⇒ 五つの主な政策・事業 ⇒ 災害支援 とたどると災害支援情報を閲覧・ダウンロードできる。このページの下の方にお役立ちデータ集とあり、各種マニュアルが並べてある。キーワードでも検索できるが、公益社団法人日本栄養士会トップ画面からアクセスし、活動内容に興味関心をもってほしい。

ト」をすることであり、管理栄養士・栄養士にはおもに食事や栄養補給面での支援が求められる。支援者としての心構えを学び、炊き出しの計画も平常時から用意しておく。厨房外での調理においては衛生管理の方法も異なり、不足しているラップフィルム（水不足の際の皿の汚れ防止に使用）を交換するべきか否かなど、その場に応じた柔軟な対応が求められる。また、避難所での食事相談という支援もできる。高齢者、乳児、疾患をもつ人（糖尿病、腎臓病、アレルギーなど）が一般に支給される食事が食べられない場合もあるため、その場合は記録表をつくって対応する。

（4）災害時のための貯蔵と献立

災害時のための備蓄食品の貯蔵については、1日3食を提供する施設においては、少なくとも2～3日間程度（フェイズ1まで）の食事提供ができるように計画する必要がある。備蓄食品を購入・保管し、消費期限が過ぎないよう適切

表5.11 災害発生から1日目までの一般食と嚥下困難者用食の熱源および水の確保ができない場合の例

区分	食事の回数	備蓄食品	1人あたりの量
一般食	災害発生後1食目	パン パイン缶 牛乳	1袋 1缶（110 g） 200 mL
	災害発生後2食目	パン スープ 白桃缶 茶（ペットボトル）	1袋 1袋（200 g） 1缶（110 g） 1本（250 g）
	災害発生後3食目	パン 鮭水煮缶 みかん缶 乳酸菌飲料	1袋 1缶（150 g） 1缶（110 g） 1本（65 mL）
嚥下困難者用食	災害発生後1食目	全がゆ（5倍がゆ） 形態調整デザート （ゼリーなど） 形態調整果実 ふりかけ	1缶（280 g） 1缶（70 g） 50 g 1袋（2 g）
	災害発生後2食目	鮭かゆ スープ 形態調整果実 茶（ペットボトル）	1缶（280 g） 1袋（200 g） 50 g 1本（250 g）
	災害発生後3食目	全がゆ（5倍がゆ） 形態調整惣菜缶 形態調整果実 ふりかけ	1缶（280 g） 1缶（95 g） 50 g 1袋（2 g）

形態調整果実、形態調整惣菜缶：うらごし状、ムース状、ペースト状。
「広域災害に対する対応マニュアル」と災害時の経験談記録（平成27年）、全国国立病院管理栄養士協議会発行より作成。

な頻度で買い替えを進めていくためにも，これらの計画の訓練を兼ねて，備蓄食品を用いた災害給食を1年に1～2回程度は実施しておくことが望まれる．この頻度を1年に3日間，たとえば，1月17日，3月11日，9月1日に「防災の日」として，備蓄食品を使用した災害時献立を提供してはどうだろうか．このようにすると，備蓄食品を定期的に買い替えつつ，災害時の計画に必要な物資の確認，作業マニュアルの確認などが行える．実際を想定した計画では，熱源と水の確保の有無ごとに異なる計画表をつくる必要がある．

表5.11には，熱源も水も確保できなかった場合の献立例を示した．この献立を見て，非災害時に提供されると嫌がる利用者が多いと思われる．熱源と水が手に入らない場合は，備蓄食品のアルファ米(五目御飯など)も提供できない．そこで非災害時に提供する災害時食は，熱源と水が確保できる場合のものが現実的な選択となる．施設ごとに備蓄食品を使用した献立づくりを検討する場合は，簡単でおいしい味の組合せになり，手間と時間をかけないための工夫が求められる．

練 習 問 題

次の文を読み，正しいものには○，誤っているものには×をつけなさい．

(1) 食品衛生法では，生鮮魚介類および食肉等を10℃以下で保存することとしている．
(2) 生鮮食品は，出回り期のものを利用すると，おいしいものを安価で購入できる．
(3) 食中毒には感染型と毒素型があるが，感染型のほうが一般に潜伏期間が短い．
(4) 感染症には種々の感染経路があるが，給食ではおもに飛沫感染が問題となる．
(5) ノロウイルスは，平成15年(2003)8月までは小型球形ウイルスと呼ばれていた．
(6) 気温の高い7月から9月は細菌が繁殖しやすく，食中毒が増加する．
(7) サルモネラ属菌の食中毒は，卵の殻が感染源となることが多い．
(8) ボツリヌス菌の食中毒は，食肉加工品や魚肉製品を感染源とすることが多い．
(9) セレウス菌の食中毒は，河口付近でとれたかき(貝)を生食した際に発症することが多い．
(10) 特定給食施設においては，作業区域や使用器具を衛生段階に応じて使い分ける．
(11) トレーサビリティは，食中毒の発生を予防するための衛生管理手段である．
(12) 特定給食施設における危害分析重要管理点は，施設ごとに異なる．
(13) 大規模な地震を想定して準備すれば，他のほとんどの災害に対応できる．
(14) 各給食施設では，災害に備えて非常用食品を備蓄する必要がある．
(15) 災害時の備蓄として，日常的に在庫上限量を維持する．
(16) 備蓄食品の賞味期限に注意し，入れ替えを行う必要がある．
(17) 平常時から給食業務に必要なデータのバックアップを心がける．

■出題傾向と対策■
安全および衛生管理の目標と目的，食中毒・感染症の特徴と給食施設での発生状況，予防対策，衛生教育等について理解しておくこと．とくに大量調理施設衛生管理マニュアルは生産(調理)管理や安全・衛生管理，施設・設備管理との関連からも重要であるので熟読しておくこと．

■出題傾向と対策■
給食施設の事故にはどのようなものがあるか，事故の状況把握と対応，災害時対応の組織と訓練の必要性，災害時のための貯蔵と献立について，理解しておくこと．

給食を提供する施設
医療施設

6.1 概要

医療施設における食事は，医療の一環として提供されるものであり，それぞれの患者の病状に応じて必要とする栄養量が与えられ，食事の質の向上と患者サービスの改善をめざして行われるべきものである〔平成6年（1994）8月厚生省告示第237号に伴う通知 保険発104号〕．

病院給食関連年表を表6.1に示した．疾患に応じたさまざまな食種や個人対応が求められ，365日に3食の食事提供が必要である．近年，一般治療食と特別治療食の提供に加え，国際化や多様化が求められており，個々の生活習慣や嗜好への配慮，ハラル（ハラール）対応や思想信条に伴う食のニーズも増加している．少子高齢化が進み，限られた人員で，これらのニーズ・ウォンツを実現するための方法を，各医療施設で検討し，栄養・食事管理を実践することが求められる．

6.2 栄養・食事管理の実際

(1) 管理栄養士・栄養士の配置規定

(a) 管理栄養士の配置

健康増進法第21条第1項の規定により，医学的な管理を必要とする者に食事を供給する特定給食施設であって，継続的に1回300食以上，または1日750食以上を提供する病院では，管理栄養士を配置しなければならない．

なお，介護老人保健施設（老健）と併設する場合は，その合計の食数が基準となる．

(b) 栄養士の配置

医療法施行規則第19条の規定により，病床数100以上の病院では，栄養士を配置しなければならない．

(2) 組織と管理栄養士の業務内容

医療施設では，個々の患者の治療に医師・看護師・薬剤師・理学療法士・臨床検査技師など，さまざまな職種の人が専門性を活かして勤務している．管理栄養士が，その一員としてチーム医療に参画し，連携した業務を遂行するには，

表6.1 病院給食関連年表

西暦(年)	事項
1948	医療法制定．100床以上の病院に栄養士1人の配置基準
1950	完全給食制度の実施
1958	完全給食から基準給食制度に改正される
1961	基準給食制度に特別食加算が新設される
1986	病院給食の外部委託が認められる
1992	特別管理給食加算が（適時適温給食，管理栄養士の配置を条件として）新設される
1994	入院時食事療養制度の新設（基準給食制度の廃止）．
1996	院外調理が認められる
2006	栄養管理実施加算が新設され，特別管理給食加算，選択メニュー加算が廃止される
2008	病院給食において後期高齢者退院時栄養・食事管理指導料が新設される
2010	栄養サポートチーム加算が新設される
2012	糖尿病透析予防指導管理料が新設され，栄養管理実施加算が入院基本料等の算定要件として包括評価される
2017	入院時食事療養費，患者自己負担額増加になる（1食460円）

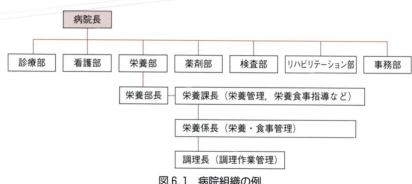

図6.1 病院組織の例

ハラール対応

ハラール(Halal)とは，イスラム法(シャリーア)にもとづいて合法的に許されている物事を指す．これに対して，ハラーム(Haram)とは，イスラム法(シャリーア)にもとづいて非合法で禁じられている物事を指す．イスラムでは宗派により，ハラールとハラームの区別が異なるため，食の提供においては，使用食材を明確にし，イスラムのほうが食の選択をしやすい状況をつくることからハラール対応を始める．また，食品事業者が，法律を遵守して製造・販売したハラール認証された食品が流通している．

思想信条

グルテンフリーやベジタリアンなど，個人の思想信条にもとづいた，食に対する利用者のニーズが増加している．

ニーズ・ウォンツ

顧客が求める「もの」がニーズであり，顧客が求める「欲求」をウォンツという．医療施設では，医師の指示にもとづいた栄養管理された食事がニーズで，いま食べたい料理や食品がウォンツである．

保健医療機関

医療保険制度にもとづき，厚生労働大臣の指定を受けて，保険診療を行う病院や診療所のこと．

医療に関する知識に加え，食に関するさまざまな知識が求められる．業務を遂行するためには，組織のなかの栄養部門の置かれる状況を理解した連携が必要となる(図6.1)．

6.3 入院時食事療養制度

医療施設の食事提供は，入院時食事療養制度にもとづき提供される．患者の経済的な負担は，診療報酬制度による1〜3割の定率負担と異なり，1日3食を限度として1食につき460円の定額負担である．入院時食事療養(Ⅰ)または入院時生活療養(Ⅰ)の請求には社会保険事務局長への届出が必要となり，届出に際しては，巻末資料2の基準を満たす必要がある．

(1) 入院時食事療養(Ⅰ)

入院時食事療養制度において巻末資料(p.194参照)の基準を満たし，届け出ている保健医療機関が入院患者に食事療養を行った場合，表6.2にもとづき1日3食を限度として1食640円が算定される．流動食(市販されているものに限る)のみを提供する場合は1食575円を算定する．要件を満たす場合，特別食加算(1食76円を1日3食を限度として算定)および食堂加算(1日50円)を算定する．

(2) 入院時食事療養(Ⅱ)

入院時食事療養(Ⅰ)を算定する保険医療機関以外〔入院時食事療養(Ⅰ)の届出を行わない場合，入院時食事療養(Ⅱ)となる〕の保険医療機関に入院している患者について，食事療養を行った場合，表6.2にもとづき1日3食を限度として1食506円，流動食(市販されているものに限る)のみを提供する場合は1食460円を算定される．この場合，特別食加算，食堂加算の算定は認められない．

6.4 栄養・食事管理

(1) 栄養部門の取組み

栄養部門として，栄養管理を実施するにあたり，図6.2を参考に概略を理解

表 6.2 入院時食事療養および入院時生活療養における費用算定

入院時食事療養費	入院時食事療養費（Ⅰ）	1食につき640円 （1日につき3食を限度とする）	市販の流動食のみを経管栄養法にて提供した場合 1食につき575円 （1日につき3食を限度とする）
	特別食加算	1食につき76円を加算 （1日につき3食を限度とする）	厚生労働大臣が定める特別食を提供した場合 （表6.5参照）
	食堂加算	1日につき50円を加算	1床あたり0.5 m²以上の面積が必要（病棟又は診療所単位で算定．他の病棟に入院する患者との共用，談話室等との兼用は差し支えない） ※当該病棟に入院している患者のうち，食堂における食事が可能な患者については，食堂において食事を提供するように努めること
	入院時食事療養費（Ⅱ）	入院時食事療養費（Ⅰ）を算定する保健医療機関以外に入院している患者 1食につき506円 （1日につき3食を限度とする）	市販の流動食のみを経管栄養法にて提供した場合 1食につき460円 （1日につき3食を限度とする）
	※各種加算の算定はできない		
入院時生活療養費	入院時生活療養費（Ⅰ）	1食につき554円 （1日につき3食を限度とする）	市販の流動食のみを経管栄養法にて提供した場合 1食につき500円 （1日につき3食を限度とする）
	※特別食加算，食堂加算の算定可能		
	入院時生活療養費（Ⅱ）	入院時生活療養費（Ⅰ）を算定する保健医療機関以外に入院している患者 1食につき420円 （1日につき3食を限度とする）	
	※各種加算の算定はできない		
	入院時生活療養費では，水光熱相当額として1日につき308円が算定される		

「入院時食事療養費に係る食事療養及び入院時生活療養費に係る生活療養の費用の額の算定に関する基準の一部を改正する件」 平成28年(2016)3月4日 厚労告第62号及び平成30年(2018)3月5日 厚労告第51号，「入院時食事療養費に係る食事療養及び入院時生活療養費に係る生活療養の実施上の留意事項について」 平成28年(2016)3月4日 保医発0304第4号，令和2年3月5日 保医発0305第14号より作成．

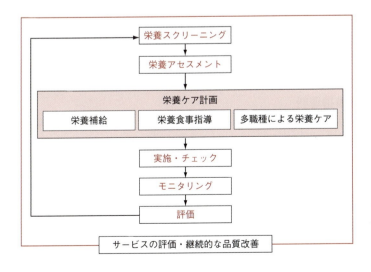

図 6.2 栄養管理実施の概略
厚生省老人保健事業推進等補助金研究「高齢者の栄養管理サービスに関する研究報告書」平成9年(1997)より作成．

表 6.3　栄養管理体制（入院基本料等の施設基準）

(1) 当該保険医療機関内に，栄養管理を担当する常勤の管理栄養士が1名以上配置されていること．ただし，有床診療所においては非常勤であっても差し支えない．

(2) 管理栄養士をはじめとして，医師，看護師，その他医療従事者が共同して栄養管理を行う体制を整備し，あらかじめ栄養管理手順（栄養スクリーニングを含む栄養状態の評価，栄養管理計画，定期的な評価等）を作成すること．

(3) 入院時に患者の栄養状態を医師，看護職員，管理栄養士が共同して確認し，特別な栄養管理の必要性の有無について入院診療計画書に記載していること．

(4) 特別な栄養管理が必要と医学的に判断される患者について，栄養状態の評価を行い，医師，管理栄養士，看護師その他の医療従事者が共同して，当該患者ごとの栄養状態，摂食機能及び食形態を考慮した栄養管理計画（別添6の別紙23又はこれに準じた様式とする）を作成していること．

(5) 栄養管理計画には，栄養補給に関する事項（栄養補給量，補給方法，特別食の有無等），栄養食事相談に関する事項（入院時栄養食事指導，退院時の指導の計画等），その他栄養管理上の課題に関する事項，栄養状態の評価の間隔等を記載すること．また，当該計画書の写しを診療録に貼付すること．

(6) 当該患者について，栄養管理計画に基づいた栄養管理を行うとともに，栄養状態を定期的に記録していること．

(7) 当該患者の栄養状態を定期的に評価し，必要に応じて栄養管理計画を見直していること．

「基本診療料の施設基準等及びその届出に関する手続きの取扱いについて　別表2 入院基本料等の施設基準等」平成28年（2016）3月4日保医発0304第1号より作成．

したうえで，表6.3にもとづいて栄養管理体制を構築し，患者に対して，入院時に栄養アセスメントを実施し，栄養状態に関するリスクを検討したうえで，性，年齢，体位，身体活動レベル，病状等によって個々の患者に最適な栄養補給法を検討し，図6.3に沿って栄養管理計画書を作成する．これらをもとにした栄養管理体制が整備されていることが，入院基本料の算定要件として包括評価されており，医療施設の栄養部門として求められる．なお，患者への食事提供については病棟関連部門と食事療養部門との連絡が十分とられていることが必要で，食事療養の内容については，当該保険医療機関の医師を含む会議において検討が加えられていることとされている．また，適切な食事や必要に応じて医師の指示にもとづき，栄養食事指導を実施する．

（2）栄養食事指導料

医療施設で管理栄養士が実施する指導は，入院，外来，集団，在宅の栄養食事指導があり，いずれも食事を中心とした生活習慣および栄養改善のための栄養食事指導で，その種類と内容を表6.4に示す．いずれも医師の指示箋にもとづいて行う．

（3）栄養補給法

入院患者の栄養補給は，経腸栄養療法と経静脈栄養療法に分類し，食事提供部門ではおもに，経腸栄養療法を中心に管理する．内容は，QOL（quality of

---

入院基本料

医療保険制度において，入院患者に提供する基本的な医療サービスに対する対価である．医学的管理やドクターフィー（医師に直接支払われる技術料），看護料，ホテルコストに該当する室料・入院環境料が包括されたもので，診療報酬額は，看護要員の勤務時間，配置数，看護職員なかの看護師の比率などに応じて変動する．

別紙様式4

栄養管理計画書

計画作成日　　．　．

フリガナ

氏　名　　　　　　殿　（男・女）

明・大・昭・平　年　月　日生（　歳）

入院日；

病　棟

担当医師名

担当管理栄養士名

入院時栄養状態に関するリスク

栄養状態の評価と課題

栄養管理計画

目標

栄養補給に関する事項

栄養補給量
・エネルギー　kcal　・たんぱく質　g
・水分　・
・　・

栄養補給方法　□経口　□経腸栄養　□静脈栄養

食事内容

留意事項

栄養食事相談に関する事項

入院時栄養食事指導の必要性　□なし□あり　（内容　　実施予定日：　月　日）

栄養食事相談の必要性　□なし□あり　（内容　　実施予定日：　月　日）

退院時の指導の必要性　□なし□あり　（内容　　実施予定日：　月　日）

備考

その他栄養管理上解決すべき課題に関する事項

栄養状態の再評価の時期　実施予定日：　月　日

退院時及び終了時の総合的評価

図 6.3　栄養管理計画書

基本診療料の施設基準等及びその届出に関する手続きの取扱いについて（通知）．平成 30 年（2018）3 月 5 日保医発 0305 第 2 号：別紙 23.

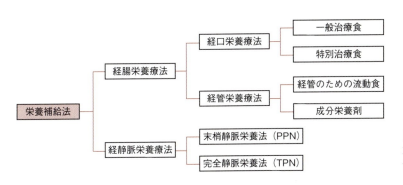

図 6.4　栄養補給法

PPN：peripheral parenteral nutrition,
TPN：total parenteral nutrition.

表6.4 栄養食事指導料関連の種類と内容

分類		点数	対象	指導時間	回数
入院栄養食事指導料	イ	260点	入院中の患者	おおむね30分以上	入院中2回を限度として算定する．ただし，1週間に1回を限度とする
	ロ	250点	有床診療所において，当該有床診療所以外の管理栄養士が指導を行う場合		
外来栄養食事指導料	初回	260点（診療所250点）	入院中の患者以外の患者	おおむね30分以上	初回の指導を行った月のみ2回を限度として算定する．その他は月1回を限度とする
	2回目以降	200点（診療所190点）	入院中の患者以外の患者	おおむね20分以上	月1回を限度とする
集団栄養食事指導料		80点	1回の指導につき，15人以下を標準とした複数の患者（入院患者と外来患者が混在してもよい）	40分以上	患者1人につき月1回に限り算定する．入院患者は，入院期間が2カ月を超える場合であったとしても2回を限度とする
在宅患者訪問栄養食事指導料	1 イ（病院）	530点	居宅で療養を行っており，疾病や負傷のために通院による療養が困難な患者で，単一建物診療患者が1人の場合	30分以上	月2回を限度として算定する
	1 ロ（病院）	480点	居宅で療養を行っており，疾病や負傷のために通院による療養が困難な患者で，単一建物診療患者が2〜9人の場合		
	1 ハ（病院）	440点	イ及びロ以外の場合		
	2 イ（施設）	510点	居住系施設（介護老人福祉施設や介護老人保健施設など）に入所している患者で，単一建物診療患者が1人の場合		
	2 ロ（施設）	460点	居住系施設（介護老人福祉施設や介護老人保健施設など）に入所している患者で，単一建物診療患者が2〜9人の場合		
	2 ハ（施設）	420点	イ及びロ以外の場合		
糖尿病透析予防指導管理料		350点	専任の医師，看護師，管理栄養士が個別に指導		月1回を限度とする
栄養サポートチーム加算		200点	厚生労働大臣が定める患者に対して，医師，看護師，薬剤師，管理栄養士等が共同して必要な診療を行った場合		入院から1カ月以内の期間は週1回，1カ月を超え6カ月以内の期間は月1回算定する

注1）2回目以降については，入院栄養食事指導料は「イ 200点」「ロ 190点」となる．
2）2回目以降については，外来栄養食事指導料は「イ 200点」「ロ 190点」となる．
3）診療所において，入院中の患者であって，特別食を医師が必要と認めたものに対し，当該保険医療機関以外（日本栄養士会若しくは都道府県栄養士会が設置し，運営する「栄養ケア・ステーション」または他の医療機関に限る）の管理栄養士が，当該保健医療機関の医師の指示に基づき対面で必要な栄養指導を行った場合に算定する．
4）1点＝10円（医療保険は10円であるが，労災保険では12円，その他公害・自賠医療ではこの限りではない）．

「診療報酬の算定方法の一部を改正する件」，平成28年（2016）3月4日　厚労告発第52号，「診療報酬の算定方法の一部改正に伴う実施上の留意事項について」　平成28年（2016）3月4日　保医発0304第3号，令和2年3月5日　保医発0305第14号より作成．

表6.5 食事の種類

治療食	腎臓食	・心臓疾患, 妊娠高血圧症候群などに対しては減塩食療養法(食塩相当量が1日6g未満)を行う場合は, 腎臓食に準じて取り扱うことができる. ただし, 妊娠高血圧症候群の減塩食の場合は, 日本高血圧学会, 日本妊娠高血圧学会等の基準に準じていること ・高血圧症に対して減塩食療法を行う場合は, 認められない
	肝臓食	・肝庇護食, 肝炎食, 肝硬変食, 閉鎖黄疸食(胆石症および胆嚢炎による閉鎖性黄疸の場合も含む)等をいう
	糖尿病	
	胃潰瘍食	・十二指腸潰瘍の場合も胃潰瘍食として取り扱って差し支えない ・手術前後に与える高カロリー食は加算の対象としないが, 侵襲の大きな消化管手術の術後において胃潰瘍食に準ずる食事を提供する場合は, 特別食の加算が認められる ・クローン病, 潰瘍性大腸炎等により, 腸管の機能が低下している患者に対する低残渣食については, 特別食として取り扱って差し支えない ・流動食を除く
	貧血食	・血中ヘモグロビン濃度が10g/dL以下であり, その原因が鉄分の欠乏に由来する患者
	膵臓食	
	脂質異常症食	・空腹時定常状態LDL-コレステロール値が140 mg/dL以上またはHDL-コレステロール値が40 mg/dL未満もしくは中性脂肪値150 mg/dL以上である者. 高度肥満症(肥満度+70%以上またはBMIが35以上)に対して食事療法を行う場合は, 脂質異常症食に準じて取り扱うことができる
	痛風食	
	てんかん食	・難治性てんかん(外傷性のものを含む)の患者に対し, グルコースに代わりケトン体を熱源源として供給することを目的に炭水化物量の制限および脂質量の増加が厳格に行われた治療食をいう. ただし, グルコーストランスポーター1欠損症またはミトコンドリア脳筋症の患者に対し, 治療食として当該食事を提供した場合は,「てんかん食」として取り扱って差し支えない
	フェニルケトン尿症食	・先天性代謝異常
	楓糖尿症食(メープルシロップ尿症食)	
	ホモシスチン尿症食	
	ガラクトース血症食	
	治療乳	・乳児栄養障害(離乳を終わらない者の栄養障害)に対する直接調整する治療乳をいい, 治療乳既製品(プレミルク等)を用いる場合および添加含水炭素の選定使用等は含まない
無菌食		・無菌治療室管理加算を算定している患者
特別な場合の検査食		・潜血食をいう. また, 大腸X線検査・大腸内視鏡検査のためにとくに残渣の少ない調理済食品を使用した場合は,「特別な場合の検査食」として取り扱って差し支えない. ただし, 外来患者に提供した場合は, 保険給付の対象外である

注1) 特別食加算は, 入院時食事療養(I)または入院時生活療養(I)の届出を行った保険医療機関において, 患者の病状等に対応して医師の発行する食事箋に基づき, 特別食が提供された場合に, 1食単位で1日3食を限度として算定する. ただし, 流動食(市販されているものに限る)のみを経管栄養法により提供したときは, 算定しない. なお, 当該加算を行う場合は, 特別食の献立表が作成されている必要がある.
2) 治療乳を除く乳児の人工栄養のための調乳, 離乳食, 幼児食等並びに治療食のうちで単なる流動食及び軟食は除かれる.
3) 経管栄養であっても, 特別食加算の対象となる食事として提供される場合は, 当該特別食に準じて算定することができる.
4) 薬物療法や食事療法等により, 血液検査等の数値が改善された場合でも, 医師が疾病治療の直接手段として特別食に係る食事箋の発行の必要性を認めなくなるまで算定することができる.

「入院時食事療養費に係る食事療養及び入院時生活療養費に係る生活療養の実施上の留意事項について」, 平成18年(2006)3月6日 保医発第0306009号, 最終改正:平成28年(2016)3月4日 保医発第0304第5号, 令和2年3月5日 保医発0305第14号より作成.

表6.6 栄養成分別管理方式

治療食	内容
エネルギーコントロール食 (エネルギー調整食)	・1日に摂取する食事のエネルギー量を，必要に応じて調整したもの ・おもに，肥満，糖尿病，脂質異常症などエネルギー制限が必要な場合に用いられる
たんぱく質コントロール食 (たんぱく質調整食)	・1日に摂取する食事のたんぱく質を，病態に応じて調整したもの ・高たんぱく質食と低たんぱく質食に分けられる
脂質コントロール食 (脂質調整食)	・1日に摂取する食事の脂質量を病態に応じて調整したもの ・単に脂質量を抑える場合と，脂肪酸の質までを調整する場合がある
ナトリウムコントロール食 (食塩調整食)	・1日に摂取する食事のナトリウム量を病態に応じて調整したもの ・ナトリウム(mg)を食塩相当量(g)に換算(×2.45÷1000)して用いられる

給食経営管理学会 監修，『給食経営管理用語辞典　第2版』，第一出版(2015)，p.141 より引用．

life：生活の質)を考慮し可能な限り食事(経口栄養療法)として提供し，消化を経て腸管から補給することが望ましい．経口栄養療法が不可能な場合，病状により経管栄養療法や経静脈栄養療法を選択する(図6.4)．

(4) 食事の種類

医療機関で提供される食事は治療の一環であり，多様な食種(食事の種類)や食形態(やわらかさ)があり，一般治療食と特別治療食に分類される(表6.5)．入院患者に対し，栄養アセスメントにもとづき治療効果を考慮し，適切な食事を提供するため，あらかじめ疾病や身体の状況，食習慣などに対応した給与栄養目標量，食品構成などについて院内での統一基準を定め，各食事の特徴や基準をまとめたものを院内約束食事箋規約(以下，規約と表現する．院内約束食事箋，食事箋規約，栄養管理指針と呼ばれる場合もある)といい，医師が発行する食事内容の指示書を食事箋という．

また，栄養管理方式には病態別の食事基準と栄養成分別の食事基準がある．表6.5にもとづき，腎臓疾患食，肝・胆疾患食，糖尿病食など疾患別に分類して栄養管理を行う方法を，病態別管理方式といい，エネルギーコントロール食，たんぱく質コントロール食，脂質コントロール食など栄養素別に管理する方式を，栄養成分別管理方式という(表6.6)．

栄養部門(食事提供部門)においても限られた調理スタッフ，調理機器や食器，納品可能な食材での食事提供は，全入院患者に対する個別対応には限界があり，許容できるエネルギーや栄養基準の範囲で「集約対応」することで，食種を減らすことが可能となり，調理作業の合理化や，安定した食事のでき栄え，衛生面

表6.7 献立作成時のポイント

栄養基準	院内規約にもとづいた栄養基準に合致したものである
食品構成表	一定期間における，食品のバランスに配慮するため，食品構成表を活用した献立作成とする．作成にあたっては，嗜好や全量摂取の可否に配慮するため，嗜好調査や喫食調査の結果を参考にし，定期的に見直す
予算	一定期間の平均として，決められた予算に納める ただし，献立内容にメリハリをつけるため，1食単位ではばらつきがあっても差し支えない
配膳時間	下処理から調理，盛りつけ，配膳，十分な確認まで，配膳時刻を順守可能な，ゆとりある計画とする
作業工程	少量多食種であるため，極力多くの食種で同じ作業工程が可能なものとする．可能な献立計画とする．
使用食器	使用する食器を決定し，各料理の量が適切か検討する
嗜好	定期的に実施する嗜好調査の結果を踏まえ，質・量・彩りなどに配慮する
旬の食材	季節感や行事食，食材の出回り時期や地域の産物や伝統食などに配慮する

など，食事の質を保つことにつながる．

これらの条件下で栄養・食事管理を継続して実践するためには，院内共通の食事基準として，前述の規約としてまとめ，医師，看護師，コメディカル等で共有することで可能になる．規約を用いることで事務職員が入院時食事療養制度にもとづき，特別食加算算定の有無など適正な診療報酬の請求事務にも役立つ．

(5) 食事内容

糖尿病食や腎臓食，一般食など食種が多く，軟菜食や流動食などの食形態やアレルギー，禁忌食品などの個別要因に加え，新入院や退院，アセスメント結果にもとづく入院期間中の食事オーダーは，随時変更され，食事内容の変化流動性に対応する必要がある．

これらを踏まえ，献立を作成する際には，調理スタッフの技術，使用可能な調理機器や食器，食材を考慮し，大量調理施設衛生管理マニュアルの順守が可能でゆとりをもった生産計画が可能なものとする必要がある．献立作成時のポイントを表6.7にまとめた．

また，食事は調理方法，味つけ，盛りつけ，配膳などについて患者の嗜好を配慮されており，嗜好品以外の飲食物の摂取（補食）は原則として認められない．なお，果物類，菓子類等病状に影響しない程度の嗜好品を適当量摂取することは差し支えない．

(6) 栄養・食事管理に関する質の検討

食事療養は，食事提供部門と院内各部門の連携により円滑な食事提供が可能となる．

そのため，合理的な運営や質の向上などに関して定期的な意見交換を実施す

る必要があり，栄養管理委員会（施設により名称は異なる）を定期的に開催する必要がある．委員会設置にあたっては，構成メンバー，開催頻度（例．毎月第1水曜，偶数月第1月曜など），運営規定などを決定しておく必要がある．なお，構成メンバーは，医師，看護師，管理栄養士・栄養士，事務職員に加え，調理師などの調理従事者（委託の場合も含む）も参加することが望まれる．

（7）検　食

提供する食事について，医師，管理栄養士または栄養士が栄養学的，衛生，嗜好などの観点から，食事提供前に毎食実施し，検食簿に所見や意見を記録する．

（8）延食（遅食）

患者が，検査やリハビリなどで，定められた食事提供時間に喫食できないことをあらかじめ把握している場合，食事時間を遅らせて提供する．これを，<u>延食</u>または<u>遅食</u>という．通常，衛生的な観点（2時間ルールの順守）から，食事提供時間から30分程度までは通常の献立で提供し，以降は軽食など別献立の対応とすることが一般的である．

6.5　生産管理（調理工程・作業工程）

多種多様な，一般治療食，特別治療食，食形態（やわらかさ）の提供が必要で，誤配膳は避けなければならない．複雑な生産計画は時間がかかり，ミスにつながる可能性が高いため，合理的で効率的な計画が必要である．食事提供業務で

集約対応と個別対応

栄養部門（食事提供部門）において，限られた調理スタッフ，調理機器や使用食器，納品可能な食材での食事提供は，全入院患者に対する個別対応には限界があり，許容できる栄養基準の範囲で「集約対応」することで複数の調理スタッフによる安定したでき栄えや衛生面など食事の質を保つことにつながる．

そのため，直営・委託にかかわらず不必要な食種の設定は避け，必要最低限に抑えることで調理作業の合理化を行い，必要な場合の「個別対応」を受ける作業上のゆとりをもたせる．いわば，簡素化による個別対応の充実である．食種を制限することで食事の特徴を把握しやすくなり，医師，看護師，コメディカルで共通認識をもつことで，医師による適切な食事オーダーを促すことにつながる．

＜例＞

許容できる栄養基準（エネルギー）の幅を±100 kcalから±200 kcalに変更することで，食種の数を5から2に減らすことが可能となる．これにより，献立作成や食数管理，調理・盛り付け業務などの簡素化につながる．特別治療食の場合は，治療効果や栄養食事指導の教育効果などについて医師などとの相談が必要となる．

許容できる栄養基準（エネルギー）の幅

±100 kcal：食種数5　　±200 kcal：食種数2

常食A　2200（2100〜2300）kcal	2000（1800〜2200）kcal
常食B　2000（1900〜2100）kcal	
常食C　1800（1700〜1900）kcal	
常食D　1600（1500〜1700）kcal	1600（1400〜1800）kcal
常食E　1400（1300〜1500）kcal	

表 6.8 食事提供業務に必要な帳票の例

献立表関連	栄養・食事管理関連	発注書関連	その他
予定献立表	献立表(糖尿病食品交換表)	発注書	検食簿
実施献立表	献立表(腎臓病食品交換表)	検収記録簿	食札
調理場用献立表	献立表(糖尿病性腎症食品交換表)	在庫食品受払簿	食材単価表
掲示用献立表	栄養日誌	購入業者一覧表	食品加熱加工記録簿
仕込用献立表	栄養月報	食材料費(消費)日計表	
献立計画表	栄養年表		
調理工程表	加重平均栄養成分表		
作業指示表	食品構成表		
使用食品一覧表	給与栄養量表		
出庫表	給与食品検討表		
アレルギー対応一覧表	入退院患者食事一覧表		
	年齢構成表		

は，各種帳票の作成が必要となり，これらの帳票を効率的に管理・作成するために栄養管理ソフトが開発され，栄養管理ソフトを用いた栄養・食事管理業務が一般的である．ソフトは，さまざまな会社から販売されており，一般に出力可能な帳票の例を表 6.8 にまとめた．

(1) 適時・適温配膳

療養の実態や日常の生活サイクルなどを考慮して，配膳時間を決定する．入院時食事療養(I)の要件として，適切な食事提供時間は，実際に病棟で患者に夕食が配膳される時間を，原則として午後 6 時以降とする．ただし，当該保険医療機関の施設構造上，厨房から病棟への配膳に時間を要する場合には，午後 6 時を中心として各病棟で若干のばらつきを生じることはやむを得ない．この場合においても，最初に病棟において患者に夕食が配膳される時間は午後 5 時 30 分より後である必要がある(巻末資料 p.194 参照)．

適温に関しては，入院患者全員に適温の食事を提供する体制が整っていることが前提となり，保温保冷配膳車，保温食器，食堂配膳などの使用による食事提供を求めている．いずれの場合においても，食事の品質や衛生管理の観点から，大量調理施設衛生管理マニュアルに沿い，調理後の食事を 65 ℃ 以上，10 ℃ 以下に温度管理することが求められている．なお，上記適温の食事を提供する体制を整えず，電子レンジなどで一度冷えた食事を温めた場合は含まないが，検査などにより配膳時間に患者に配膳できなかった場合などに対応するため，適切に衛生管理がされていた食事を電子レンジなどで温めることは差し支えない．また，食堂における適温の食事の提供とは，その場で調理を行っているか，または保温庫などを使用している場合をいう．保温食器は名称・材質に関わらず，保温機能のある食器であれば差し支えない．加えて，クックチル，クックフリーズ，真空調理(真空パック)法により料理を行う過程において急速冷却し，提供する際に再度加熱する場合は，電子レンジなどで一度冷えた食事を温めた場合にはあたらない．

表6.9 病院自ら実施すべき業務

区分	業務内容	備考
栄養管理	病院給食運営の総括 栄養管理委員会の開催，運営 院内関係部門との連絡・調整 献立表作成基準の作成 献立表の確認 食数の注文・管理 食事箋の管理 嗜好調査・喫食調査の企画・実施 検食の実施・評価 関係官庁等に提出する給食関係の書類などの確認・提出・保管管理	受託責任者等の参加を求めること 治療食等を含む 受託責任者等の参加を求めること
調理管理	作業仕様書の確認 作業実施状況の確認 管理点検記録の確認	治療食の調理に対する指示を含む
材料管理	食材の点検 食材の使用状況の確認	病院外の調理加工施設に用いて調理する場合を除く
施設等管理	調理加工施設，主要な設備の設置・改修使用食器の確認	病院内の施設，設備に限る
業務管理	業務分担・従事者配置表の確認	
衛生管理	衛生面の遵守事項の作成 衛生管理簿の点検・確認 緊急対応に要する場合の指示	
労働衛生管理	健康診断実施状況等の確認	

「医療法の一部を改正する法律の一部の施行について(別表)」，平成5年(1993)2月15日健政発第98号厚生省通知.

表6.10 患者等給食業務を適正に行う能力のある者

病院における患者，妊婦，産婦又は褥婦の食事の提供(以下「患者等給食」という)の業務を適正に行う能力のある者の基準は，次のとおりとする.

一　調理業務を受託する場合にあっては，受託業務の責任者として，患者等給食の業務に関し，相当の知識及び経験を有する者が受託業務を行う場所に置かれていること.

二　調理業務を受託する場合にあつては，受託業務の指導及び助言を行う者として，次のいずれかの者を有すること.
　イ　病院の管理者の経験を有する医師
　ロ　病院の給食部門の責任者の経験を有する医師
　ハ　臨床栄養に関する学識経験を有する医師
　ニ　病院における患者等給食の業務に五年以上の経験を有する管理栄養士

医療法施行規則第9条の10の1項，2項より作成.

委託業務
給食施設が，給食会社などの第三者に依頼して給食業務の一部または全部を委託すること．この場合，給食施設を委託側，給食会社を受託側という．

（2）業務委託

医療施設における，食事提供の**委託業務**は「病院における給食業務の一部委託について」〔昭和61年(1986)厚生省通知〕により認められた．内容は，病院に

おける給食業務は，病院自ら行うことが望ましいとしつつ，病院の最終的責任のもとで当該業務の一部を第三者に委託することは差し支えないものであるとされている．最終的責任は病院に求めているため，病院自ら実施すべき業務(表6.9)を定めており，十分な理解のもと，業務内容の実践が必要である．

また，医療法施行規則第15条の2で，当該業務を適正に行う能力のある者として厚生労働省令で定める基準に適合するものに委託しなければならない，としており，医療法施行規則第9条の10(表6.10)に定めている．

(3) 特別メニューの食事

入院患者の多様なニーズ・ウォンツに対応し，特別料金(患者実費)を徴収し特別メニューの食事を提供することが認められている．実施に際しては，あらかじめ献立表や料金などを提示し，同意書による同意を得て，主治医に確認して提供する．標準負担額は17円であるが，提供される特別メニューに相応しい範囲内で，保険医療機関が自由に設定し，それ以外の食事の内容および質を損なうことがないように配慮する．また，患者の選択に資するために，各病棟内等の見やすい場所に特別メニューの食事のメニューおよび料金を掲示するとともに，文書を交付し，わかりやすく説明するなど，患者が自己の選択にもとづき特定の日にあらかじめ特別のメニューの食事を選択できるようにする．

6.6　今後の課題

超少子高齢化や社会保障制度の変革に伴い，医療施設の食を取り巻く環境も多く，変化することが予想される．医療施設の栄養部門でも，短期，中長期の課題を踏まえた運営戦略が求められる．予想される課題として

① 管理栄養士の病棟配置(栄養管理の充実)
② 多様なニーズ・ウォンツへの対応
③ 衛生管理の徹底
④ 人材確保
⑤ コスト削減(食材費・労務費・経費)
⑥ 地域連携(介護保険施設，在宅など)

などがある．

入院患者個別に充実した栄養・食事管理が求められており，病棟に管理栄養士を配置する病院が増加している．病棟で栄養管理を実施すると，食に対して多様なニーズ・ウォンツが把握できるため，その対応が必要となり，十分な衛生管理を前提に，限られた予算のなかでのオペレーションの構築が求められる．近年，景気の浮揚や働き方改革などで食の担い手の減少が継続しており，必要な人員が確保できないことから，受託業務を見合わせる企業(給食会社)が増加している．医療施設でも，委託先が見つからずに，直営化や院外調理を選択する場合がある．人材確保の方法として，定年退職者の再雇用や外国人研修生の受け入れなどがあるが，各施設の状況を踏まえ，中長期的に抜本的な改革が求

められる．①〜⑤は密接に関わっている．具体的には，地域のニーズ・ウォンツ，厨房の対応年数，簡素化を伴う院内規約の改定，常勤・非常勤労働者の比率，人材確保，アッセンブリー化，調理・給食システムなどについて検討し，合理化や機械化を進めつつ，医療施設において持続可能な食の提供が必要となる．自動炊飯するライスロボやご飯の盛りつけ機，自動調理可能な加熱調理機器，温湿度管理システムなど，新しい大量調理機器やソフトに関する情報収集が大切で，患者や院内各部門の信頼を獲得することが，食事療養部門として求められている．

　一般病院の平均在院日数は17.2日〔病院報告（平成30年（2018）1月分概数）厚生労働省〕で，退院後に在宅および介護保険施設，高齢者施設などを利用した後に再入院することが多く，栄養・食事管理は病院単独では完結できないケースが増加している．食種や食形態（やわらかさ），食品構成や献立作成基準が施設により異なると，同一患者に対するエネルギー，栄養素の指示であっても提供される食事内容は異なり，患者のQOLや喫食量に影響を及ぼす．

　これらのことから，栄養・食事管理を実践するためには，病院や診療所，介護老人保健施設や介護老人福祉施設など，近隣施設との規約の共有や連携（前ページ，⑥地域連携）が必要であり，入院，入所，在宅を含め地域を包括した食事の基準づくりが求められている．

■出題傾向と対策■
病院給食の目的，入院時食事療養制度，特別食加算，食堂加算，栄養食事指導料について，よく理解しておくこと．

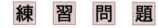

次の文を読み，正しいものには○，誤っているものには×をつけなさい．
(1) 医療施設における食事は，医療の一環として提供される．
(2) 介護老人保健施設を併設する病院で，1日合計750食を提供する場合，管理栄養士は必置である．
(3) 病床数100以上の病院では，管理栄養士を配置しなくてはならない．
(4) 入院時食事療養（Ⅰ）では，1日3食を限度として1食640円が算定される．
(5) 入院時食事療養（Ⅱ）では，1日3食を限度として特別食加算を算定される．
(6) 食堂加算は，1食につき50円を加算できる．
(7) 入院時食事療養（Ⅱ）の患者自己負担は，1食506円である．
(8) 病院給食において提供される5分粥食は，一般治療食に分類される．
(9) 栄養管理委員会では，調理師の参加が望ましい．
(10) 栄養士による検食は，認められていない．
(11) 入院時食事療養（Ⅰ）で夕食は，原則として午後5時以降としている．
(12) 病院の業務委託は，無条件で認められている．
(13) 特別メニューの標準負担額は，17円である．

【先輩からのメッセージ】
病院給食で学んでおいてほしいこと

① 病院給食の意義と栄養士・管理栄養士の役割

病院給食の意義を知ることは，病院給食における栄養士・管理栄養士の役割を理解し，栄養士・管理栄養士のあり方を考えるうえで大切なことです．「食」はすべての基本であり，源なので，単に献立作成や給食業務，栄養指導業務の方法論を学ぶのではなく，その意義を十分に理解したうえで取り組むことが望まれます．

② 栄養部門の院内での位置づけと他部門との関係

病院の現状，役割，人員配置などによって組織図は異なりますが，診療部に属していることが多いようです．病院給食業務は，他部門との連携によって適正・円滑に運営していけるものであり，栄養部門の院内の位置づけ，他部門との関係を知っておくことが必要になります．とくに医師，看護師，調理師，事務員とは関係が深く，病院給食におけるこれらの部門の業務，役割分担をしっかりと学んでおきたいものです．病院給食を委託している場合は委託業者との連携も重要となります．

③ 病院給食の基本—入院時食事療養制度

入院時食事療養制度とは，病院において一定条件を満たす患者給食が実施され，届出（受理）された場合，一定の診療報酬点数が算定される制度で，病院給食における食事療養の基準といえます．入院時食事療養費，特別食加算，食堂加算，栄養食事指導料などがあり，算定するための基準や留意事項などが示されています．病院給食運営の基本ともいえるもので，知っておいてほしい制度です．

④ 関係帳票と給食業務の流れ

院内約束食事箋規約，一般食患者年齢構成表，荷重平均食事摂取基準表，食品構成表，食事箋，献立表，食品発注票，納品書，検食簿，給食日誌，衛生管理記録簿，栄養指導記録など，病院給食運営と食事療養実施において必要な関係帳簿はたくさんあります．これらは病院給食の業務内容と業務の流れを理解するうえで大切なもので，どのようなものかを簡単に学んでおきたいものです．また，業務がどのような流れで行われるかも知っておくようにしましょう．

⑤ 病院給食の種類と栄養管理

常食・軟食・流動食などの一般的治療食（普通食），腎臓病食・肝臓病食・糖尿病食・心臓病食などの特別治療食，注腸検査などの際の検査食など数十種類の食種があります．病院給食は単に入院患者に食事を提供するだけでなく，疾病治療の一端を担うという大きな役割をもっており，適正な栄養管理が望まれます．病態に合った食事の提供，病状に合わせた栄養管理が必要であり，的確な栄養サポート（NST）を行うためにも臨床栄養や栄養評価の知識をしっかり身につけておきたいものです．

⑥ 食品，献立，調理の知識

適正な栄養管理を行うためには，利用者の適正な栄養素量の確保に努めることが大切です．そのためには目標給与栄養量をもとに利用者の嗜好，食形態，彩り，季節感，分量などを考慮した献立作成，食事づくりの立案が必要になります．また経営管理の面からは，食材料費，経費，調理担当者数などの調理条件，能力などを考慮する必要があるので，食品や献立，調理における総合的な知識と能力が求められます．

　　　　　　＊　　　　　＊　　　　　＊

病院給食の委託化が進み，病院側の管理栄養士・栄養士は給食管理に携わる機会が少なくなっていますが，適正な給食管理や給食運営が行われているかを常に管理・監督する責務が病院側の管理栄養士・栄養士にあります．しっかりと病院給食の知識を学んでおいて下さい．

社会医療法人　渡邊高記念会
西宮渡辺心臓脳・血管センター
法人本部　栄養科　統括責任者　髙木洋子

給食を提供する施設
高齢者・介護福祉施設

7.1 給食の目的と特性

高齢者・介護福祉施設は，治療が目的となる病院とは異なり，生活の場である．心身の障害や社会的な理由により，在宅生活が難しい高齢者らに対し，リハビリテーションや日常生活の援助を行うことで，その人らしく尊厳をもち，残存する能力を活かした生活を実現するためのサービスを行う．そのため提供される給食は，治療（キュア）ではなく，施設生活を支援する介護（ケア）に主眼が置かれる．

高齢者・介護福祉施設における健康課題には，フレイル，ロコモティブシンドローム，サルコペニアなど加齢や疾病に伴い日常生活動作能力（activity of daily living：ADL）の低下，摂食・嚥下機能の低下といった身体的側面や，認知症やうつなどの精神的側面，施設内や狭い社会に生活が限定され，社会との接点が薄れることにより生きがいや役割感が希薄となり，主観的幸福感の低下につながる社会的側面がある．また，施設での生活が長期になると，季節の変化や曜日の感覚が薄れてしまうことも心配される．このような生活や生命，個人の尊厳に直結する課題に対するケアは非常に重要であり，管理栄養士・栄養士は，栄養や食生活という専門的立場から，利用者のQOL（quality of life，生活の質）を守らなければならない．

7.2 概要
(1) 関連法規

高齢者福祉に関する法律が制定されるまでは，生活保護法にもとづき施設に高齢者を収容していたが，高齢者の健康の保持増進，生活の安定を目的に老人福祉法が制定された〔昭和38年（1963）〕．その後，老人福祉法の一部改正〔平成2年（1990）〕により，福祉サービスの実施が市町村に移り体制が整えられた．さらに社会の高齢化が進むとともに，家庭の在り方にも変化が見られ，家族で行う介護の限界が社会的な課題となった．このような状況を受け，家族とともに社会で介護を支える仕組みとして，介護保険法が制定され医療と介護の融合が図られた〔平成7年（1997）〕．現在では，高齢者を支えるために，介護保険法，

フレイル（虚弱）
身体的および社会的側面を含み，複数の臓器または身体機能の累積的な機能低下を特徴とする多因子性の老年症候群（EWGSOP2, 2018）．

ロコモティブシンドローム
運動器の障害のために移動機能の低下をきたした状態のこと．日本整形外科学会で2007年に提唱された（日本整形外科学会）．

サルコペニア
筋力の低下が認められた場合には，サルコペニアの可能性が高く，骨格筋量または筋肉の質の低下によって確定診断される．これらと身体機能の低下がすべて認められると重症サルコペニアと判断される（EWGSOP2, 2018）．

日常生活動作能力（ADL）
日常生活を送るために最低限必要な日常動作．「起居動作・移乗・移動・食事・更衣・排泄・入浴・整容」動作のこと．「できるADL」と「しているADL」に分けて評価する．

老人福祉法，高齢者の医療の確保に関する法律，高齢者虐待の防止，高齢者の養護者に対する支援等に関する法律，高年齢者等の雇用の安定等に関する法律（高年齢者雇用安定法），高齢者の居住の安定確保に関する法律（高齢者住まい法），福祉用具の研究開発及び普及の促進に関する法律などさまざまな施策が実施されている．

（2）高齢者・介護福祉施設の種類

高齢者・介護福祉施設は，根拠となる法律により設置目的が異なる．

老人福祉法により規定される施設として，特別養護老人ホーム，養護老人ホーム，軽費老人ホームなどがある．これらは各施設が居宅であり「終の棲家」となることも多い．医療法に規定される施設は，介護医療院，介護療養型病床（令和6年3月まで）であり，病状は安定しているが医療的な介護が必要な高齢者が対象となる．介護保険法による施設として介護老人保健施設がある．この施設は，入院による治療の必要はないが在宅生活に不安があるため，リハビリテーションによる身体機能，生活機能の回復や，社会資源の整備などを行い，在宅復帰を目指す中間施設としての役割がある．このうち介護保険制度の施設給付の対象となるものは，特別養護老人ホーム，介護老人保健施設，介護医療院，介護療養型病床（令和6年3月まで）であり，都道府県知事の指定または許可を受けることにより指定施設サービス費給付の対象となる．

そのほか，有料老人ホームやケアハウスは，一定水準を満たした介護を提供する場合，届出により特定施設入所者生活介護として介護保険の対象となる．各施設の特徴を表7.1，表7.2に示す．

表7.1 高齢者・福祉施設の種類と特徴

施設の種類	設置根拠	サービスの内容	栄養士の配置
特別養護老人ホーム（老人福祉施設）	老人福祉法	要介護高齢者のための生活施設．施設サービス計画にもとづいて，入浴，排せつ，食事等の介護その他の日常生活上の世話，機能訓練，健康管理および療養上の世話を行う	必置（条件あり） 【特別養護老人ホームの設備及び運営に関する基準 第12条】 栄養士1名以上置かなければならない． ただし，入所定員が40人を超えない特別養護老人ホームにあっては，他の社会福祉施設等の栄養士との連携を図ることにより当該特別養護老人ホームの効果的な運営を期待することができる場合であって，入所者の処遇に支障がないときは，栄養士を置かないことができる
介護老人保健施設	介護保険法	要介護高齢者にリハビリ等を提供し在宅復帰を目指す施設．施設サービス計画に基づいて，看護，医学的管理の下における介護及び機能訓練その他必要な医療並びに日常生活上の世話を行う	必置（条件あり） 【介護老人保健施設の人員，施設及び設備並びに運営に関する基準について 第2条】 入所定員が100人以上の施設においては常勤職員を1人以上配置することとしたものである．ただし，同一敷地内にある病院等の栄養士がいることにより，栄養指導等の業務に支障がない場合には，兼務職員をもって充てても差し支えない．なお，100人未満の施設においても常勤職員の配置に努めるべき

表7.1 続き

施設の種類	設置根拠	サービスの内容	栄養士の配置
介護療養型病床[*1]	医療法 介護保険法	療養病床等を有する病院又は診療所であって，入院する要介護者に対し，施設サービス計画に基づいて，療養上の管理，看護，医学的管理の下における介護その他の世話及び機能訓練その他必要な医療を行う	必置 【指定介護療養型医療施設の人員，設備及び運営に関する基準 第2条】 置くべき従業者の員数は，医療法に規定する療養型病床群を有する病院として必要とされる数以上(病床数100床以上で1名以上)
介護医療院[*2]	医療法 介護保険法	長期的な医療と介護のニーズを併せ持つ高齢者を対象とし，医療機能と生活施設としての機能とを兼ね備えた施設．施設サービス計画に基づいて，療養上の管理，看護，医学的管理の下における介護および機能訓練その他必要な医療並びに日常生活上の世話を行う	必置 【介護医療院の人員，施設及び設備並びに運営に関する基準 第4条】 置くべき員数は，入所定員100名以上で1名以上
養護老人ホーム	老人福祉法	65歳以上の，身体上，精神上または環境上の理由および経済的理由により，居宅で養護を受けることが困難な人	必置 【養護老人ホームの設備及び運営に関する基準 第12条】 1名必置．ただし特別養護老人ホームに併設する入所定員50人未満の養護老人ホーム(併設する特別養護老人ホームの栄養士との連携を図ることにより当該養護老人ホームの効果的な運営を期待することができ，かつ，入所者の処遇に支障がないもの)にあっては栄養士を置かないことができる
軽費老人ホーム ケアハウス	老人福祉法	無料又は低額な料金で，身体機能の低下等により自立した日常生活を営むことについて不安があり，家族の援助を受けることが困難なものを入所させ，食事の提供，入浴等の準備，相談及び援助，社会生活上の便宜などを提供することにより，入所者が安心して生き生きと明るく生活できるようにすることを目指す	必置(条件あり) 【軽費老人ホームの設備及び運営に関する基準 第11条】 置くべき員数は1名以上．ただし，入所定員が40人以下又は他の社会福祉施設等の栄養士との連携を図ることにより効果的な運営を期待することができる軽費老人ホーム(入所者に提供するサービスに支障がない場合に限る．)にあっては栄養士を置かないことができる
A型		無料又は低額な料金で，高齢等のため独立して生活するには不安が認められる者を入所させ，食事の提供，入浴等の準備，相談及び援助，健康管理，社会生活上の便宜の供与その他の日常生活上必要な便宜を提供する	必置(条件あり) 【軽費老人ホームの設備及び運営に関する基準 附則抄 第6条】 1名必置．ただし併設する特別養護老人ホームの栄養士により効果的な運営を期待でき，入所者に提供されるサービスに支障がない場合は置かないことができる
B型		無料又は低額な料金で，身体機能等の低下等が認められる者(自炊はできる程度)又は高齢等のため独立して生活するには不安がある者を入所させ，入浴等の準備，相談及び援助，社会生活上の便宜などを提供することにより，入所者が安心して生き生きと明るく生活できるようにすることを目指す	規定なし

続く

表7.1 続き

施設の種類	設置根拠	サービスの内容	栄養士の配置
認知症対応型共同生活介護施設（グループホーム）	介護保険法	要介護者であって認知症であるものについて，共同生活住居において，家庭的な環境と地域住民との交流の下で日常生活上の世話及び機能訓練を行うことにより，能力に応じ自立した日常生活を営むことができるようにする	規定なし
サービス付き高齢者向け住宅	高齢者の居住の安定確保に関する法律	高齢者が日常生活を営むために必要な福祉サービスの提供を受けることができる良好な居住環境を備えた高齢者向けの賃貸住宅等の登録制度．福祉の増進が目的	規定なし

*1：平成29年度末で設置期限を迎えることとなっていた介護療養病床については，その経過措置期間を6年間延長（設置期限：令和6年3月まで）．
*2：介護療養型病床より順次移行．対象者像や人員配置基準により，介護医療院（Ⅰ型，Ⅱ型），医療機関併設型介護医療院（Ⅰ型，Ⅱ型），小規模併設型介護医療院（Ⅰ型，Ⅱ型）がある．平成30年（2018）4月から介護保険施設に追加された．

表7.2 居宅サービス

サービスの分類	施設の種類	サービスの内容（要介護者が対象）
訪問サービス	訪問介護（ホームヘルプ）	入浴，排せつ，食事の介護その他の生活全般にわたる援助を行う
	訪問入浴	入浴の援助により，身体の清潔保持，心身機能の維持等を図る
	訪問看護	療養生活を支援し，心身の機能の維持回復及び生活機能の維持又は向上を目指す
	訪問リハビリテーション	生活機能の維持又は向上を目指し，居宅において，理学療法，作業療法その他必要なリハビリテーションを行うことにより，利用者の心身の機能の維持回復を図る
	居宅療養管理指導	医師，歯科医師，薬剤師，看護職員，歯科衛生士又は管理栄養士が，通院が困難な利用者に対して，居宅を訪問して，心身の状況，環境等を把握し，療養上の管理及び指導を行うことにより，その者の療養生活の質の向上を図る
通所サービス	通所介護	生活機能の維持又は向上を目指し，必要な日常生活上の世話及び機能訓練を行うことにより，社会的孤立感の解消及び心身の機能の維持並びに利用者の家族の身体的及び精神的負担の軽減を図る
	通所リハビリテーション	生活機能の維持又は向上を目指し，理学療法，作業療法その他必要なリハビリテーションを行うことにより，利用者の心身の機能の維持回復を図る
短期入所サービス	短期入所生活介護	入浴，排せつ，食事等の介護その他の日常生活上の世話及び機能訓練を行うことにより，利用者の心身の機能の維持並びに利用者の家族の身体的及び精神的負担の軽減を図る サービス提供施設：介護老人福祉施設（特別養護老人ホーム）など
	短期入所療養介護	看護，医学的管理の下における介護及び機能訓練その他必要な医療並びに日常生活上の世話を行うことにより，療養生活の質の向上及び利用者の家族の身体的及び精神的負担の軽減を図る サービス提供施設：介護老人保健施設，病院，診療所，介護医療院

規定法令：介護保険法
いずれも，「可能な限り居宅において，能力に応じ自立した日常生活を営むことができること」が目的となる．
指定地域密着型サービスの事業の人員，設備及び運営に関する基準〔平成18年（2006）厚生労働省令第34号〕〔平成30年（2018）厚生労働省令第30号による改正〕より．

7.3 給食の運営管理

　介護保険法の改正〔平成17年(2005)〕により，それまで算定されていた基本食事サービス費が廃止され，食材料費と調理用相当分が利用者負担となった．この改正では，介護に加えて介護予防に対する取組みが制度化された．利用者個別の栄養マネジメントが求められ，さらに〔平成21年(2009)〕の改正では，これまでの栄養管理体制は基本サービス費に包括された．

　栄養ケア・マネジメントは，集団ではなく個別にアセスメントを実施し，利用者の健康維持・増進や生活機能の回復を目指す手法である．栄養マネジメントにおいては，医師，看護師，介護福祉士，理学療法士，作業療法士，言語聴覚士，薬剤師，社会福祉士等のさまざまな専門職との多職種連携が重要である．さらに，管理栄養士・栄養士は，栄養部門に情報をもち帰り，対象者にとって最適なケアにつながる給食の提供を実現するため，調理師や調理職員など給食の運営に関わる職種とも密に連携しなければならない．

7.4 介護報酬

　高齢期では心身の機能の低下が見られ，容易に脱水や低栄養状態に陥る．したがって，個別対応の食事の提供と，対象者の食事状況を継続して観察することで小さな変化に気づき，細やかな対応が求められる．

　介護報酬とは，利用者に介護サービスを提供したときに支払われる対価であり，単位で表す．介護報酬はサービスごとに単位が設定されており，各施設のサービス提供の体制や提供状況により算定される．大きく施設サービスと居宅サービス，地域密着型サービスに分類され，算定できる加算は異なる．令和3年度診療報酬改定により，施設系サービスでは基本サービスとして「入所者の栄養状態の維持及び改善を図り，自立した日常生活を営むことができるよう，各入所者の状態に応じた栄養管理を計画的に行う」ために，栄養士1名以上配置が「栄養士又は管理栄養士1名以上配置」と改定された．また，エビデンスに基づいた介護の実践とPDCAサイクルの推進によるケアの質の向上につなげるために，科学的介護情報システムLIFE(Long-term care Information system For Evidence)が導入され，「科学的介護推進体制加算」(40単位／月)が新設された．介護報酬における栄養に関わる加算の内容を表7.3に示す．

(1) 栄養マネジメント

　栄養ケア・マネジメントは，入所者全員に対し管理栄養士が継続的に実施する．栄養スクリーニングや栄養アセスメントを行い，栄養ケア計画を作成後，本人や家族への説明や同意のうえで計画を実施し，モニタリング，評価を経て，計画に反映する．令和3年度介護報酬改定で「栄養マネジメント加算」は基本サービスに包括され廃止となり，「栄養ケア・マネジメントの未実施」は14単位／日の減算となった(3年間の経過措置あり)．一方で，人員配置や栄養管理に関する要件を満たすことで算定される「栄養マネジメント強化加算」(11単位／日)

介護福祉士

専門的知識及び技術をもつて，身体上又は精神上の障害があることにより日常生活を営むのに支障がある者につき心身の状況に応じた介護(医師の指示の下に行われ喀痰吸引等を含む)を行い，その者及びその介護者に対して介護に関する指導を行う(社会福祉士及び介護福祉士法第二条)．

理学療法士(PT)

身体に障害のある者に対し，主としてその基本的動作能力(座る，立つ，起き上がる，歩く，寝返るなど)の回復を図るため，治療体操その他の運動を行わせ，及び電気刺激，マッサージ，温熱その他の物理的手段を加える(理学療法士及び作業療法士法第二条)．

作業療法士(OT)

身体又は精神に障害のある者に対し，主としてその応用的動作能力(食事をする，顔を洗う，料理をする，字を書く等)又は社会的適応能力の回復を図るため，手芸，工作その他の作業を行わせる(理学療法士及び作業療法士法第二条)．

言語聴覚士(ST)

音声機能，言語機能又は聴覚に障害のある者についてその機能の維持向上を図るため，言語訓練その他の訓練，これに必要な検査及び助言，指導その他の援助を行う(言語聴覚士法，第二条)．

社会福祉士

専門的知識及び技術をもつて，身体上若しくは精神上の障害があること又は環境上の理由により日常生活を営むのに支障がある者の福祉に関する相談に応じ，助言，指導，関係者との連絡及び調整を行う(社会福祉士及び介護福祉士法第二条)．

表7.3 栄養管理に関わる介護報酬

介護報酬	単位	算定要件	対象施設
科学的介護推進体制加算（Ⅰ）（Ⅱ）	（Ⅰ）40単位/月 （Ⅱ）60単位/月	①入所者・利用者の心身の状況等〔加算（Ⅱ）については心身，疾病の状況等〕の基本的な情報を厚生労働省に提出していること ②サービスの提供にあたって，①の情報その他サービスを適切かつ有効に提供するために必要な情報を活用していること	（Ⅰ）（Ⅱ） 介護福祉施設サービス 介護保健施設サービス 介護医療院サービス （Ⅰ） 通所サービス 介護予防特定施設
栄養ケア・マネジメントの未実施	14単位/日減算	・常勤の管理栄養士1名以上配置 ・管理栄養士が継続的に入所者ごとの栄養管理を実施	介護福祉施設サービス 介護保健施設サービス 介護医療院サービス
栄養マネジメント強化加算	11単位/日	・管理栄養士が常勤換算方式で入所者50（施設に常勤管理栄養士を1人以上配置し，給食管理を行っている場合は70）で除して得た人数以上配置 ・低栄養状態のリスクの高い入所者に対し，医師，管理栄養士，看護師等が共同して作成した栄養ケア計画に従い，食事の観察（ミールラウンド）を週3回以上行い，栄養状態，嗜好等を踏まえた食事の調整等を実施 ・低栄養状態のリスクが低い入所者にも，食事の際に変化を把握し，問題がある場合は早期に対応 ・入所者ごとの栄養状態等の情報を厚生労働省に提出し，継続的な栄養管理の実施にあたって，情報その他継続的な栄養管理の適切かつ有効な実施のために必要な情報の活用（CHASEへのデータの提出とフィードバックの活用）	介護福祉施設サービス 介護保健施設サービス 介護医療院サービス
経口移行加算	28単位/日	・栄養マネジメント加算を算定している ・医師の指示に基づき，医師，歯科医師，管理栄養士，看護師，介護支援専門員その他の職種の者が共同して対象者ごとに経口による食事の摂取を進めるための経口移行計画を作成している ・計画に従い，医師の指示を受けた管理栄養士または栄養士による栄養管理および言語聴覚士または看護職員による支援を実施	介護福祉施設サービス 介護保健施設サービス 介護医療院サービス
経口維持加算（Ⅰ）	400単位/月	・栄養マネジメント加算を算定している ・医師，歯科医師，管理栄養士，看護師，介護支援専門員その他の職種の者が共同して，入所者の栄養管理をするための食事の観察および会議等を実施 ・入所者ごとに，経口による継続的な食事の摂取を進めるための経口維持計画を作成 ・計画に従い，医師（または歯科医師）の指示を受けた管理栄養士または栄養士が栄養管理を実施 ・6カ月以内の期間に限る	介護福祉施設サービス 介護保健施設サービス 介護医療院サービス
経口維持加算（Ⅱ）	100単位/月	・経口維持加算（Ⅰ）を算定している ・入所者の経口による継続的な食事の摂取を支援するための食事の観察および会議等に，医師，歯科医師，歯科衛生士または言語聴覚士が加わった場合 ・6カ月を超えた場合であっても，必要な場合引き続き算定できる	介護福祉施設サービス 介護保健施設サービス 介護医療院サービス
再入所時栄養連携加算	200単位/回 （入所者1人につき1回を限度）	・介護老人保健施設等に入所（以下，一次入所）している者が退所し，病院または診療所に入院した場合，退院した後に再度当該介護老人保健施設に入所（以下，二次入所）する際に，二次入所において必要となる栄養管理が，一次入所の際に必要としていた栄養管理とは大きく異なるため，当該指定介護老人保健施設の管理栄養士が当該病院または診療所の管理栄養士と連携し栄養ケア計画を策定した場合	介護福祉施設サービス 介護保健施設サービス 介護医療院サービス

表7.3 続き

介護報酬	単位	算定要件	対象施設
療養食加算	6単位/回(ショートステイは8単位/回)	・食事の提供が管理栄養士または栄養士によって管理されていること ・入所者の年齢，心身の状況によって適切な栄養量および内容の食事の提供が行われていること ・1日につき3回まで算定 ・療養食は，以下の治療食および特別な場合の検査食をさす 　糖尿病食，腎臓病食，肝臓病食，胃潰瘍食，貧血食 　膵臓病食，脂質異常症食，痛風食	介護福祉施設サービス 介護保健施設サービス 介護医療院サービス 短期入所サービス
栄養アセスメント加算	50単位/月	・管理栄養士1名以上配置(当該事業所従業員または外部との連携) ・管理栄養士，看護職員，介護職員，生活相談員その他の職種の者が共同して栄養アセスメントを実施し，利用者または家族に説明し，相談等に応じること ・利用者ごとの栄養状態等の情報を厚生労働省に提出し，栄養管理の実施にあたって，情報その他栄養管理の適切かつ有効な実施のために必要な情報を活用していること(CHASEへのデータの提出とフィードバックの活用)	通所サービス
栄養改善加算	200単位/回	・低栄養状態の改善等を目的として，個別的に実施される栄養食事相談等の栄養管理であって，利用者の心身の状態の維持または向上に資すると認められるもの ・3カ月以内の期間に限り1カ月に2回を限度 ・低栄養状態が改善せず，栄養改善サービスを引き続き行うことが必要と認められる利用者については，引き続き算定できる	通所サービス
口腔・栄養スクリーニング加算(Ⅰ)(Ⅱ)	(Ⅰ)20単位/回(6カ月に1回限度) (Ⅱ)5単位/回(6カ月に1回限度)	①利用開始時および利用中6カ月ごとに利用者の口腔の健康について確認を行い，口腔の健康に関する情報を介護支援専門員に提供している ②利用開始時および利用中6カ月ごとに利用者の栄養状態について確認を行い，栄養状態に関する情報(低栄養状態の場合は改善に必要な情報を含む)を介護支援員に提供している (Ⅰ)は①および②，(Ⅱ)は①または②に適合すること	通所サービス 介護予防特定施設
栄養管理体制加算	30単位/月	管理栄養士(外部との連携含む)が，日常的な栄養ケアに関わる介護職員への技術的助言や指導を行うこと	認知症グループホーム

「令和3年度介護報酬改定について」より作成.

が新設された．

(2) 経口移行加算

嚥下機能の低下により，十分な栄養を経口摂取することが難しい場合，胃瘻などの経管栄養が選択されることがある．しかし，口から食べることは，身体的・精神的側面において非常に重要である．そのため，多職種共同で経口摂取に移行するための計画を作成し，管理栄養士または栄養士による栄養管理および言語聴覚士または看護職員による支援が行われた場合に28単位/日(180日限度)が加算される．

(3) 経口維持加算(Ⅰ)，経口維持加算(Ⅱ)

現在，経口摂取しているが，誤嚥が認められる入所者について，多職種による食事の観察やカンファレンスを行い，経口維持計画を作成し，管理栄養士・

単位

介護保険制度において，施設サービス，居宅サービスに要する費用額の算定基準として「単位」が用いられる．地域により異なるが，1単位はおよそ10円程度である．

栄養士が計画にもとづいた栄養管理を行った場合に経口維持加算Ⅰとして400単位／月(6カ月以内)が加算される．経口維持加算Ⅱでは，経口維持加算Ⅰを算定している施設で，入所者の経口による継続的な食事の観察やカンファレンスに当該施設以外の医師，歯科医師，歯科衛生士または言語聴覚士が加わった場合に100単位／月が加算される．

(4) 再入所時栄養連携加算

介護老人保健施設等の入所者(一次入所)が病院などに入院し，退院後当該介護老人保健施設等に再入所する場合(二次入所)，一次入所とは大きく異なる栄養管理が必要となることもある．その場合に，管理栄養士が医療機関の管理栄養士と連携し，二次入所後の栄養ケア計画を策定した場合200単位／人(1回限り)が加算される．

(5) 療養食加算

医師の指示により，管理栄養士または栄養士によって管理された入所者の病状に合わせた療養食を提供した場合，6単位／食(1日3回まで)が加算される(ショートステイでは8単位／食)．

(6) 栄養アセスメント加算

通所サービスにおいて，管理栄養士1名以上配置と多職種共同による栄養アセスメント実施，利用者または家族に説明や相談，加えて厚生労働省へのデータの提出とフィードバックの活用により50単位／月が算定される．

(7) 栄養改善加算

低栄養状態にあるまたは恐れのある利用者に対し，栄養改善などを目的に個別に栄養相談などの栄養管理を行った場合，3カ月以内，1カ月2回を限度として200単位／回が加算される．ただし，3カ月ごとの栄養状態の評価により，栄養改善サービスを引き続き行うことが必要な場合は継続できる．

(8) 口腔・栄養スクリーニング加算(Ⅰ)(Ⅱ)

利用者の利用開始時および利用中6カ月ごとに，利用者の①口腔の健康や②栄養状態について確認を行い介護支援専門員に文書で報告した場合に加算される．(Ⅰ)は20単位／回(①および②を実施)，(Ⅱ)は5単位／回(①または②を実施)が加算される．

(9) 居宅療養管理指導(管理栄養士が行った場合)

通院や通所が困難な在宅の利用者で，特別食が必要な利用者や低栄養状態にある利用者に対して，管理栄養士が利用者の居宅を訪問し，栄養ケア計画の交付とともに栄養管理に関わる情報提供および指導または助言を30分以上行った場合に月2回を限度に算定される．当該指定居宅療養管理指導事業所の管理栄養士とそれ以外の管理栄養士が行った場合で算定単位が異なる．前者では，単一建物居住者1名の場合544単位／回，2名以上9名以下に対して行う場合486単位／回，それ以外の場合443単位／回が加算される(後者の場合は，それぞれ524単位／回，466単位／回，423単位／回である)．

7.5 栄養・食事管理

(1) 栄養アセスメントと食事設計

高齢者・福祉施設における栄養管理では，個別の栄養アセスメントが基本である．同時に，給食運営におけるハード，ソフト面の能力に見合った無理のない計画を立案する必要がある．したがって，提供する給食は，「日本人の食事摂取基準(2020年版)」を活用し集団として継続的に提供可能ないくつかのグループとして設定する．つまり給与栄養目標量の設定の基本は，病院や事業所等と同様である．食品構成表においても，基本的な作成手順は変わらない．

(2) 献立作成

献立作成は，給与栄養目標量と食品構成表にもとづき作成するが，料理の組合せや使用する食材の選択など，高齢期の対象者において留意すべき点がいくつかある．

(a) 適正なエネルギーとたんぱく質の摂取

フレイルやサルコペニア予防のため，良質のたんぱく質が効率よく十分に摂取できるように，朝・昼・夕食に分けた摂取計画を立てる．高齢期では，白身魚などの淡白な食材に偏りがちになるが，下処理や調理法を工夫し肉類なども偏りなく摂取できるように工夫すべきである．同時に適正なエネルギー摂取にも留意する．エネルギーが確保できなければ，たんぱく質摂取量を維持していても筋崩壊につながる恐れがある．反対に，過剰なエネルギー摂取は肥満につながり，サルコペニア肥満や変形性関節症の痛みの増大を引き起こすことで，ADLレベルへの影響が危惧される．高齢期であっても低栄養のリスクとともに，肥満のリスクについても留意すべきである．

サルコペニア肥満
過剰な脂肪蓄積と除脂肪体重の減少した状態．筋肉への脂肪の浸潤，身体機能低下，死亡リスクを増大させる．

(b) ビタミン，ミネラルの摂取

食事摂取基準では，高齢になってもビタミンやミネラルの必要量は成人と変わりがない．ビタミン・ミネラルは骨粗鬆症の進行予防や免疫機能，筋肉の維持，褥瘡の予防や治癒に関係する．

おもなカルシウムの供給源となる牛乳・乳製品を摂取する習慣のある高齢者は多くはないため，献立にうまく取り入れる工夫が必要である．

水溶性ビタミン，脂溶性ビタミンの特性を理解した食材の組合せや調理法を工夫することも必要である．また，筋肉や認知症との関係が報告されているビタミンDについては，施設入所者では直接太陽光を浴びる機会が少ないことが予測され，食事からの摂取に加えレクリエーションを兼ねて，定期的な日光浴を実施している施設もある．

亜鉛はかきやうなぎ，豚レバー，肉類などが供給源となるが，高齢者施設の献立では，安全衛生や食べやすさが優先され，とくに摂食機能が低下している対象者では不足しないように留意する必要がある．

(c) 食事摂取量，水分摂取量の維持

食欲は心身の状態に強く影響される．通常は一般食であっても，一時的に体

調のすぐれないときなど，速やかに食べやすい食事に変更できる仕組みを整えておくとよい．また，行事食，郷土食，昔よく食べた思い出の料理など，利用者の記憶にある食事は食欲につながる．給食は集団を対象とするため個別対応には限界があるが，家庭的なぬくもりのある食事を提供できるよう努力すべきである．

また，高齢期に注意すべき点として，脱水状態がある．十分な食事量や飲水量を確保できない場合や，発熱や下痢，環境温度の上昇による損失，排せつ介助を軽減するために意識的に水分摂取を控える高齢者もいる．脱水状態により腎機能低下，脳血管障害のリスク上昇や，認知症の症状が発現することもあるため，食事時だけではなく，食間の水分補給が必要である．

朝・昼・夕の3食に加えて，高齢者・福祉施設では間食（おやつ）を提供することが多い．この間食には，「楽しみ」と「栄養などの補給」という大きく二つの目的がある．「楽しみ」としての間食では，季節感や利用者の希望を献立に組み入れたり，利用者が簡単な調理に参加をする手づくりおやつや，数種類のおやつから好みで選択できる選択おやつなどさまざまな工夫をする．「栄養などの補給」では，高齢者が3食では十分に摂取できていない栄養や不足しがちな栄養，水分などを補える献立を組み入れる．暑い季節や暖房の強い時期は，ゼリーなど水分の多い間食の頻度を増やすなど工夫する．

7.6 調理・作業工程
(1) 身体的・生理的特徴と対策
高齢期の喫食に関わる身体的特徴として，視力，唾液の分泌量，味覚，残歯数，嚥下機能，消化吸収能力，喫食動作，認知などさまざまな機能低下が見られることが多い．しかし，食欲を維持し栄養状態を良好に保つためには，「おいしそう」，「食べたい」と感じることが重要である．ブレンダー食の利用者であっても，すべてが茶色でドロドロとした形態の食事ばかりではなく，少しでも形や色どりのある食事を提供したい．

(a) 調　理
隠し包丁などの丁寧な下処理とゆっくり煮ることによる食材組織の軟化，衣をつけて加熱することで食材内の水分を保つ工夫などが必要である．味つけは濃い味にならないように，だしや素材の味を生かした調理を心がける．

(b) 盛りつけと食器の選択
盛りつけるときには，おいしそうに見えるように工夫する．なかには，大量に感じると食欲が低下する人もいるので，盛つけ量と食器の大きさに注意する．食器は内側の色が，料理の色とはっきりと異なるものを選択するとよい．内側が白い茶碗に全粥（かゆ）を盛りつけると，対比がなく見えずらい．

身体的な障害のある場合は，自助食器を使用することで，食事動作の負担軽減が期待できる．食器の壁が立ちあがり，すくいやすい工夫のされている平皿

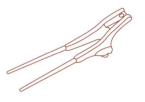
もちやすく工夫された箸

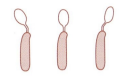
スプーン
・取っ手が太くにぎりやすい
・角度を変えることができ、すくいやすい

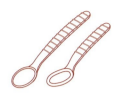
やわらかいスプーン
・取っ手は握りやすい工夫
・やわらかい素材でできており、口腔内を傷つけにくい

食器
・片側は壁になっており、すくいやすい
・他方はなだらかで、スプーンなどが入りやすい
・麻痺側に合わせて、食器の向きを変えて使用する

マグカップ
・取っ手が大きく手を差し込みやすい
・底面と取っ手の先がテーブルにつき、安定する
・取っ手がつながっていないので、スタッキング（積み重ね）可能であり、管理がしやすい

図7.1　さまざまな自助食器

や，もち手の大きなマグカップ，もち手が太く軽いカトラリー類など，ユニバーサルデザインの食器具が各種発売されている．図7.1にさまざまな自助食器の例を示す．自助食器についても給食では，衛生的に管理でき作業効率のよいものを選択すべきである．食器乾燥保管庫の使用やスタッキング（積み重ね）のしやすさ，活用できる料理数などを考慮して準備する．

（2）調理形態の工夫

一般的に高齢者・福祉施設では，きざみ食，極きざみ食，ペースト食，ソフト食など形態の異なる食事を提供している．きざみ食は「一口大の大きさで，嚥下機能に障害はないが，食事動作の障害によりうまく一口の大きさに食材をほぐすことができない利用者を対象とする」など，それぞれの形態別に対象となる利用者の基準を決め，栄養部門だけではなく施設内での共通理解が必要である．このような形態の異なる調理には二つの手順がある．

対象者が一定数以上の場合，下処理で食材を設定した大きさに切砕し，形態ごとに調理作業を進める．この場合，調理終了後に刻む作業がないため，適温での提供や衛生管理がしやすい．しかし同じ料理を形態別に複数回つくることになるため作業が煩雑であり，ペースト食の場合には味の調整が難しい場合もある．対象が一定数以下の場合には，調理後に刻んだりミキサーにかける作業を加える．この場合，加熱調理後の作業が追加されるので二次汚染のリスクが高くなる．そこで最終的に再加熱して殺菌することが望ましい．安全・衛生が守られるうえに適温の提供にもつながる．どのような工程を選択するかは，各施設の状況により判断する．

(3) 摂食・嚥下工程と嚥下調整食

加齢に伴う嚥下機能の低下, 脳血管疾患の後遺症, 外傷, 口腔や咽頭の腫瘍, 認知症などが原因で, 摂食(食べること)や嚥下(飲み込み)に障害が生じ, 十分な食事を摂取できない, 長時間の食事時間が必要, さらには生命の危険が生じることもある. 食べるという一連の動作は, 次のように区分でき, どの段階で機能低下が生じても摂食・嚥下に大きく影響する.

(a) 認知期

視覚, 嗅覚, 聴覚やこれまでの食経験による判断で, 目の前にある食事を食べるという行動が開始される. 認知症などの進行で, 食事の時間であることや, 目の前にあるものが食べ物であるということ, 食べるという行為そのものを認識できないことがある. その場合, 食事を前にしても食べるという行動が始まらない. しかし介助者が無理に食事介助を進めると, 強い拒否や誤嚥, 窒息につながる可能性がある. 穏やかな声かけや五感への刺激で, 対象者の摂食への意識を自然に引き出せるように努める.

また, パーキンソン症候群などにより, 振戦(不随意なふるえ)が見られる場合, 食器から口に運ぶ間に料理がこぼれてしまい, 実際の摂取量が大きく減っていることがある.

嚥下調整食に用いられるとろみは食塊の形成に有用だが, 食事を口に運ぶときにこぼれにくくする効果もある.

(b) 咀嚼期・口腔期

食物を咀嚼し, 食塊を形成する. 歯数の低下や舌や頰の運動障害により, うまく咽頭に食塊を送り込むことが難しくなる. まとまりやすい食材やとろみを活用し対応する. 歯科医師や歯科衛生士と連携し, 義歯の調整も必要に応じて行う. 義歯の正しい装着は, 口腔機能の維持のみならず, 口から食べることができるようになると, 人としての尊厳の維持にも関係する.

(c) 咽頭期

形成された食塊は, 咽頭から食道に送り込まれる. このときに複雑な咽頭の機能が正常に働くことで, 鼻腔や気管への誤嚥を防ぐ. 食形態を整えるとともに, 嚥下訓練の実施や食事時の姿勢など, 理学療法士, 作業療法士, 言語聴覚士, 介護福祉士等, 多職種と連携したケアが必要である.

(d) 食道期

食塊は食道から胃に送り込まれる. 通常は胃と食道との間にある「噴門」が胃酸の逆流を防いでいるが, 「噴門」の機能が低下すると胃酸の逆流が起こりやすくなる(胃食道逆流症. GERD, gastro esophageal reflux disease). 円背により胃が圧迫されることもリスクの一つである. 食後はすぐに横にならないように心がけ, 胃酸の逆流を予防する.

嚥下機能の低下のある対象者には, 嚥下機能に配慮した飲み込みやすい形状の食事を提供する. 嚥下しやすいのは,「食材の密度が均一である」,「適度な粘

度と凝集性がある」,「可変性,流動性がある」,「口腔粘膜や咽頭への付着性が低い」という形状である.

(e) 嚥下調整食の分類

嚥下障害食の分類には,嚥下調整食分類(日本摂食・嚥下リハビリテーション学会, 2013),嚥下ピラミッド(金谷節子, 2004),ユニバーサルデザインフード(日本介護食品協議会, 2003)などが使われている.平成26年(2014)に農林水産省はスマイルケア食を示した.これは,国民の健康寿命の延伸のために,介護食を整理した新しい枠組みである.健康維持のために栄養補給が必要な人向けの食品には「青」マーク,噛むことが難しい人向けの食品に「黄」マーク,飲み込むことが難しい人向けの食品に「赤」マークを表示し,状態に応じた介護食の選択ができる.高齢者施設で提供される給食においても,これらの分類を活用し,安全な食事を提供しなければならない.

7.7 食事環境

高齢者・介護福祉施設の利用者は個人差が大きく,自力で食堂まで移動できる人もいればすべて介助が必要な人もいる.しかし,どのような対象者であっても,離床し食堂で食事をすることを基本とする.高次脳機能障害などで視野狭窄が生じている場合,食器は認識できる視野範囲に配膳する.食事中の意識が散漫な場合は,集中できるように落ち着いて食事をすることができる静かな席に誘導するなどの配慮も必要である.食事は大きな楽しみの一つでもあるため,家庭的な雰囲気づくりを心がける.家庭であれば当然,調理に伴い食材が加熱される音や匂いが空間に漂うが,施設では,厨房で調理された食事が盛りつけられた状態で配膳されることが多い.ときには食堂で最終的な加熱を施すなど,食欲を刺激し食事への準備が整うような取組みが重要である.

食環境の充実には,食堂の机やいすの高さなども関係する.安定した座位による食事が可能となるように個別の調整を行う.また,食事中の窒息などの異変はできるだけ速やかに察知し対応することが救命につながるため,食事介助は食堂を見渡せる位置で行い,咳やむせなどの異常に気づくことができるようにBGM(background music)は適度な音量に設定する.

7.8 評価

(1) 食事摂取量の把握

食事設計にもとづき提供された給食が,どのくらい摂取されたのか評価するために,毎食,主食,主菜,副菜など料理別に,摂取割合を利用者ごとに記録する.食後,残菜の重量測定を行い,提供量との差を求める方法は正確だが手間がかかり実現は難しい.そのため,目測による記録が一般的である.また,すべてを管理栄養士・栄養士が記録することは難しいので,他職種の協力を得て実施するが,目測による誤差が生じる.できるだけ正確な記録となるように,

目安や記録法をあらかじめ決めておくことが重要である．

（2）評価指標

客観的な評価指標として，体重や血液検査結果などの経時的な変化を評価する．高齢者においては，改善だけではなく維持にも意味があることを理解しておく．主観的な評価指標として，質問票を用いた嗜好調査，満足度調査を行う．認知症などで意思表示が難しい対象者の場合は，食事時の様子などを他職種や家族などから聞き取ることも必要である．

7.9　配食サービス

居宅で生活している高齢者のなかには，食事の準備が障害されていることもあり，十分な家族などの支援が受けられない場合，ホームヘルパーによる家事援助や配食サービスを活用する．配食サービスでは，一般食に加え，糖尿病や腎臓病などの食事療法に用いることのできるものも提供されている．

厚生労働省は食事療法用宅配食品等栄養指針〔平成21年（2009）〕を通知し，管理栄養士等を栄養管理責任者とした管理体制の構築と栄養基準などを示している．平成29年（2017）には，地域高齢者等の健康支援を推進する配食事業の栄養管理に関するガイドラインを事業者向けに定めた．このガイドラインには，地域高齢者の低栄養や嚥下障害に対応する事項や衛生管理に関する事項が示されている．

7.10　多職種協働の実現と給食経営管理

高齢者・介護福祉施設における食事サービスの質を維持・向上するためには，個々の利用者に対し，多職種がそれぞれの専門性を互いに理解し尊重しながらチームとしてケアにあたることが重要である．管理栄養士・栄養士もそのチームの一員として中心的な役割を果たすことが求められている．限られた給食経営の資源（人，物，資金）を有効に活用することで，高齢者のその人らしい生活の実現に貢献できる．

■**出題の傾向と対策**■

高齢者・介護福祉施設の種類や内容，介護保険制度，食事サービスについて最新の内容を把握しておく．高齢者の栄養・食事管理の特徴，食事環境についても理解しておく．

練習問題

次の文を読み，正しいものには○，誤っているものには×をつけなさい．

重要 ☞（1）栄養マネジメント強化加算の算定には管理栄養士を配置しなければならない．
　　　（2）特別養護老人ホームは，都道府県知事の指定または許可を受けることにより，介護保健の施設給付の対象となる．
重要 ☞（3）経口移行加算は，経口での食事が摂取できるようになるまで算定できる．
　　　（4）家族の栄養食事指導は，介護保険法にもとづく施設サービスにおける管理栄養士の業務の一つである．
重要 ☞（5）通所介護では，介護報酬として療養食加算を算定できる．
重要 ☞（6）介護老人保健施設における入所者のモニタリングでは，食事摂取状況を喫食量により把握する．

【先輩からのメッセージ】

介護老人保健施設で働く管理栄養士——おもな業務について

　食事とは，喫食者に必要な栄養素が含まれるだけでよいわけではありません．食事が安全に食べられて消化吸収され，不要なものが排泄される，そこまでを含めて食事です．

　何を当たり前のことを・・・と疑問に思う読者もいると思いますが，高齢者にとっては，食事は楽しみである反面，凶器にもなりえるものです．実際に，高齢者の不慮の事故の発生状況では，「転倒・転落」，「誤嚥等の不慮の窒息」，「不慮の溺死及び溺水」の順に多くなっています〔不慮の事故による死亡者数（死因別の比較），平成30年（2018）人口動態統計〕．

　介護老人保健施設では，体調が不安定であったり，嚥下障害をもっていたりする利用者へ，安全面にも配慮して食事を提供しなければなりません．このために，管理栄養士以外にもさまざまな専門職が協力して取り組んでいます．

　介護士は食事，歩行，入浴，排せつなどの日常のケアを行いながら，レクリエーションなどでQOLの向上や，自立の支援，残存能力を引き出すことにも気を配ります．

　看護師は，健康管理や服薬の支援，医師の指示により痰の吸引や点滴，採血など医療行為も行います．夜間は医師が不在のため，入所者が急変した場合には，医師や救急隊員に引き継ぐこともあります．理学療法士，作業療法士，言語聴覚士は，それぞれの専門分野で利用者の機能の維持・回復を目指します．

　私たち管理栄養士は，栄養ケア計画をもとにした利用者の栄養管理を行うのがおもな業務です．調理師と協力し，食事を提供します．しかし，それを安全に食べていただき，きちんと排せつされているかまで直接把握することはできません．

　介護老人保健施設では管理栄養士の配置は1～2名と少ないため，介護士，看護師，リハビリ職など，多職種と連携するチームワークで高齢者の安全を実現しています．

　たとえば，管理栄養士が利用者の推定エネルギー必要量を計算し，それに対応する食事を提供したとします．そして低栄養であった利用者の体重が増加したら，それで大丈夫，というわけではありません．管理栄養士の視点で直接見えている食事摂取率や体重だけでは，低栄養が改善したと考えてしまいます．しかし，理学療法士に確認すると，下肢の浮腫が悪化し，歩くなどの動作能力が低下しているかもしれません．看護師に確認すれば，全身の筋量は変わらず，腹部の脂肪だけが増えていたということもありました（実は，これらは，私が実際に経験した事例です）．

　多職種共同，というのはよくいわれるキーワードです．それぞれの専門分野でしっかりと役割を果たしつつ，他分野の専門家と協力すれば，安全への配慮だけではなく，利用者の栄養状態を大きく改善できることもあります．

　入所時は白かった利用者の毛髪が，数カ月後には黒くフサフサになったり，乾燥肌で掻きむしっていた利用者の皮膚トラブルが改善され，見違えるように美しい肌になることもありました．

　栄養状態が改善して，家族に「ここに入る前はぼーっとしていたのに，元気になって何だか若くなったみたい」といっていただいたときは，他の職員と一緒に喜んだのもよい想い出です．

　また，入所時は胃ろうからの栄養摂取のみであった人が，少しづつ口から食べられるようになり，退所時には胃ろうに頼らず，3食とも自分で食べられるようになって，自宅へ戻られた事例もありました．とても嬉しかったです．このようになるまで，介護士が日常的な声かけによる刺激を与え，リハビリ職による日々の訓練，看護師による体調管理や痰の吸引などの肺炎予防，歯科衛生士による定期的な口腔ケア，そして，管理栄養士が栄養管理を行い，利用者の機能に合わせた食事を調理師が提供することなどが行われていました．

　食事による力を，多職種と一緒に実感できること，これは，老人保健施設で働く管理栄養士の大きな"やりがい"のひとつです．

介護老人保健施設「茶山のさと」
管理栄養士　床井多恵

給食を提供する施設
児童福祉施設と障害者福祉施設

8.1 児童福祉施設における給食の目的と意義

児童福祉法で定義される児童とは，満18歳に満たない者をいい，表8.1のように分類される．またこの法律で，障害児とは，身体に障害のある児童または知的障害のある児童をいう．

児童福祉法では，児童の福祉を保障しているが，平成28年（2016）の法改正において，児童の福祉を保障するために原理が明確に示された．また家庭と同様の環境における養育の推進や市町村・都道府県・国の役割と責務が明確になった．児童福祉施設とは，児童福祉法第7条で定められた施設を指し，入所施設と通所施設がある（表8.2）．

表8.1 児童の分類

1. 乳児：満1歳に満たない者
2. 幼児：満1歳から，小学校就学の始期に達するまでの者
3. 少年：小学校就学の始期から，満18歳に達するまでの者

(1) 児童福祉施設での給食の目的

社会状況の変化に伴い，食環境も変化し，乳幼児の様子や保護者の「食」に対する考え方や意識も変わってきていると考えられる．食事に対する価値観の多様化などにより，食事をともにする「共食」の機会の減少，おやつの与え方への配慮不足，偏食，生活習慣病の若年化などさまざまな問題が生じている．

児童福祉施設における食事の提供および栄養管理は，子どもの健やかな発育・発達に欠かせないものである．乳幼児期の子どもに給食を通じて，みんなで食事を楽しむこと，さまざまな食材を体験することは子どもの五感を豊かにし，心身の成長に欠かせないものである．また近年，日本の伝統的な食文化の継承

表8.2 児童福祉施設の種類および規定法規・栄養士配置

児童福祉施設		規定法規児童福祉法〔児童福祉施設の設備及び運営に関する基準 昭和23年（1948）厚生省令第63号〕		
乳児院	入所	第21条	必置	
児童養護施設	入所	第42条	必置	児童40人以下では置かないことができる
福祉型障害児入所施設	入所	第49条	必置	
医療型障害児入所施設	入所	第58条	必置	
福祉型児童発達支援センター	通所	第63条	必置	児童40人以下では置かないことができる
児童心理治療施設	入所・通所	第73条	必置	
児童自立支援施設	入所・通所	第80条	必置	児童40人以下では置かないことができる

日本栄養士会ホームページより抜粋改変．

児童福祉法〔平成28年(2016)改正〕（児童福祉法抜粋）

児童福祉法の第1条および第2条を以下に規定する．
① 全て児童は，児童の権利に関する条約の精神にのっとり，適切に養育されること，その生活を保障されること，愛され，保護されること，その心身の健やかな成長及び発達並びにその自立が図られることその他の福祉を等しく保障される権利を有する（同法第1条）．
② 全て国民は，児童が良好な環境において生まれ，かつ，社会のあらゆる分野において，児童の年齢及び発達の程度に応じて，その意見が尊重され，その最善の利益が優先して考慮され，心身ともに健やかに育成されるよう努める（同法第2条第1項）．
③ 児童の保護者は，児童を心身ともに健やかに育成することについて第一義的責任を負う（同法第2条第2項）．国及び地方公共団体は，児童の保護者とともに，児童を心身ともに健やかに育成する責任を負う（同法第2条第3項）．

なお，これらは，「児童の福祉を保障するための原理」であり，児童に関する全ての法令の施行に当たって，常に尊重されなければならない（児童福祉法第3条）．

や食を通じた経験が少なくなっているため，それらを体験する場としても重要である．

管理栄養士・栄養士は，多様な役割を的確に担っていかなければならない．施設長をはじめ，他の職員も栄養士の役割を明確にし，食育推進のための協力体制を構築する必要がある．とくに乳幼児期は，子どもたちの個人差も大きい．成長に適した食べやすさの工夫やアレルギーへの対応が求められる．また家庭での食育が難しい場面も多く「食べること」を通じた道徳面，心の成長への支援が求められる．地域特性や園の特色を活かしながら，食を通じて，管理栄養士・栄養士として，保育者として園での食事を担うことになる．よりよい食事提供ができるよう，保育士や子どもたちと関わる職員との連携を密にとることが重要である．

(2) 児童福祉施設における給食の実施に関連する法令・施策

(a) 児童福祉施設最低基準〔昭和23年(1948)厚生省令第63号，平成12年(2000)改正〕

児童福祉法第45条の規定にもとづき，児童福祉施設最低基準を定めている．児童福祉施設最低基準では，「児童福祉施設において，入所している者に食事を提供するときは，その献立は，できる限り，変化に富み，入所している者の健全な発育に必要な栄養量を含有するものでなければならない」また，「食品の種類及び調理方法について栄養並びに入所している者の身体的状況及び嗜好を考慮したものでなければならない」，「調理は，あらかじめ作成された献立に従って行わなければならない」と定めている．

(b) 児童福祉施設における食事の提供ガイド〔平成22年(2010)〕

児童福祉施設における食事の提供ガイドでは，児童福祉施設における子ども

の発育・発達を視野に入れた具体的な食事計画の作成や評価，食事摂取基準も踏まえた栄養管理の手法，児童福祉施設の特徴を踏まえた衛生管理，食育の観点からの食事の提供などについて，考え方の例を示している〔8.3(1)参照〕．

(c) 保育所保育指針

保育所保育指針は，昭和40年(1965)に策定された．保育所保育の基本となる考え方や保育のねらい，その内容など保育の実施に関わる事項と，運営に関する事項について定めたものである．一定の保育の水準を保ち，さらなる向上の基点となるよう，すべての保育所が拠りどころとする保育の基本的事項を定めており，必要性に応じて改正されてきた．

平成30年(2018)の改定は，社会保障審議会児童部会保育専門委員会による議論を踏まえ，以下に示す5点を基本的な方向性として行われた．

① 乳児・1歳以上3歳未満児の保育に関する記載の充実
② 保育所保育における幼児教育の積極的な位置づけ
③ 子どもの育ちをめぐる環境の変化を踏まえた健康および安全の記載の見直し
④ 保護者・家庭および地域と連携した子育て支援の必要性
⑤ 職員の資質・専門性の向上

(d) 授乳・離乳の支援ガイド〔平成19年(2007)策定，平成31年(2019)改定〕

授乳・離乳への支援の基本は，授乳・離乳を通して，母子の健康の維持とともに，親子の関わりが健やかに形成されることが重要視される支援，乳汁や離乳食といった「もの」にのみ目が向けられるのではなく，一人ひとりの子どもの成長・発達が尊重される支援であるとしている．

授乳・離乳の支援ガイドは平成19年(2007)に策定された．このガイドは，授乳および離乳の望ましい支援の在り方について，妊産婦や子どもに関わる保健医療従事者を対象に，所属する施設や専門領域が異なっても，基本的事項を共有し一貫した支援を進めるために作成された．

策定から約10年が経過し，科学的知見の集積，育児環境や就業状況の変化，母子保健施策の充実等，授乳および離乳を取り巻く社会環境などの変化が見られたことから内容の改定が平成31年(2019)に行われた．

今回の改定では，① 授乳・離乳を取り巻く最新の科学的知見等を踏まえた適切な支援の充実，② 授乳および離乳を通じた育児支援の視点を重視，③ 食物アレルギー予防に関する支援の充実，④ 妊娠期からの授乳・離乳等に関する情報提供のあり方について記載された．

(e) 社会的養護体制の充実(施設の小規模化の推進・児童福祉施設等におけるケアの充実)

乳児院・児童養護施設・情緒障害児短期治療施設・児童自立支援施設においては，近年，虐待を受けた子どもの入所が増加しており，虐待を受けた子ども

授乳・離乳の支援ガイド
乳児院や保育所など，授乳や離乳食を提供している施設は，ガイドを参考に実施する．
https://www.mhlw.go.jp/stf/newpage_04250.html

が他者との関係性の回復，愛着障害を起こしている子どもの適切なケアが求められる．大規模施設や集団での養育には限界があり，できる限り家庭的な環境のなかで，個別的な関係性を重視したきめ細やかなケアが求められている．児童養護施設・乳児院・情緒障害児短期治療施設および児童自立支援施設を対象とした小規模グループケアの実施や児童養護施設を対象とした地域小規模児童養護施設の設置が進められており，ケア形態の小規模化が推進されている．

8.2 児童福祉施設における「食事摂取基準」を活用した食事計画

「食事による栄養摂取量の基準」が改正され，令和2年（2020）4月1日から適用されることに伴い，「児童福祉施設における食事の提供に関する援助及び指導について」〔令和2年（2020）3月31日〕が通知された．

（1）児童福祉施設における「食事摂取基準」を活用した食事計画の基本的考え方

① 「食事摂取基準」は，健康な個人および集団を対象とし，国民の健康の保持・増進，生活習慣病の予防を目的とし，エネルギーおよび各栄養素の摂取量の基準を示すものである．よって，児童福祉施設において，障害や疾患をもつなど身体状況や生活状況等が個人によって著しく異なる場合には，一律の適用が困難であることから，個々人の発育・発達状況，栄養状態，生活状況等にもとづいた食事計画を立てること．

② 子どもの健康状態および栄養状態に応じて，必要な栄養素について考慮すること．子どもの健康状態および栄養状態にとくに問題がないと判断される場合であっても，基本的にエネルギー，たんぱく質，脂質，ビタミンA，ビタミンB_1，ビタミンB_2，ビタミンC，カルシウム，鉄，ナトリウム（食塩），カリウムおよび食物繊維について考慮するのが望ましい．

③ 食事計画を目的として「食事摂取基準」を活用する場合には，集団特性を把握し，それに見合った食事計画を決定したうえで，献立の作成および品質管理を行った食事の提供を行い，一定期間ごとに摂取量調査や対象者特性の再調査を行い，得られた情報などを活かして食事計画の見直しに努めること．その際，管理栄養士等による適切な活用を図ること．

（2）児童福祉施設における「食事摂取基準」を活用した食事計画の策定に当たっての留意点

① 子どもの性，年齢，発育・発達状況，栄養状態，生活状況等を把握・評価し，提供することが適当なエネルギーおよび栄養素の量（以下「給与栄養量」という）の目標を設定するよう努めること．なお，給与栄養量の目標は，子どもの発育・発達状況，栄養状態などの状況を踏まえ，定期的に見直すように努めること．

② エネルギー摂取量の計画に当たっては，参考として示される推定エネルギー必要量を用いても差し支えないが，健全な発育・発達を促すために必要

食育基本法，食育推進基本計画

食育に関する施策を総合的かつ計画的に推進し，現在および将来にわたる健康で文化的な国民の生活と豊かで活力のある社会の実現に寄与することなどを目的として，食育基本法が公布された〔平成17年（2005）6月，27年（2015）改正〕．

食育基本法では，内閣府に設置された食育推進会議が食育推進基本計画を作成することが定められており（第26条第2項第1号），これを受けて，平成18年（2006）3月に食育推進基本計画が決定された．この基本計画は，5年間を対象とし，食育の推進に関する施策についての基本的な方針，食育の推進に当たっての9項目の目標値を掲げ，また，食育の総合的な促進に関する事項として取り組むべき施策等を提示している．

第4次食育推進基本計画〔令和3年（2021）～令和7年（2024）〕がスタートする．

なエネルギー量を摂取することが基本となることから，定期的に身長および体重を計測し，成長曲線に照らし合わせるなど，個々人の成長の程度を観察し，評価すること．
③ たんぱく質，脂質，炭水化物の総エネルギーに占める割合（エネルギー産生栄養素バランス）については，三大栄養素が適正な割合によって構成されることが求められることから，たんぱく質については13～20％，脂質については20～30％，炭水化物については50～65％の範囲を目安とすること．
④ 1日のうち特定の食事（たとえば昼食）を提供する場合は，対象となる子どもの生活状況や栄養摂取状況を把握，評価したうえで，1日全体の食事に占める特定の食事から摂取することが適当とされる給与栄養量の割合を勘案し，その目標を設定するよう努めること．
⑤ 給与栄養量が確保できるように，献立作成を行うこと．
⑥ 献立作成に当たっては，季節感や地域性などを考慮し，品質がよく，幅広い種類の食品を取り入れるように努めること．また，子どもの咀嚼や嚥下機能，食具使用の発達状況などを観察し，その発達を促すことができるよう，食品の種類や調理方法に配慮するとともに，子どもの食に関する嗜好や体験が広がりかつ深まるよう，多様な食品や料理の組合せにも配慮すること．また，とくに，小規模グループケアやグループホーム化を実施している児童養護施設や乳児院においては留意すること．

(3) 児童福祉施設における食事計画の実施上の留意点
① 子どもの健全な発育・発達を目指し，子どもの身体活動などを含めた生活状況や，子どもの栄養状態，摂食量，残食量などの把握により，給与栄養量の目標の達成度を評価し，その後の食事計画の改善に努めること．
② 献立作成，調理，盛りつけ・配膳，喫食など各場面を通して関係する職員が多岐にわたることから，定期的に施設長を含む関係職員による情報の共有を図り，食事の計画・評価を行うこと．
③ 日々提供される食事が子どもの心身の健全育成にとって重要であることを考慮し，施設や子どもの特性に応じて，将来を見据えた食を通じた自立支援にもつながる「食育」の実践に努めること．
④ 食事の提供に係る業務が衛生的かつ安全に行われるよう，食事の提供に関係する職員の健康診断および定期検便，食品の衛生的取扱いならびに消毒等保健衛生に万全を期し，食中毒や感染症の発生防止に努めること．

8.3 児童福祉施設における給食の実施

児童福祉施設における給食は，児童福祉施設最低基準に準じて提供されなければならない．また児童福祉施設における食事の提供ガイド〔平成22年(2010)〕では，児童福祉施設における食事計画・評価から衛生管理，食育の観点までを実務担当者向けに策定し，実践例を示している．施設内では子どもの状態を把

児童福祉施設における
食事の提供ガイド
https://www.mhlw.go.jp/shingi/2010/03/dl/s0331-10a-015.pdf

握し，さまざまな職種の職員の連携が必要であり，施設長をはじめとするすべての職員が施設の特性に合わせた食事の理解と協働が必要となる．また，各自治体の児童福祉施設主管課においては，ガイドの趣旨を踏まえて，各施設に対する支援，適切な活用が望まれる．保育所においては，家庭と連携し，保護者に対して食生活に関する相談・助言や給食を試食する機会の提供などを通して，食への理解が深まるように支援していくことが求められる．

また厚生労働省から都道府県・市町村首長あてに地方自治法〔昭和22年(1947)法律第67号〕第245条の4第1項の規定にもとづく技術的助言である「児童福祉施設における食事の提供に関する援助及び指導について」〔最新令和2年(2020)3月〕を通知している．

このなかでは，日本人の食事摂取基準(2020年版)が策定されたことを受け，食事による栄養摂取量の基準〔令和2年(2020)1月〕が改正され，令和2年(2020)4月1日から適用された．また，児童発達支援(児童発達支援センターにおいて行う場合を除く)，放課後等デイサービス，放課後児童健全育成事業，家庭的保育事業，小規模保育事業，居宅訪問型保育事業および事業所内保育事業においても，児童福祉施設と同様に取り扱うことが望ましいとされている．

(1) 児童福祉施設における食事の提供ガイド

(a) 給与栄養量の決定

子どもの性，年齢，発育・発達状況，栄養状態，生活状況等を把握・評価し，提供することが適当なエネルギーおよび給与栄養量の目標を設定するが，子どもの発育・発達状況，栄養状態等の状況を踏まえ，定期的に見直すように努める．

(注)健全な発育・発達を促すために必要なエネルギー量を摂取することが基本となることから，定期的に身長および体重を計測し，成長曲線に照らし合わせるなど，個々人の成長の程度を評価する．

(b) エネルギー産生栄養素

たんぱく質，脂質，炭水化物の総エネルギーに占める割合(エネルギー産生栄養素バランス)については，三大栄養素が適正な割合によって構成されることが求められる．たんぱく質については13～20％，脂質については20～30％，炭水化物については50～65％の範囲を目安とする．

(c) 間　食

1日のうち特定の食事(昼食のみなど)を提供する場合は，対象となる子どもの生活状況や栄養摂取状況を把握し，評価したうえで，1日全体の食事に占める特定の食事から摂取することが適当とされる給与栄養量の割合を勘案し，その目標を設定する．

(d) 献　立

給与栄養量が確保できるように献立作成を行うが，品質を確保し，季節感や地域性などを考慮し，幅広い種類の食品を取り入れるように努める．また，子

日本人の食事摂取基準
児童福祉施設における食事の提供に際しても，必要な栄養量の食事を提供するための基準となり，「児童福祉施設における「食事摂取基準」を活用した食事計画について」〔令和2(2020)年〕をよりよく活用した食事計画(食事の量と質についての計画)が立てられている．

どもの咀嚼や嚥下機能，食具使用の発達状況などを観察し，その発達を促すことができるよう，食品の種類や調理方法に配慮するとともに，食に関する嗜好や体験が広がるよう，多様な食品や料理の組合せにも配慮する．

定期的に施設長を含む関係職員が情報の共有を図り，食事の計画・評価を行う．

（2）食物アレルギーの対応

食物アレルギーへの対応は，「保育所におけるアレルギー対応ガイドライン」・「学校給食におけるアレルギー対応指針」などを参考に，施設に合った対応を行う必要がある．食物アレルギーへの対応については，安全確保を優先し，できるだけ単純化し，「完全除去対応」を基本とする．また，家庭で食べた経験のない食事は保育所では基本的に提供しない．

給食の提供に当たっては，アレルゲンの混入を防ぐ作業工程を組むとともに，献立作成の段階でアレルゲンが混入する危険性のある複雑な作業工程となる献立を組まないよう留意することも必要である．また，除去食品の誤配や誤食などの事故防止および事故対策として，調理担当者以外の配膳担当者，施設職員などが，アレルギー食を喫食する対象者を把握し，食事内容などについて情報共有することが必要である．また，献立作成者は食物アレルギー対応の原則にもとづいて献立を作成し，栄養管理を行うことが求められる．

【具体的な対応策】

① 安全を最優先した献立の作成や調理作業工程・環境の構築
・アレルゲンを含まない共通献立の作成．
・アレルゲンが料理に使用されているかどうかがわかるようにする．
・調理作業工程を工夫し，アレルゲンとなる食品を取り扱うタイミングを確認する．
・使用器具を分ける．
・調理担当者を区分する．
・調理作業域を区分する．
・盛りつけ・配膳はアレルギー食から行う．

② 調理師や職員などと連携し，調理室から喫食までの安全な配膳手順などの共有
・食事内容を記載した配膳カードをつける．
・食器やトレーの色分け，目印をつけて区分する．
・配膳の順番はアレルギー食から行う．
・対象者の食事について調理担当者と配膳担当者とでダブルチェックを行う．
・児童福祉施設における食事の提供に当たっての原則（除去食の考え方など）．
・食事をする席を固定する．

また，基本的に，施設で「初めて食べる」食物がないように保護者と連携することや，万が一アナフィラキシーが起こったときに備え，緊急対応の体制を整

え，保護者との間で，緊急時の対応について協議しておくことが重要である．

しかし，児童福祉施設におけるアレルギー対応の問題としては，社会的養護が必要な乳児や一時保護の児童などの場合，入所時にアレルギー情報を把握することが困難な場合がある．情報のない入所者に対しては，アレルゲンとしての割合が多い卵・牛乳・小麦の摂取について，慎重に提供することも必要となる場合がある．

8.4 保育所における給食の実施

平成30年(2018)に改正された保育所保育指針において，保育所における「食育」は，「健康な生活の基本としての『食を営む力』の育成に向け，その基礎を培う」ことを目標として，子どもが毎日の生活と遊びのなかで，食に関わる体験を積み重ね，食べることを楽しみ，食事を楽しみ合う子どもに成長していくことや，乳幼児期にふさわしい食生活，適切な援助が行われるよう，食事の提供を含む食育の計画を作成し，保育の計画に位置づけることなどに留意して実施しなければならないとされている．

厚生労働省が全国の都道府県・指定都市・中核市の合計107自治体に行った調査によると，保育所での食事の提供形態は「自園調理」21,214園(90.7％)，「外部委託(外部の人材により自園の施設を用いて調理を行うもの)」1,615園(6.9％)，「3歳未満児を含む外部搬入(特区)」323園(1.4％)，「3歳児以上のみ外部搬入」233園(1.0％)であり，多くの保育所が「自園調理」によって食事を提供している．

保育所における管理栄養士・栄養士の配置について，「児童福祉法による保育所運営費国庫負担金について」〔昭和51年(1976)通知〕では，調理員等については定員により配置人数が定められているが，栄養士は必置義務のない職種である．そのため，栄養士が配置されていない保育所や配置されていたとしても調理員との役割分担が不明確である保育所も見られる．

食育の推進には，質の高い食事提供が必要であり，管理栄養士・栄養士は食育計画に合わせて，献立を作成し，子どもの健やかな成長を支援していくことが求められる．給与栄養目標量の算出に当たっては，子どもの身長・体重測定，栄養状態についてアセスメントし，園児に必要な栄養量が提供できているか定期的にアセスメントを行うことが必要である．児童福祉施設における「食事摂取基準」を活用した食事計画についてでは，児童福祉施設において食事摂取基準を活用する場合は，管理栄養士等による適切な活用を図ることとされており，食育の推進や「日本人の食事摂取基準」にもとづく栄養管理を実施するためには，保育所に栄養士が配置されていることが望ましいとされている．保育園での給食は，献立通りに調理した食事を出すだけでなく，食事が子どもの咀嚼・嚥下機能，手指の機能発達に合っているか，おいしく食べているのか，提供したものがどれだけの量を食べているのかなどを観察し，適切な食事提供ができ

保育所保育指針
(平成30年改定)

2. 食育の推進
(1) 保育所の特性を生かした食育
・保育所における食育は，健康な生活の基本としての「食を営む力」の育成に向け，その基礎を培うことを目標とすること．
・子どもが生活と遊びのなかで，意欲をもって食に関わる体験を積み重ね，食べることを楽しみ，食事を楽しみ合う子どもに成長していくことを期待するものであること．
・乳幼児期にふさわしい食生活が展開され，適切な援助が行われるよう，食事の提供を含む食育計画を全体的な計画にもとづいて作成し，その評価及び改善に努めること．栄養士が配置されている場合は，専門性を生かした対応を図ること．

(2) 食育の環境の整備等
・子どもが自らの感覚や体験を通して，自然の恵みとしての食材や食の循環・環境への意識，調理する人への感謝の気持ちが育つように，子どもと調理員等との関わりや，調理室など食に関わる保育環境に配慮すること．
・保護者や地域の多様な関係者との連携及び協働の下で，食に関する取組が進められること．また，市町村の支援の下に，地域の関係機関等との日常的な連携を図り，必要な協力が得られるよう努めること．
・体調不良，食物アレルギー，障害のある子どもなど，一人一人の子どもの心身の状態等に応じ，嘱託医，かかりつけ医等の指示や協力の下に適切に対応すること．栄養士が配置されている場合は，専門性を生かした対応を図ること．

ているかを日々の献立に反映させる必要がある．

（1）管理栄養士・栄養士の役割
・食育の計画・実践・評価．
・授乳，離乳食を含めた食事・間食の提供と栄養管理．
・子どもの栄養状態，食生活の状況の観察および保護者からの栄養・食生活に関する相談・助言．
・地域の子育て家庭からの栄養・食生活に関する相談・助言．
・病児・病後児保育，障害のある子ども，食物アレルギーの子どもの保育における食事の提供および食生活に関する指導・相談．
・食事の提供および食育の実践における職員への栄養学的助言，など．

（2）保育所におけるアレルギー対応ガイドライン〔平成23年（2011）策定　平成31年（2019）改訂〕

「ガイドライン」は，平成23年（2011）に乳幼児期の特性を踏まえ，保育所におけるアレルギー疾患のある子どもへの対応の基本を示すものとして策定されたが，策定後，保育所保育指針の改定や関係法令などの制定がなされ，アレルギー疾患対策に関する最新の知見が得られたことなどから改訂された．

改訂に当たっては，本ガイドラインは「基本編」と「実践編」の二部構成に再編し，冒頭に要点を示すなど，記載方法などにも工夫がなされた．具体的な改訂内容としては，平成30年（2018）4月より適用されている改定保育所保育指針を踏まえ，「生活管理指導表」の位置づけの明確化など，保育所におけるアレルギー対応の基本原則を明示したうえで，保育所の各職員や医療関係者それぞれの役割について具体的に記載し，保育所と医療機関，行政機関との連携の重要性を考慮し，新たに「関係機関との連携」に係る項目が設けられた．また，保育の現場における食物アレルギー対応（事故対応を含む）の重要性とも照らし合わせ，「食物アレルギー・アナフィラキシー」について，各疾患の最初に位置づけ，記載内容の改善・充実が図られ，「緊急時の対応（「エピペン®」の使用）」，「記録の重要性（事故防止の取組）」，「災害への備え」，「食育活動」などについても記された．保育所においては，施設長の責任の下，全職員が子どもの健康および安全に関する共通認識を深め，組織的にアレルギー対応に取り組むことが求められる．

8.5　障害者福祉施設における給食の実施

障害者福祉施設での給食は，「障害者の日常生活及び社会生活を総合的に支援するための法律（障害者総合支援法）」（平成25年）にもとづく障害者支援施設の設備および運営に関する基準のなかで，利用の心身の状況および嗜好を考慮し，適切な時間に食事の提供を行う．とともに，利用者の年齢および障害の特性に応じた，適切な栄養量および内容の食事の提供を行うため，必要な栄養管理を行わなければならないとしている．調理について，あらかじめ作成され

新しい保育所保育指針改定のポイント

食育の推進として保育所の特性を活かした食育および食育の環境整備の記載が見直され，「災害への備え」の項目が新設された．とくに，食物アレルギーや障害のある子どもなど，配慮を要する子どもへの対応についても検討し，施設内だけでなく，避難所にいるような状況などにおいても，全職員が対応できるようにすることが求められている．

保育所におけるアレルギー対応ガイドライン

https://www.city.akashi.lg.jp/kodomo/kosodate_ka/shise/nyusatsu/documents/shiryou12.pdf

た献立に従って行われなければならないとしており,また,障害者支援施設は,食事の提供を行う場合で障害者支援施設に栄養士を置かないときは,献立の内容,栄養価の算定および調理の方法について保健所などの指導を受けるよう努めなければならないとしている.

(1) 給与栄養目標量の設定

「日本人の食事摂取基準」を活用し,性,年齢,障害の状況,栄養状態,生活状況などを把握・評価するとともに,施設の特徴を把握して適当なエネル

認定こども園

教育・保育を一体的に行う施設で,いわば幼稚園と保育所の両方の良さを併せもっている施設である.認定基準を満たす施設は,都道府県などから認定を受けることができる(図).

認定こども園は,地域の実情や保護者のニーズに応じて選択が可能となるよう多様であるが,認定こども園の認定を受けても幼稚園や保育所などはその位置づけは失わない.

<幼保連携型認定こども園における食事の提供>
3歳以上児を含めて原則,食事の提供が望まれている.また職員配置に調理員の必置,栄養教諭は置くことができる,になっている.

<認定こども園のタイプ>
・幼保連携型:幼稚園的機能と保育所的機能の両方の機能を併せもつ単一の施設として,認定こども園としての機能を果たす.
・幼稚園型:認可幼稚園が,保育が必要な子どものための保育時間を確保するなど,保育所的な機能を備えており,認定こども園としての機能を果たす.
・保育所型:認可保育所が,保育が必要な子ども以外の子どもも受け入れるなど,幼稚園的な機能を備えることで認定こども園としての機能を果たす.
・地方裁量型:幼稚園・保育所いずれの認可もない地域の教育・保育施設が,認定こども園として必要な機能を果たす.

<幼保連携型,その他の認定こども園での教育・保育>
・幼保連携型認定こども園教育・保育要領を踏まえて教育・保育を実施(幼稚園型は幼稚園教育要領,保育所型は保育所保育指針にもとづくことが前提).
・小学校における教育との円滑な接続
・認定こども園としてとくに配慮すべき事項を考慮

<認定区分>
1号認定:教育標準時間認定・満3歳以上⇒認定こども園,幼稚園
2号認定:保育認定(標準時間・短時間)・満3歳以上⇒認定こども園,保育所
3号認定:保育認定(標準時間・短時間)・満3歳未満⇒認定こども園,保育所,地域型保育

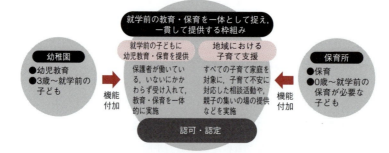

認定こども園の許可・認定について

および給与栄養量の目標を設定する．留意する点としては，障害の程度や種類，年齢など個人差が大きいため，類似のグループに分けるなど，すべての利用者に対して適切な食事を提供できるように努める．

（2）献立および食形態

障害者施設では，摂食状況により，個別に対応した調理形態が求められるため，常食から形態を展開させて提供する場合もある．障害の程度，摂食・嚥下機能の仕組みを理解し，適した食形態で提供する必要がある．口のなかでばらけやすいもの，粘膜に張りつきやすいものは嚥下困難な形態で，誤嚥やのどに詰めるなどの危険を伴う．硬くて細かく刻まれたものは，食べにくいため，軟らかく口のなかでまとまりやすくする工夫が必要である．

（3）障害者福祉施設における食事の提供

児童福祉施設・障害者福祉施設における食事提供では，施設の規模の違いはあるものの，衛生管理を徹底し，食中毒を予防する必要がある．とくに抵抗力の低い乳幼児など食中毒に罹ると重症化しやすい場合があるため，注意が必要である．

集団給食施設などにおける食中毒の予防には，HACCPの概念にもとづいた大量調理施設衛生管理マニュアルを参考にした衛生管理を徹底することが望ましい．しかしながら，施設によっては，給食室の規模が小さく，ゾーニングが十分に行えない場合もある．そのような場合は，汚染度の低い食品や生食用の食品から扱い，汚染度の高い食品や加熱処理する食品は後から処理するなど，作業工程を工夫することも求められる．また限られた施設のなかでもゾーニングを行い，汚染区域と非汚染区域を分け，調理前の食品と調理済みの食品の配置を区分するなど，衛生管理につとめる必要がある．

（4）障害児施設における栄養ケア・マネジメントの導入

障害児が自立して快適な日常生活を営み，尊厳ある自己実現をめざすために，障害児一人ひとりの栄養・健康状態の維持や食生活の質の向上を図ることが不可欠である．平成21年（2009）4月より，障害児施設において，個別の障害児の栄養・健康状態に着目した栄養ケア・マネジメントの実施が**栄養マネジメント加算**として評価されるなど，栄養ケア・マネジメントの重要性が高まってきており，管理栄養士による，適切な実施が求められている．

児童福祉施設・障害者福祉施設における衛生管理
詳細は「児童福祉施設等における衛生管理の改善充実及び食中毒発生の予防について」（平成9年6月30日児企第16号）を参照．

【先輩からのメッセージ】

大事にしたい，日々の食育

暮らしのなかの食を大切に

『食育』という言葉が一般によく聞かれますが，実はその意味はとても漠然としているように思います．実際，食育がイベント化されているように感じるのが残念なところで，その意味を深く考え，実践するのが保育園栄養士の仕事といえます．

保育園では，栄養士も保育者の一人として，食の分野を中心に子どもの成長発達にかかわります．保育士がそれぞれの保育観を築き上げていくように，栄養士は保育観の軸となる食育観をもつことが求められます．だからこそ食育のあり方を常に考えていなければなりません．

〝食の分野〟という言葉は，食がまるで独立して存在するかのように感じられるかもしれません．しかし，本来，食べることは他の命をいただいて自らの命をつなぐ行為なので，食は日々の暮らしのなかで丁寧に紡いでいくものです．保育園は子どもたちの暮らしの場なので，食が日常生活で大切にされてこそ真の食育といえます．毎日の当たり前の食事が最も大切にされるべきです．食育の環境構成として，何を，誰と，どのような場所で，どんな気持ちで食べるのかがあげられますが，これらは子どもたちの人格形成や社会性の育ちに大きく関わり，食の自立や主体性を育てることにつながります．

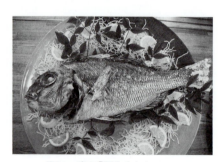

月に一度の「誕生会」メニュー

発達に合った食具を

毎日の食を大切にするという点で，食具の選び方も大事にしています．

当園では食器は陶器を使用しています．子どもが使うという理由で割れないプラスチック製品が用いられることは多いですが，子どもにこそ本物を！という保育理念からです．割れるからこそ大切に扱うことを，知ってほしいと願っています．保育士が割ってしまうこともありますが，その場面も子どもが学ぶよい機会となります．幼いうちから本物に触れ，陶器のもつぬくもりを感じ，ものを大切にする心を育てます．

スプーンやお箸は子どもの手指の発達段階に合わせて選択します．スプーンは6種類から，お箸は3種類からそのときの子どもの様子に合わせて変えていきます．子ども自身が意欲的に食べるためには欠かせない視点で，子どもの口幅の合った，スプーンのくぼみが浅いものを選び，発達に応じて柄が太いものにも変えていきます．子どもの腕や手首，手指の動きの発達を栄養士も学び，食具を選択する際の判断材料を増やすことも必要です．

子どもとの会話から

また，給食室と子どもたちの日常のやりとりで，食事がつくられる過程を子どもたちが見ていることはとても大切です．教えることが目的ではなく，自分たちの生活のなかで手間をかけた食事の用意がなされていると感じてもらいたいのです．そのために，当園では1歳児でものぞける高さで広い配膳カウンターを設置し，子どもたちがいつでも見に来ることができる構造にしています．

お散歩帰りの1歳児はとてもかわいく「ただいま〜」と寄ってくれます．「お帰り〜．お腹空いたやろ〜」と迎えると満足気に次の場所へ移動していきます．「何つくってるの？」と聞く子もいます．いつも必ず給食室の先生がお帰りをいってくれること，相手をしてくれることが安心材料になります．

筍（たけのこ）の下ゆでをしていると，「これ，何のにおいなん？」と聞きに来たり，栗の皮を剥き続けていると「まだ剥いてるん？いっぱいあるな〜」と驚いたり，幼児になると給食室の作業に興味をもって見る子も増えてきます．昔の家庭では当たり前に行われていた下処理が，今はなかなか見られなくなりました．手間のかかる工程を丁寧に保育園でする姿を子どもたちが見ることで，自分たちのために料理をつくってくれる大人がいると感じ，自分は愛されているんだと自己肯定感を育てることにもつながると考えます．また，栗を長時間剥いて赤くなった手を見て，「痛い？」「大丈夫？」と優しい言葉をかけてくれる子もいます．産地を知らせると，友達と一緒に地図で調べ，教えに来てくれる子もいます．

また，命をいただいていることを感じられる取組みと

して，イカが届いた日には年長児の目の前でさばいて見せています．見たことのない子どもが多く，「キモイ」の言葉が飛び交います．何がどう気持ち悪いのかを言葉で話してもらいます．他にも五感を使って感じたことを友達に伝えて共感し，命を感じるというねらいだけでなく，さまざまな育ちが見られます．

子どもの心が動く

栄養士は食事を栄養素で考える部分が多いと思いますが，保育園の給食は給与栄養量を満たすことのみで素晴らしい食事とはいえません．むしろ，食を通して子どもたちの心がどう動くか，どう成長するかという視点が大切になると思います．1カ月の献立を立案する際にも，今月は食を通して子どもたちの何を育てたいか，何を伝えたいのかを考え，メニューに反映させます．

たとえば当園では，運動会が行われる10月の献立には「筋肉モリモリの日」や「おなかキレイの日」など，特定の栄養素に着目した献立を取り入れます．運動会の取組みを通して自分が巧みになることに喜びを感じ，意欲的に生活する子どもたちに，「今日の給食を食べたら筋肉がモリモリになるよ！登り棒がんばってね！」と伝えると，食べる意欲にもつながり，また取組みができる自分に喜びを感じます．食べるのが苦手な子も"登り棒ができるようになりたいし食べてみようかな"と心が動きます．そこを大事に考えています．

意欲的でイキイキとしている子どもたちは，食べ終わった途端「見て～！筋肉モリモリになってる！」と嬉しそうです．そして翌日には「昨日筋肉モリモリのメニュー食べたから登り棒できた～！」と満面の笑みです．前日の食事が即時に筋肉になるわけはないのですが，子どもたちの心が動き，成長している瞬間です．ただ栄養学を覚えさせることが目的ではなく，自分たちの生活と結びつけて知り，生活への意欲につながることが大切だと実感しています．

食文化を伝える

食文化の継承という点も保育園給食の大切な役割といえます．

当園では，京都に育つ子どもたちに，京都の食文化を伝えていきたいと考え，その一つとして「京のおばんざいの知恵」を給食に取り入れています．京都で昔から食べられてきた「お決まり料理」には，毎月1日，15日に食べられる「小豆ごはん」と「にしん昆布」や，8のつく日の「あらめとあげの炊いたん」，月末の「おからの炊いたん」があります．また，季節ごとに必ず食べるお決まり料理もあり，食材に願をかけたり，定期的に摂ることで不足しがちな栄養素を補ったり，食べる日を決めることで生活にメリハリをつけたりと，どれも昔の人たちが丁寧に生活を送ってきたことがわかります．食に限りませんが，文化とは継承しなければ途絶えていくものです．家庭での食の在り方が変わっている現代だからこそ，保育園におけるその役割は年々大きくなっています．

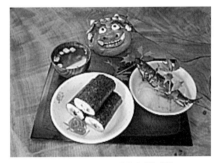

行事にちなんだ給食（節分）

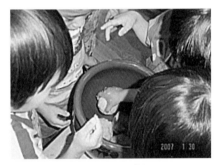

年中組のみそづくり

栄養士も保育者

このように，食育というものの本来の意味を考え，子どもたちの成長の手助けとなるように実践しているのが保育園栄養士の仕事です．食育は保育の土台となる大切なものです．子どもたちの暮らしの中心に食育があると考え，栄養士も保育者の一人として毎日取り組んでいます．

蜂ヶ岡保育園
栄養士 溝上 歩

練習問題

次の文を読み，正しいものには○，誤っているものには×をつけなさい．

（1）児童福祉施設の設備や運営について規定している法規は，健康増進法である．

重要 ☞ （2）児童福祉施設における給食の実施については，児童福祉法にもとづき児童福祉最低基準を定めている．

重要 ☞ （3）食物アレルギーのある児童に対して，保育所で給食を提供する際の対応として，アレルギー対応食の調理では作業の区別化を図る．

重要 ☞ （4）保育所における管理栄養士・栄養士の配置は，児童福祉法により必置とされている．

（5）保育所における給食では，アレルギーをもつ乳幼児に対しては，保育者の判断で，初めて食べる食材を積極的に食べさせることが推奨されている．

（6）乳幼児期の給食は，個人差が小さいため，全員に等しく一定量を摂取させることが望ましい．

（7）障害者施設の給食では，障害の程度や種類，年齢など個人差が大きくいため，類似のグループに分けるなど，すべての利用者に対して適切な食事を提供できるようにする．

■出題の傾向と対策■

改訂された授乳・離乳の支援ガイド，児童福祉施設における食事の提供ガイドなどはよく理解しておこう．
児童福祉施設，障害者施設における給食では，HACCPにもとづいた大量調理施設衛生管理マニュアルの理解とともに，各施設の特徴やライフステージの特徴を押さえておこう．

給食を提供する施設
学校（幼稚園含む）

9.1 学校給食の目的

わが国において戦後, 児童生徒の栄養改善を目的に制定された学校給食法〔昭和29年(1954)制定〕が, 平成20年(2008)6月に大幅改正され〔平成21年(2009)4月1日施行〕, 学校給食の目的（第1条）が, 栄養教諭等がその専門性を生かして, 学校給食を活用した食に関する指導を行い, 学校における食育の推進を図るものとした.

また, 学校給食の目標（同法第2条）も見直され, 四つから七つになり, 学校給食は教育の一環として実施していくことが明確になった（表9.1）.

表9.1 学校給食の目標（学校給食法第2条）

1	適切な栄養の摂取による健康の保持増進を図る.
2	日常生活における食事について正しい理解を深め, 健全な食生活を営むことができる判断力を培い, 望ましい食習慣を養うこと.
3	学校生活を豊かにし, 明るい社交性及び共同の精神を養うこと.
4	食生活が自然の恩恵の上に成り立つものであることについての理解を深め, 生命及び自然を尊重する精神並びに環境の保全に寄与する態度を養うこと.
5	食生活が食にかかわる人々の様々な活動に支えられていることについての理解を深め, 勤労に重んずる態度を養うこと.
6	わが国や各地域の優れた伝統的な食文化についての理解を深めること.
7	食料の生産, 流通及び消費について, 正しい理解に導くこと.

9.2 学校給食の実施

学校給食法（第3条）により義務教育諸学校における学校給食が規定されているが, それには学校教育法でいう小学校, 中学校, 中等教育学校の前期課程, または特別支援学校の小学部と中学部が含まれる. これらの義務教育諸学校以外の学校給食としては, 高等学校の夜間課程と, 特別支援学校の幼稚部や高等部での学校給食があり, これらは他の法律により規定されている.

これらの学校給食実施については, 各設置者に対してその実施に努めること（第4条）, 国および地方公共団体に対しては, その普及と健全な発達を図るように努めること（第5条）が求められている.

学校給食法第1条「法律の目的」

学校給食が児童及び生徒の心身の健全な発達に資するものであり, かつ, 児童及び生徒の食に関する正しい理解と適切な判断力を養う上で重要な役割を果たすものであることにかんがみ, 学校給食及び学校給食を活用した食に関する指導の実施に関し必要な事項を定め, もって学校給食の普及充実及び学校における食育の推進を図ることを目的とする.

学校における食育の推進

目標に向け, 家庭や地域との連携をはかり, 継続性に配慮し, 意図的に学校給食を教材として活用しつつ, 給食の時間をはじめとする関連教科等における食に関する指導を体系付け, 学校教育活動全体を通じて総合的に推進すること〔食に関する指導の手引―第一次改訂版―, 文部科学省, 平成22年(2010)〕.

特別支援学校の幼稚部及び高等部における学校給食に関する法律

特別支援学校の幼稚部や高等部で学ぶ幼児や生徒の心身の健全な発達のための給食の実施を規定している.

夜間学校給食

夜間に授業を行う課程のある高等学校で，授業日の夕食時に実施される給食のことである．これは高等学校の夜間課程に学ぶ青年の身体の健全な発達のための給食で，「夜間課程を置く高等学校における学校給食に関する法律」で規定されている．

学校給食の歴史

日本で学校給食が始められたのは明治時代であるが，それは貧困層に対する救済的給食の性格をもっていた．大正時代に入ると栄養改善のための事業として実施されるようになり，その後，体位向上の基礎としての位置づけが強められていった．後でも述べるように，現在，学校給食は健康教育の一環として重要な位置づけがなされている．今回の学校給食法の改正により，学校給食の意義と学校食育の推進が明確にされた（詳細は巻末資料3参照）．

給食の外部委託状況

委託業務	公立学校%
調理	50.6
運搬	46.4
物資購入・管理	10.8
食器洗浄	49.8
ボイラー管理	24.8
その他の業務	23.7

平成30年（2018）学校給食実施状況等調査．

学校給食では，それぞれの学校に在学するすべての児童・生徒に対して，年間を通じて，原則として毎週5回以上，授業日の昼食時（定時制は夕食時）に実施されなければならない（巻末資料2「学校給食実施基準」参照）．

9.3 学校給食の種類

（1）給食形態別の種類

学校給食法施行規則第1条2〜4項に，学校給食の種類が次のように定められている．

① 完全給食：パンまたは米飯（これに準ずる小麦粉食品，米飯加工食品，その他の食品でもよい），ミルク，おかずからなる給食のこと．

② 補食給食：完全給食以外の給食で，給食内容がミルクとおかずなどの組合せからなる給食のこと．

③ ミルク給食：給食内容がミルクのみからなる給食のこと．

現在学校給食を実施している学校数（国公私立学校）は，全国で30,092校，実施率は95.2%である．実施形態は完全給食が中心で，全国の小学校児童の98.5%，中学校生徒の86.6%が完全給食を受けている〔文部科学省初等中等教育局健康教育・食育課，「学校給食実施状況等調査結果」，平成30年（2018）5月1日現在〕．完全給食を実施している国公私立学校において米飯給食を実施している学校の実施率は100%で，週当たりの平均実施回数は3.5回で前回の調査より微増している．

（2）調理方式別の種類

学校給食の生産・提供システムは，コンベンショナルシステムとカミサリーシステムに大別され，いわゆる調理方式別の種類には，単独校調理場方式と共同調理場（給食センター）方式などがある（2.4節，p.45参照）．平成30年度における同調査では，公立小学校および中学校の学校数の比率では，単独調理場方式が47.2%と25.8%，共同調理場方式が52.0%と62.4%でその他の調理場方式が中学校では12.1%であった．

（3）給食業務の外部委託

上述の種類のほかに，給食業務を外部に委託する場合としない場合に分けることができる．外部委託給食では，調理，運搬，物資購入・管理，食器洗浄，ボイラー管理などの業務が委託される．このうち調理は50.6%，食器洗浄は49.8%，運搬は46.4%などで，共同調理場の委託が増加している．（同調査結果）．

9.4 学校給食の運営と組織

学校給食の目的を達成するためには，学校規模，施設・設備，地域の状況に応じた運営組織を確立する必要がある．衛生管理，食物アレルギー，災害時の対応を適正にかつ迅速に行うためにも，教育委員会を中心とした運営組織を整備しておく（図2.14参照）．

（1）教育委員会など

学校給食の運営に必要な組織をおき，所管の学校，共同調理場と連携をとりながら，衛生管理や食に関する指導，関係教職員に対する研修，献立作成や物資の購入などについて適切な指導・助言を行う．また以下のような組織を設け，学校関係者や保護者代表などの意見を聞きながら，栄養バランスや衛生管理に配慮した適切な献立作成や食品の購入体制の整備に努める．

○ 学校給食運営委員会・献立作成委員会・物資選定委員会などの構成例

校長，給食主任，栄養教諭・学校栄養職員，給食調理員，保健主事，学校医，学校薬剤師，保護者代表，民生委員，教育委員会，納入業者代表　など．

（2）校内運営組織

学校長を中心とした関係教職員の共通理解および連携のもと，学校給食の安全が確保される体制が必要である．また，学校給食の運営に児童会・生徒会活動を関連づけ，児童生徒の自発的な活動の機会とする．

9.5　学校給食物資の購入

学校給食の食事内容の充実を図るため，よりよい物資の使用が基本となる．給食で使用する物資は，主食に関する食材料（基本物資）の小麦粉，米穀，牛乳，脱脂粉乳と，そのほかの副食用食材料（一般物資）に大別される．購入は，基本的には各学校の設置者（多くは自治体）の判断に委ねられており，独特の仕組みで運営されている（図 9.1）．

近年，食の安全・安心に対する国民の関心や食育の重要性に関する認識が高まっており，学校給食に地場産食材の利用を拡大する取組みが推進されている．

（1）単独購入

学校が直接に業者から物資を購入する方法で，一般的には地域（校区）業者を利用することが多く，地域の食材料を調達できるなど小回りが利く．しかし，

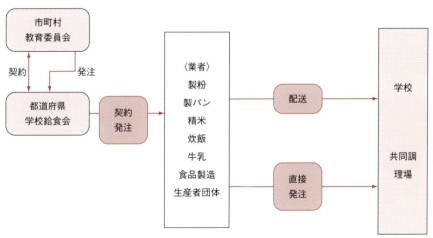

図 9.1　学校給食物資の供給経路（例）

学校給食の財務管理

学校給食に要する経費は，学校給食法第 11 条や夜間課程を置く高等学校における学校給食に関する法律〔昭和 31 年（1956）6 月制定〕第 5 条により決められている．給食の実施に伴う必要な施設及び設備に要する経費並びに学校給食の運営に要する経費のうち政令で定めるものは，学校の設置者の負担とし，それ以外の経費に関しては，給食を受ける者が負担する．

保護者が負担する学校給食費は食材料費であり，自治体によって 1 食あたり約 250 円〜290 円である．

給食費

学校給食に要する経費は，学校給食法第 11 条，夜間学校給食法第 5 条などにより負担区分が決められている．人件費，施設費，設備費は学校設置者の負担とし，児童・生徒の保護者ならびに定時制高校においては当該生徒がおもに食材費を負担しているが，学校あるいは市町村によって異なり，必ずしも一律ではない．近年，食育の推進，子育て支援などを目的として学校給食の無償化が検討されている．平成 29 年度「学校給食の無償化等の実施状況」の調査結果（文部科学省）では，約 5％の自治体で実施されている．

学校給食実施基準の一部改正について

〔2文科初第1684号 令和3(2021)年2月12日〕

1 学校給食摂取基準の概要
(1) 「学校給食摂取基準」については，別表(表9.2)にそれぞれ掲げる基準によること．
(2) 「学校給食摂取基準」については，厚生労働省が策定した「日本人の食事摂取基準(以下「食事摂取基準」という．)(2020年版)」を参考とし，その考え方を踏まえるとともに，厚生労働科学研究費補助金により行われた循環器疾患・糖尿病等生活習慣病対策総合研究事業「食事摂取基準を用いた食生活改善に資するエビデンスの構築に関する研究」(以下「食事状況調査」という．)及び「食事状況調査」の調査結果より算出した，小学3年生，5年生及び中学2年生が昼食である学校給食において摂取することが期待される栄養量(以下「昼食必要摂取量」という．)等を勘案し，児童又は生徒(以下「児童生徒」という．)の健康の増進及び食育の推進を図るために望ましい栄養量を算出したものである．したがって，本基準は児童生徒の1人1回当たりの全国的な平均値を示したものであるから，適用に当たっては，児童生徒の個々の健康及び生活活動等の実態並びに地域の実情等に十分配慮し，弾力的に運用すること．
(3) 「学校給食摂取基準」についての基本的な考え方は，本基準の一部改正に先立ち，文部科学省に設置した，学校給食における児童生徒の食事摂取基準策定に関する調査研究協力者会議がとりまとめた「学校給食摂取基準の策定について(報告)」(令和2年12月)を参照すること(https://www.mext.go.jp/content/20201228-mxt_kenshoku-100003354_01.pdf).以下，(2)各栄養素等の基準値の設定のみ抜粋．
① エネルギー 「学校給食摂取基準」の推定エネルギー必要量の算定に当たっては，文部科学省が毎年実施する学校保健統計調査の平均身長から求めた標準体重と身体活動レベルのレベルⅡ(ふつう)を用いて，推定エネルギー必要量の3分の1を算出したところ，昼食必要摂取量の中央値との差も少なく四分位範囲内であるため，学校保健統計調査により算出したエネルギーを基準値とした．なお，性別，年齢，体重，身長，身体活動レベルなど，必要なエネルギーには個人差があることから，成長曲線に照らして成長の程度を考慮するなど，個々に応じて弾力的に運用することが求められる．
② たんぱく質 食事摂取基準の目標量を用いることとし，学校給食による摂取エネルギー全体の13％～20％を学校給食の基準値とした．
③ 脂質 食事摂取基準の目標量を用いることとし，学校給食による摂取エネルギー全体の20％～30％を学校給食の基準値とした．
④ ミネラル
(ア) ナトリウム(食塩相当量) 昼食必要摂取量で摂ることが許容される値の四分位範囲の最高値を用いても献立作成上味付けが困難となることから，食事摂取基準の目標量の3分の1未満を学校給食の基準値とした．なお，食塩の摂取過剰は生活習慣病の発症に関連しうるものであり，家庭においても摂取量をできる限り抑制するよう，学校給食を活用しながら，望ましい摂取量について指導することが必要である．
(イ) カルシウム 献立作成の実情に鑑み，昼食必要摂取量の四分位範囲内で，食事摂取基準の推奨量の50％を学校給食の基準値とした．
(ウ) マグネシウム 小学生以下については，食事摂取基準の推奨量の3分の1程度を，中学生については40％を学校給食の基準値とした．
(エ) 鉄 献立作成の実情に鑑み，昼食必要摂取量の四分位範囲内で，食事摂取基準の推奨の40％を学校給食の基準値とした．
(オ) 亜鉛 昼食必要摂取量の中央値は，食事摂取基準の推奨量の3分の1以下であるが，望ましい献立としての栄養バランスの観点から，食事摂取基準の推奨量の3分の1を学校給食において配慮すべき値とした．
⑤ ビタミン
(ア) ビタミンA 献立作成の実情に鑑み，昼食必要摂取量の四分位範囲内で，食事摂取基準の推奨量の40％を学校給食の基準値とした．
(イ) ビタミンB_1 食事摂取基準の推奨量の40％を学校給食の基準値とした．
(ウ) ビタミンB_2 食事摂取基準の推奨量の40％を学校給食の基準値とした．
(エ) ビタミンC 望ましい献立としての栄養バランスの観点から，昼食必要摂取量の四分位範囲内で，食事摂取基準の推奨量の3分の1を学校給食の基準値とした．
⑥ 食物繊維 献立作成の実情に鑑み，昼食必要摂取量の四分位範囲内で，食事摂取基準の目標量の40％以上を学校給食の基準値とした．
2 学校給食における食品構成について
食品構成については，「学校給食摂取基準」を踏まえ，多様な食品を適切に組み合わせて，児童生徒が各栄養素をバランス良く摂取しつつ，様々な食に触

れることができるようにすること．また，これらを活用した食に関する指導や食事内容の充実を図ること．なお，多様な食品とは，食品群であれば，例えば，穀類，野菜類，豆類，果実類，きのこ類，藻類，魚介類，肉類，卵類及び乳類などであり，また，食品名であれば，例えば穀類については，精白米，食パン，コッペパン，うどん，中華めんなどである．また，各地域の実情や家庭における食生活の実態把握の上，日本型食生活の実践，我が国の伝統的な食文化の継承について十分配慮すること．

さらに，「食事状況調査」の結果によれば，学校給食のない日はカルシウム不足が顕著であり，カルシウム摂取に効果的である牛乳等についての使用に配慮すること．なお，家庭の食事においてカルシウムの摂取が不足している地域にあっては，積極的に牛乳，調理用牛乳，乳製品，小魚等についての使用に配慮すること．

3 学校給食の食事内容の充実等について
(1) 学校給食の食事内容については，学校における食育の推進を図る観点から，学級担任や教科担任と栄養教諭等とが連携しつつ，給食時間はもとより，各教科等において，学校給食を活用した食に関する指導を効果的に行えるよう配慮すること．また，食に関する指導の全体計画と各教科等の年間指導計画等とを関連付けながら，指導が行われるよう留意すること．
① 献立に使用する食品や献立のねらいを明確にした献立計画を示すこと．
② 各教科等の食に関する指導と意図的に関連させた献立作成とすること．
③ 学校給食に地場産物を使用し，食に関する指導の「生きた教材」として使用することは，児童生徒に地域の自然，文化，産業等に関する理解や生産者の努力，食に関する感謝の念を育む上で重要であるとともに，地産地消の有効な手段であり，食料の輸送に伴う環境負荷の低減等にも資するものであることから，その積極的な使用に努め，農林漁業体験等も含め，地場産物に係る食に関する指導に資するよう配慮すること．
④ 我が国の伝統的食文化について興味・関心を持って学び，郷土に関心を寄せる心を育むとともに，地域の食文化の継承につながるよう，郷土に伝わる料理を積極的に取り入れ，児童生徒がその歴史，ゆかり，食材などを学ぶ取組に資するよう配慮すること．また，地域の食文化等を学ぶ中で，世界の多様な食文化等の理解も深めることができるよう配慮すること．
⑤ 児童生徒が学校給食を通して，日常又は将来の食事作りにつなげることができるよう，献立名や食品名が明確な献立作成に努めること．
⑥ 食物アレルギー等のある児童生徒に対しては，校内において校長，学級担任，栄養教諭，学校栄養職員，養護教諭，学校医等による指導体制を整備し，保護者や主治医との連携を図りつつ，可能な限り，個々の児童生徒の状況に応じた対応に努めること．なお，実施に当たっては，公益財団法人日本学校保健会で取りまとめられた「学校生活管理指導表（アレルギー疾患用）」及び「学校のアレルギー疾患に対する取り組みガイドライン」並びに文部科学省が作成した「学校給食における食物アレルギー対応指針」を参考とすること．
(2) 献立作成に当たっては，常に食品の組合せ，調理方法等の改善を図るとともに，児童生徒のし好の偏りをなくすよう配慮すること．
① 魅力あるおいしい給食となるよう，調理技術の向上に努めること．
② 食事は調理後できるだけ短時間に適温で提供すること．調理に当たっては，衛生・安全に十分配慮すること．
③ 家庭における日常の食生活の指標になるように配慮すること．
(3) 学校給食に使用する食品については，食品衛生法〔昭和22(1947)年法律第233号〕第11条第1項に基づく食品中の放射性物質の規格基準に適合していること．
(4) 食器具については，安全性が確保されたものであること．また，児童生徒の望ましい食習慣の形成に資するため，料理形態に即した食器具の使用に配慮するとともに，食文化の継承や地元で生産される食器具の使用に配慮すること．
(5) 喫食の場所については，食事にふさわしいものとなるよう改善工夫を行うこと．
(6) 給食の時間については，給食の準備から片付けを通して，計画的・継続的に指導することが重要であり，そのための必要となる適切な給食時間を確保すること．
(7) 望ましい生活習慣を形成するため，適度な運動，調和のとれた食事，十分な休養・睡眠という生活習慣全体を視野に入れた指導に配慮すること．また，ナトリウム（食塩相当量）の摂取過剰や鉄の摂取不足など，学校給食における対応のみでは限界がある栄養素もあるため，望ましい栄養バランスについて，児童生徒への食に関する指導のみならず，家庭への情報発信を行うことにより，児童生徒の食生活全体の改善を促すことが望まれること．

常に物価を注視し，市場新聞，報道などによって日々の販売，小売価格などを知る必要がある．

（2）共同（一括）購入

自治体（学校給食会）が卸売市場や生産地，加工業者と契約して，一括購入を行う．大量購入となるため，価格と品質の安定が図られ，業者への監督指導が徹底される．

9.6 学校給食の栄養管理

（1）学校給食栄養管理者

学校給食法第7条において，学校給食の運営に当たり，学校給食栄養管理者を規定している．学校給食栄養管理者のうち栄養教諭以外の者を学校栄養職員という．

学校給食において管理栄養士の配置義務はなされておらず，栄養教諭および学校栄養職員の配置数は，公立義務教育学校の学級編成及び教職員定数の標準に関する法律〔昭和33年(1958)〕によって規定されている．教育委員会が所管する特定給食施設に対する法にもとづく関与は，教育委員会を通じて行われることになっている．

（2）学校給食の栄養管理

学校給食法改正〔平成20年(2008)6月〕より，「第二章 学校給食の実施に関する基本的な事項」として，「学校給食実施基準（第8条）」と「学校給食衛生管理基

> 幼児・児童・生徒1人1回当たりの学校給食摂取基準
> 表9.2参照．

表9.2 幼児・児童・生徒1人1回あたりの学校給食摂取基準

区 分	基 準 値						
	特別支援学校の幼児の場合	特別支援学校の生徒の場合	児童(6〜7歳)の場合	児童(8〜9歳)の場合	児童(10〜11歳)の場合	生徒(12〜14歳)の場合	夜間課程を置く高等学校の生徒の場合
エネルギー (kcal)	490	860	530	650	780	830	860
たんぱく質 (g) 範囲	学校給食による摂取エネルギー全体の13〜20%						
脂 質 (%)	学校給食による摂取エネルギー全体の20〜30%						
ナトリウム (食塩相当量) (g)	1.5未満	2.5未満	1.5未満	2未満	2未満	2.5未満	2.5未満
カルシウム (mg)	290	360	290	350	400	450	360
マグネシウム (mg)	30	130	40	50	70	120	130
鉄 (mg)	2	4	2	3	3.5	4.5	4
ビタミンA (μgRAE)	180	310	160	200	240	300	310
ビタミンB_1 (mg)	0.3	0.5	0.3	0.4	0.5	0.5	0.5
ビタミンB_2 (mg)	0.3	0.6	0.4	0.4	0.5	0.6	0.6
ビタミンC (mg)	15	35	20	25	30	35	35
食物繊維 (g)	4以上	7以上	4以上	4.5以上	5以上	7以上	7以上

（注）1. 表に掲げるもののほか，次に掲げるものについてもそれぞれ示した摂取について配慮すること．
　　亜鉛…児童（6〜7歳）2mg，児童（8〜9歳）2mg，児童（10〜11歳）2mg，生徒（12〜14歳）3mg，
　　　特別支援学校の幼児 1mg，特別支援学校の生徒 3mg，夜間課程を置く高等学校の生徒 3mg．
　2. この摂取基準は，全国的な平均値を示したものであるから，適用に当たっては，個々の健康および生活活動等の実態並びに地域の実情に十分配慮し，弾力的に運用すること．
　3. 献立の作成に当たっては，多様な食品を適切に組み合わせるよう配慮すること．

「学校給食実施基準の一部改正について」（2文科初第1684号）
「夜間学校給食実施基準の一部改正について」（2文科初第1685号）
「特別支援学校の幼稚部及び高等部における学校給食実施基準の一部改正について」（2文科初第1686号）

準(第9条)」が文部科学大臣の定める望ましい基準として掲載され，これらに沿って学校給食を実施することが明確にされた．

また，「児童又は生徒1人1回あたりの学校給食摂取基準」は，平成30年(2018)に一部改正され，さらに「日本人の食事摂取基準(2020年版)」の改正に伴い，令和3年(2021)に一部改正された(令和3年4月1日施行，表9.2)．これらの摂取基準は児童生徒の1人1回あたりの全国的な平均値を示したものであるから，使用に当たっては児童生徒の個々の健康および生活活動などの実態並びに地域の実情などに十分配慮し，弾力的に運用することが必要である．

9.7 学校給食の衛生管理

平成9年(1997)に衛生・安全管理の徹底に関して学校給食における学校給食衛生管理の基準が示された．そのなかで学校給食の調理過程における衛生管理基準が示され，衛生的な調理の原則，使用水の安全確保，二次汚染の防止，食品の適切な温度管理，残菜や廃品の処理などについて基準が示された．平成15年(2003)にその基準が改訂され，学校給食実施者の責任の明確化，学校給食用機械・器具の洗浄・消毒の徹底，学校給食従事者などの健康管理の徹底，食品の温度管理，二次汚染の防止，検食・保存食の徹底などの基準が改められた．

平成17年(2005)に同衛生管理の基準の一部改訂がなされ，栄養教諭制度の開始に伴う所要の規定の整備と，学校給食にクックチル方式を導入する場合の衛生管理上の留意点等が明確にされ，さらに平成21年(2009)の改正に至っている．

学校給食現場の栄養教諭・学校栄養職員は，現状の正確な把握と法規・マニュアルを理解し，関係者に周知して，衛生の日常管理に努める必要がある．

9.8 栄養教諭の職務内容

学校教育法および学校給食法の改正により，栄養教諭制度が平成17年(2005)4月から施行された．その職務内容は，従来からの学校給食管理(給食基本計画への参画，栄養管理，衛生管理，検食・保存食等，調理指導その他)に加えて，食に関する指導を担うものである(表9.3)．「食に関する指導」では，児童生徒への個別的な相談指導，児童生徒への教科・特別活動などにおける教育指導，校内の他の教諭や家庭・地域との食に関する連携・調整などが含まれる．学校給食管理と食に関する指導は一体のものとして推進する必要があり，教育上の高い相乗効果をもたらすため，教材としての献立作成とその活用は極めて重要である．

学校給食衛生管理基準〔平成21年(2009)4月1日改正〕
冷凍野菜・餃子の農薬混入等発生に伴い，検収の際に臭気のチェックや，物資の選定に保護者の意見を取り入れることなどが，新規に追加された．
【おもな改訂点】
(1) 食品の購入について
(2) 食品の検収・保管等について
(3) 検食・保存食等について
(4) 伝染病・食中毒発生の予防及び発生時の対応について
http://www.mext.go.jp/b_menu/hakusho/nc/1283821.htm

学校栄養職員の職務内容
学校給食法第10条(栄養教諭)に準じる．

表9.3 栄養教諭の職務内容

区分		具体的内容
食に関する指導	児童生徒への個別的な相談指導	・偏食傾向，強い痩身願望，肥満傾向，食物アレルギー及びスポーツを行う児童生徒に対する個別の指導 ・保護者に対する個別指導 ・主治医・学校医・病院の管理栄養士等との連携調整 ・アレルギーやその他の疾病を持つ児童生徒用の献立作成及び料理教室の実施
	児童生徒への教科・特別活動等における教育指導	・学級活動及び給食時間における指導 ・教科及び総合的な学習の時間における学級担任や教科担任と連携した指導 ・給食放送指導，配膳指導，後片付け指導 ・児童生徒集会，委員会活動，クラブ活動における指導 ・指導案作成，教材・資料作成
	食に関する指導の連携・調整	【校内における連携・調整】 ・児童生徒の食生活の実態把握 ・食に関する指導（給食指導を含む）年間指導計画策定への参画 ・学級担任，養護教諭等との連携・調整 ・研究授業の企画立案，校内研修への参加 ・給食主任等校務分掌の担当，職員会議への出席 【家庭・地域との連携・調整】 ・給食だよりの発行 ・試食会，親子料理教室，招待給食の企画立案，実施 ・地域の栄養士会，生産者団体，PTA等との連携・調整
学校給食管理	給食基本計画への参画	・学校給食の基本計画の策定，学校給食委員会への参画
	栄養管理	・栄養所要量及び食品構成に配慮した献立の作成，献立会議への参画・運営 ・食事状況調査，嗜好調査，残食量調査等の実施
	衛生管理	・作業工程表の作成及び作業動線図の作成・確認 ・物資検収，水質検査，温度チェック・記録の確認 ・調理員の健康観察，チェックリスト記入 ・「学校給食衛生管理の基準」に定める衛生管理責任者としての業務 ・学校保健委員会等への参画
	検食・保存食等	・検食，保存食の採取，管理，記録
	調理指導その他	・調理及び配食に関する指導 ・物資選定委員会等出席，食品購入に関する事務，在庫確認，整理，産地別使用量の記録 ・諸帳簿の記入，作成 ・施設・設備の維持管理

文部科学省 教員の免許状授与の所要資格を得させるための大学の課程認定申請の手引きより抜粋．

9.9 学校給食を活用した食に関する指導

特別活動の目標
望ましい集団活動を通して，心身の調和のとれた発達と個性の伸長を図り，集団の一員としてよりよい生活や人間関係を築こうとする自主的，実践的な態度を育てるとともに，自己の生き方についての考えを深め，自己を生かす能力を養うこと．

学校給食法第三章に学校給食を活用した食に関する指導が記載され，第10条に「栄養教諭は，児童又は生徒が健全な食生活を自ら営むことができる知識及び態度を養うため，学校給食において摂取する食品と健康の保持増進との関連性についての指導，食に関して特別の配慮を必要とする児童又は生徒に対する個別的な指導，その他の学校給食を活用した食に関する実践的な指導を行うものとする」と明記された．またこの場合，校長は当該指導が効果的に行われるよう，学校給食と関連づけつつ食に関する指導の全体的な計画を作成すること，その他の必要な措置を講ずることなども記載された．

また栄養教諭は，当該義務教育諸学校が所在する地域の産物を学校給食に活用すること，その他の創意工夫も地域の実情に応じて行い，当該地域の食文化，食に係る産業または自然環境の恵沢に対する理解の増進を図るように努めるこ

とも明記された．

栄養教諭は食に関する指導と学校給食管理を一体のものとして行うなかで，学校給食を生きた教材として活用することが重要である．給食時間のみならず，ほかの教科や学校教育活動全体のなかでも給食を意図的に活用し，食育を推進していく必要がある．

学校教育における学校給食の位置づけは，新学習指導要領〔小学校では，令和2年(2020)施行〕においても，特別活動のなかで学級活動に位置づけられている(図9.2)．

学校給食や学校食育との関連から各学年に共通な内容としては，学習指導要領において「(2) 日常の生活や学習への適応及び健康安全」の項に，「ア 希望や目標をもって生きる態度の形成，イ 基本的な生活習慣の形成，ウ 望ましい人間関係の形成，カ 心身ともに健康で安全な生活態度の形成，キ 食育の観点を踏まえた学校給食と望ましい食習慣の形成」が示されている．この学級活動としての学校給食の充実を図り，さらに意図的に他教科(生活科，社会科，家庭科，理科，保健体育，総合的な学習の時間など)と関連づけた食に関する指導を展開させていくことが重要である．文部科学省より平成19年(2007)3月に食に関する指導の手引の初版が，平成22年(2010)3月に第1次改訂版が，平成31年(2018)3月に第二次改訂版が出され，学校食育の定義や学校教育における食に関する指導の全体計画，食に関する指導の実際，給食指導等が記載されている．

このようななかで，栄養教諭はその専門性を生かしながら，担任教諭・教科

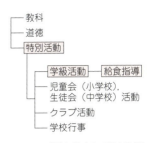

図9.2 学校教育における学級活動および学校給食の位置づけ

食に関する指導の視点

食に関する指導の手引が文部科学省より出され，その六つの視点が示された．
① 食事の重要性，② 心身の健康，③ 食品を選択する能力，④ 感謝の心，⑤ 社会性，⑥ 食文化．

幼稚園給食

最近，幼児期においても，偏った食事内容によるカルシウムや鉄の摂取不足，脂肪を中心としたエネルギーの過剰摂取，外遊びの減少，食習慣の乱れによる肥満や脂質異常症などの生活習慣病傾向の増大といったいろいろな問題が指摘されている．給食を通じて食習慣の基礎，望ましい食事態度，健全な食嗜好が正しく形成されるよう図ることはとても重要である．幼稚園における給食は，義務化されていないため給食と弁当を併用している園がある．「幼稚園における給食の適切な実施について(通知)」〔24ス学健第18号，平成25年(2013)1月30日〕が出され，給食の実施に際しては学校給食と同じく文部科学省の「学校給食実施基準」，「特別支援学校の幼児1人1回あたりの学校給食摂取基準」に従って行われることが望まれている．

幼稚園教育要領の改正〔平成21年(2009)4月1日施行〕により，健康領域に食育が加わり，新幼稚園教育要領〔平成31年(2019)4月1日施行〕においても，「先生や友達と食べることを楽しみ，食べ物への興味や関心を持つ」と記載されている．

給食は健康教育の一環として，スムーズに小学校での給食を受け入れていくための役目を担っている．しかしながら，小・中学校と同様，幼稚園での給食は1日1食であり，かつ毎日実施されているとは限らないため，家庭の食事内容が重要な意味をもつ．したがって，家庭との連携をとりながら，食育や栄養改善に関する情報を普及させる必要がある．

教諭や養護教諭等と連携をとり，効果的な学校食育を推進していく中核的役割を担うことが期待されている．

9.10　今後の課題

近年，子どもの食生活において，子どもだけで食事をするいわゆる孤食，朝食を中心とした欠食，食事時間の不規則化など，食生活上の問題が生じている．また，肥満，高血圧，脂質異常症，糖尿病など生活習慣病が低年齢化し，その要因が，子どものときからの偏った栄養摂取など食習慣と関連することも指摘されている．さらに，過度なやせ志向が女子児童・生徒の間に広がっていることや，卵，牛乳，小麦粉などを中心とする食物アレルギーをもつ児童・生徒が増加傾向にあること，東日本大震災以降，食品の放射能汚染に対する不安など，子どもの心身の健康における食生活の重要性が認識されている．このような現状において，子どもたちに正しい知識と技術，望ましい食習慣を身につけさせることが緊急の課題となっている．このような現状のなか，学校給食を生きた教材として学校における食育を推進する意義は大きい．食育基本法〔平成17年(2005)制定〕や第4次食育推進基本計画でも，学校や保育所における食育推進として，食に関する指導の充実，学校給食の充実，食育を通じた健康状態の改善等の推進，就学前の子どもに対する食育の推進があげられ，また，重点課題として，食の循環や環境を意識した食育の推進，食文化の継承に向けた食育の推進などがあげられている．

教職員の連携や栄養教諭の配置促進はもちろん，食環境の充実として，ランチルーム，バイキング給食や選択メニューなどを活用することにより給食に変化をもたせて楽しい食事を体験させることや，食生活に対する関心を高めて自己健康管理の能力育成を図ることなどの工夫が期待される．また個別指導を採用して，食物アレルギー，肥満傾向，摂食障害などへの対応に取り組んでいくことも望まれる．さらに地場産物や郷土食の採用，地域の行事を取り入れるなど，家庭・地域との連携により児童・生徒の食生活改善につなげることも大切なことである．

栄養教諭は，食に関する専門性と教育的資質を兼ね備えた専門職であり，学校給食管理とそれを活用した食に関する指導を通じて，次代を担う児童生徒，ひいては国民の心身の健康に寄与する大きな責務があることを認識しなければならない．

食物アレルギーの対応について

学校給食における食物アレルギー対応の基本的な考え方は，すべての児童生徒が給食時間を安全に，かつ，楽しんで過ごせるようにすることである．献立は「学校給食における食物アレルギー対応指針」〔文部科学省平成27年(2015)3月〕にもとづいて作成する．「学校生活管理指導表（アレルギー疾患用）」および「学校のアレルギー疾患に対する取り組みガイドライン」（公益財団法人日本学校保健会）を参考にし，個々の対応を行う．

学校給食における食物アレルギー対応指針

〔平成27年(2015)3月，文部科学省〕
http://www.mext.go.jp/component/a_menu/education/detail/__icsFiles/afieldfile/2015/03/26/1355518_1.pdf#search

食に関する指導の全体計画と給食の献立計画

学校給食の関連事項も食に関する指導の全体計画のなかに組み入れる．給食の月目標や給食指導・食に関する指導，食文化の伝承，行事食，旬の食材，地場産物などを4月から3月まで記載することにより，生きた教材である献立作成を計画的に行い，指導の充実を図ることができる．

ランチルームを活用した特色ある学校給食活動

＜学校内における活動＞
・交流給食（同一学年，異学年間，全校合同）
・行事給食，招待給食，バイキング，カフェテリア

＜家庭・地域との連携をはかる活動＞
・親子給食，招待給食，試食会
・バイキング，カフェテリア

練習問題

次の文を読み，正しいものには○，誤っているものには×をつけなさい．

(1) 学校給食法で給食の実施を規定しているのは，義務教育諸学校である．小学校，中学校，中等教育学校の前期課程，特別支援学校の小学部と中学部である．

(2) 学校給食は，それぞれの学校に在学するすべての児童・生徒に対して，年間を通じて原則として毎週5回以上実施しなければならない．

(3) 小学校の学校給食では，性別・学年別に学校給食摂取基準が定められている．

(4) 学校教育法でいう栄養教諭は，管理栄養士の免許をもっていなければならない．

(5) 学校給食の献立作成は，外部委託可能な業務である．

(6) 栄養教諭の仕事には，従来からの「学校給食管理」に加えて「食に関する指導」があり，「食に関する指導」には，児童・生徒への個別的な相談・指導，児童・生徒への教科・特別活動などにおける教育指導，校内の他の教諭や家庭・地域との食に関する連携・調整などが含まれる．

(7) 学校給食は，給食形態別に完全給食，補食給食，ミルク給食の3種類がある．

(8) 学校給食は食中毒発生時に規模が大きくなる危険性があるため，学校給食衛生管理基準に従って衛生・安全管理に努めなければならない．

(9) 学校給食法の平成20年(2008)6月の改正により，栄養教諭等がその専門性を生かして，学校給食を活用した食に関する指導を行い，学校における食育の推進を図ることとなった．

(10) 栄養教諭は，当該学校が所在する地域の産物を学校給食に活用すること，その他の創意工夫も地域の実情に応じて行い，当該地域の食文化，食に係る産業または自然環境の恵沢に対する理解の増進を図るように努めることが重要である．

(11) 学校給食栄養管理者は，学校給食の調理作業や配食に従事する．

(12) 学校給食栄養管理者は，検食の実施および検査用保存食を管理する．

(13) 学校給食栄養管理者は，学校給食物資の選定，購入，検収および保管に参画する．

(14) 新学習指導要領では，学校給食は特別活動に位置づけられていない．

給食を提供する施設
事業所とその他の施設

10.1 事業所給食の目的

　事業所給食はオフィス，工場，寮，研修所などの給食施設において，従業員の福利厚生の一環や生産性の向上を目的とし，年齢，性別，身体活動レベルに応じた適切な食事を衛生的に提供することである．

　事業所給食の対象者は，10代～60代まで幅広い年齢層で，身体活動レベルも職種によりさまざまである．また勤務時間は交代制を取っているところもあり，それぞれの事業所の対象者に合わせて，食事提供をすることが求められる．

　事業所給食は，特定健診・特定保健指導の結果活用される栄養教育の場として有効である．

福利厚生
従業員が働くことよって得られる給与以外の援助・サービスのこと．社会保険制度や社宅，社員寮，食堂，住宅融資などを指す．

10.2 事業所給食の現状

　長引く不況のなか，企業の支店や営業所の統廃合や工場の海外移転などにより事業所自体が減少している．新しい社屋を建設した場合も初期投資だけではなく，維持管理にも費用が発生するため，近くにコンビニエンスストアやファストフードなどの飲食店があるような立地では企業内に食堂を設置しないこと

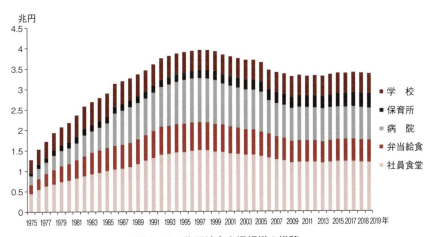

図10.1　集団給食市場規模の推移
外食産業総合調査研究センター，「外食産業市場規模推計値」より作成．

が多く，事業所給食は減少している．事業所の従業員数の減少や残業時間の短縮などで，1事業所あたりの食数も減少傾向にある．事業所給食のうち弁当給食も，中食の安価な弁当と競合しその市場が縮小している．

しかし近年，事業所給食のあり方が見直されている．眺めのよい高層階に広々とした食堂を設置したり，給食をすべて無料にしたり，就業前の朝食を提供している企業もある．食堂を単に食事をするだけの場所としてではなく，部署や役職を越えたコミュニケーションの場としても活用されている．

令和2年(2020)8月に発表された令和元年(2019)の集団給食の市場規模は，3兆3,534億円である(図10.1)．集団給食市場の内訳は社員食堂1兆1,879億円，弁当給食5,381億円，病院7,881億円，学校4,840億円，保育所3,553億円となっている．集団給食の市場規模には保育所以外の社会福祉給食(老人ホームなど)や在宅患者向けの宅配給食は含まれていない．

10.3　事業所給食の経営形態

事業所給食の経営形態には，直営方式，準直営方式，委託方式がある．委託の目的は，食材費，労務費，経費の削減を図り，人的管理業務を簡素化し，食事内容やサービスを向上させるためである

(1) 直営方式
事業主が直接，給食業務の経営管理を行う方式．

(2) 準直営方式
事業主が別会社を設立し，給食業務の経営管理を行う方式．

(3) 委託方式
事業主が給食業務を給食会社に委託し，運営管理する方式．委託の契約形態には，大きく単価制，管理費制，補助金制の三つの形態がある．

(a) 単価制契約
材料費・労務費・経費などすべてを含めた額を食事の単価として，利用者が支払う．一般の外食店舗の経営形態に近いもので，一定の利益が見込める大規模で，かつ食数変動の少ない施設でこの形態を実施しているところが多い．

(b) 管理費制契約
管理費(材料費以外の労務費，経費)を事業主(委託元)が給食会社に支払い，材料費を利用者が支払う．管理費を事業体が支払うため給食会社は一定の利益が見込める．

(c) 補助金制契約
事業主(委託元)が定率もしくは定額の補助金を利用者に支払い，材料費・労務費・経費など，すべてを含めた価格を利用者が支払う．

10.4　事業所給食の供食形態

事業所給食の供食形態には次の3種類がある．

外食産業市場規模
一般社団法人 日本フードサービス協会の附属機関である外食産業総合調査研究センターより，年に1回発表されている．この統計では，「学校給食」(おもに国公私立の小学校，中学校，定時制高校の給食で，大学の学生食堂は含まない)，「社員食堂等給食」，「弁当給食」，「病院給食」，「保育所給食」を「集団給食」と呼び，一般に外食と呼んでいるファミリーレストラン，ファストフード，各国料理店，居酒屋などを「営業給食」と呼んでいる．

集団給食施設，特定給食施設
健康増進法の施行〔平成15年(2003)5月〕に伴い，「集団給食施設」は「特定給食施設」の用語に変更された．

弁当給食
施設外で調理した食事を弁当形式にして提供する方法で，施設内に厨房設備を設けることができない場合や提供食数が少ない場合などに利用されている．一般の仕出し弁当やもち帰り弁当とは異なり，継続提供を前提としてメニューは組まれている．

中食(なかしょく)
レストランなどへ出かけて食事をする外食と，家庭内で手づくり料理を食べる「内食(うちしょく)」の中間にある食品の総称．市販の弁当やそう菜など，家庭外で調理・加工された食品を家庭や職場・学校・屋外などへもって帰り，そのまま調理加熱することなく食事として食べられる状態に調理された，日もちのしない食品である(農林水産省基本統計用語)．

事業所給食の精算（オートレジ方式）

事業所給食の精算においてもICTおよびIoTの技術が導入されている．利用額の決定方法として，① 料理ごとに，近くに置いてある読み取り装置に社員証や電子マネーをかざす方法（セルフチェック方式），② 料理をすべて取り終わったあとに，トレイに乗せた状態で決められたところに置き，食器の底部に埋め込まれたICチップを読み取り，利用額を決定する方法（オートレジ方式）がある．また支払いには，① 社員証などを使って，代金は給与からの天引きなどの後払い決済，② プリペイド型の自社独自の電子マネーや交通系・流通系の電子マネーによる決済，③ クレジットカードなどと連動したポストペイ決済がある．①の場合，健康診断のデータなどとの結びつけも可能となり，自己管理しやすい環境を整備することができる．

ポストペイ決済：事前に入金する必要がない電子マネーであり，使用した金額が後払いという形で請求される．支払いに利用するクレジットカードの登録が必要となる．

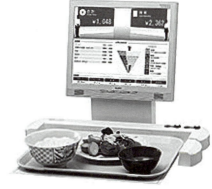

従業員食堂向けオートレジスター

グローリー株式会社 HP
https://www.glory.co.jp/product/detail/id=54

（1）単一献立方式
利用者全員に，同じ献立を提供する方式．

（2）複数献立方式
2種類以上の献立を用意し，利用者が自由に選択できる方式．

（3）カフェテリア方式
主食，主菜，副菜，汁物，果物・デザート類を用意し，利用者が自由に選択できる方式．

また事業所の労働時間や厨房の設備・客席の収容能力に合わせて，次の三つの方法がとられている．

① 一斉方式：利用者が同じ時間帯に食事をとる．
② 輪番方式：利用者を数グループに分け，食事開始時間をずらす．
③ 自由利用：利用者は食堂の営業時間内に適宜食事をとる．

事業所給食でおもに採用されているカフェテリア方式の場合，機会ロスや廃棄ロスを減らすために，客数や料理の販売数を予測する力，追加調理の有無の判断力が管理栄養士・栄養士に求められる．

10.5 事業所給食の栄養管理

栄養管理の手順は，他の給食と同様に給与栄養目標量の設定から行うが，近年の雇用情勢を考えると，正社員率が低下し，非正規雇用の従業員や関連会社，

Plus One Point

食堂の無料化と税金

近年，健康経営の一環として，また従業員間のコミュニケーションを図る目標で，IT企業を中心に食堂の無料化を実施している企業が見受けられる．福利厚生としては従業員から高い支持が得られるが，導入にあたっては税制面からの配慮が必要となる．国税庁は，従業員の食事に関する費用を非課税とするためには，① 従業員が食事費用の半分以上を負担していること，② 月々の企業負担額が3,500円（税抜き）以下であることと定めている．したがって食堂の無料利用は実質的な所得として課税対象となるため，注意が必要である．

機会ロス
品揃えしていれば，売れたはずの売り逃しから生じる損失．

廃棄ロス
売れ残りの廃棄から生じる損失．

米トレーサビリティ法

　安全でない米の流通防止と、問題が発生した場合に速やかに流通ルートを特定し、商品を回収できるようにする目的で、平成22年（2010）10月に「米トレーサビリティ法」が施行され、米や米加工品の取引・移動・廃棄を行う場合には記録の作成・保存が必要になった。また、平成23年（2011）7月からは、米や米加工品を販売・提供する場合には、産地情報の伝達が必要になり、事業所給食の場合、対象者は一般消費者とみなされるため、施設内に産地の表示をしなければならない。

【対象品目】
米穀：もみ、玄米、精米、砕米
主要食糧に該当するもの：米粉、米穀をひき割りしたもの、ミール、米粉調製品（もち粉調製品を含む）、米菓生地、米こうじ等
米飯類：各種弁当、各種おにぎり、ライスバーガー、赤飯、おこわ、米飯を調理したもの、包装米飯、発芽玄米、乾燥米飯類等の米飯類（いずれも、冷凍食品、レトルト食品及び缶詰類を含む）
米加工食品：もち、だんご、米菓、清酒、単式蒸留しょうちゅう、みりん

【表示方法】
　事業所給食においては、メニュー名の表示とともに産地を記載する。または店内に「当食堂の米は〇〇産を使用しています」もしくは「産地情報については、食堂スタッフにお尋ねください」などのポスターを掲示する。
　この法律にもとづく記録の保管期間は原則3年であるが、給食は速やかに消費することを前提としたものであるため、3カ月間の保管となる。一般消費者への産地情報の伝達の義務は、食事の提供を事業として営まれている場合に発生するため、（ア）社員食堂の経営を外部の事業者に委託している場合は外部の事業者が、（イ）社員への食事の提供を自らの事業として営んでいる場合は会社自体が、それぞれ利用者に対する産地情報の伝達が必要である。

取引先会社の社員が食堂を利用する場合が多く、利用者の属性や身体活動レベル、健康状態、食生活状況などを把握することが困難な場合が多い。その場合利用者をよく観察して人員構成を推定し、仮の給与栄養目標量を設定したうえで献立を作成するとよい。継続提供のなかでPCDAサイクル（p.20参照）を回しながら、献立の支持率や残食状況を見ながら給与栄養目標量を探っていく必要がある。

（1）栄養教育上の特性と進め方

　事業所給食における栄養教育の第一の目的は、毎日の食事を通して、適切な栄養量、バランスを把握してもらうことである。また食生活や栄養に関するさまざまな情報を発信することによって、食生活の自己管理能力の向上を目指す。
　運営形体（直営、委託）や事業主の保健室、健康管理組合との連携の度合によって、その取組み方は大きく異なるが、連携が低い場合でも献立、品揃え、POPなどの活用によって利用者の食事内容の改善を図ることは可能である。

（2）トータルヘルスプロモーション

　トータルヘルスプロモーション（以下THPと略）とは、昭和63年（1988）に厚生省（現・厚生労働省）が策定した「事業所における労働者の健康保持増進のための指針」にもとづく、すべての働く人を対象とした総合的な「心とからだの

POP
point of purchase の略。消費者が購買する時点で行う広告のこと。小売店の店内に掲示してある価格カードや商品説明、店頭・屋外に設置してある立て看板や横断幕などがあげられる。

健康づくり運動」である．

THPは研修を終了した産業医が健康測定を行い，その結果にもとづき四つの健康指導（運動指導，保健指導，メンタルヘルスケア，栄養指導）などをTHPのスタッフ（産業栄養指導者）が行う．

栄養士（労働者に対する栄養指導経験2年以上）および管理栄養士は，産業栄養指導専門研修を受講し，THPスタッフになることができる．産業栄養指導者のおもな業務は，食生活・食行動の評価と改善指導である．

（3）特定保健指導と事業所給食

平成20年（2008）4月から，公的健康保険の40歳以上74歳までの加入者を対象としたメタボリックシンドローム（内臓脂肪症候群）に着目した特定健康診査および特定保健指導が実施されている．

特定保健指導は，特定健康診査の結果から，生活習慣病の発症リスクが高く，生活習慣の改善による生活習慣病の予防効果が期待できる人に対して，生活習慣を見直す支援を行う．

事業所給食では，特定保健指導で指導された内容を実行しやすい環境を整えることが重要である．カフェテリア方式であれば，準備された料理のなかで何を選べばよいか，わかりやすく表示し，複数献立であれば，脂肪を減らしたり野菜を増やしたりした食事を準備する．

10.6 その他の給食施設

その他の給食施設として，自衛隊，矯正施設や学校給食法の適用範囲外である大学，短期大学，専門学校における給食の運営方法も事業所給食とほぼ同じ運営方法をとっているので，次に説明する．

（1）自衛隊

自衛隊法施行令，防衛庁職員給与法施行令にもとづき，給食の実施に関する訓令が定められている．食事は，基本食，増加食および加給食に区分され，基

Plus One Point
働き方改革と事業所給食

コロナ禍により働き方改革が加速し，リモートワークの実施率が高まっている．企業においては出社率が低下し，それに伴い従業員食堂の利用率の低下が見られる．事業所給食が果たしてきた役割をどのようにして補っていくのか，長期的な視点をもって立案する必要がある．

コラム：デジタルサイネージ

デジタルサイネージとは，映像による電子看板・掲示板のことで，ディスプレイなどの電子的な表示機器を使って情報を発信するメディアの総称である．事業所給食においては，メニュー案内や食堂の運営日時などをデジタル表示し，写真や動画を使うことも可能である．また短時間での表示切替を行えば，機器の大きさにかかわらず情報量が高くなるため，メニューの多言語表示（日本語，英語，中国語等）や栄養成分表示，アレルギー表示，当日の品揃えのなかからメニューを選んでおすすめの組合せを提示するなど，情報に付加価値をつけることができる．

また給食運営に携わっているスタッフの紹介や季節のメッセージなど，喫食者とのコミュニケーションの一つとして自由度が高いメディアである．

本食は，平常食，非常食および患者食に区分されている．平常食もしくは患者食を支給することができない場合に，非常食として非常用糧食を支給している．増加食は，隊員が特別の勤務または訓練に従事した場合に，基本食を補足し栄養を補充するため支給する食事であって，夜食，演習増加食，空挺食および潜水艦食に区分されている．また加給食は，乗員などが勤務を行うにあたり必要な特別の食事であり，航空加給食および機上加給食に区分されている．

(2) 矯正施設

矯正施設とは法務省矯正局が管轄する施設であり，刑事施設（刑務所，少年刑務所，拘置所）および少年院，少年鑑別所，婦人補導院を指す．従来，大部分の刑事施設において，自営作業として受刑者が調理に従事していたが，就業可能受刑者の確保や厨房施設の衛生管理にも苦慮していたため，給食業務に受刑者を就業させないことを前提に平成18年（2006）に民間委託を行うようになった．その内容は競争の導入による公共サービスの改革に関する法律や公共サービス改革基本方針を踏まえ，「刑事施設における被収容者に対する給食業務民間競争入札実施要項」にまとめられている．

(3) 大学，短期大学，専門学校

学校給食法の範囲外である四年制大学，短期大学，専門学校に設置された食堂は，おもに大学生活協同組合や給食会社に委託され運営されている．食堂に投資を行い，学生への食事提供に留まらず，学生のさまざまな活動場所として，またくつろぐ場所として活用されている．

構内にコンビニエンスストアや一般の飲食店が出店し，食堂との競争も激しくなっている．学生食堂は，学生の健康を支える場所としての役割を明確に示すことが重要である．

矯正施設における給食の委託
平成18年（2006）に国の行政機関等または地方公共団体が自ら実施する公共サービスに関し，その実施を民間が担うことができるものは民間にゆだねることを目的とした「競争の導入による公共サービスの改革に関する法律」が施行され，矯正施設の給食の委託が開始された．

■出題傾向と対策■
事業所給食の経営形態，委託形態，供食形態についてよく理解しておくこと．

練 習 問 題

次の文を読み，正しいものには○，誤っているものには×をつけなさい．

（1）事業所給食は従業員の福利厚生の一環として，年齢，性別，生活活動レベルに応じた適切な食事を提供することである．

（2）事業所給食の経営形態のなかで，事業主が別会社を設立し，給食業務の経営管理を行う方法を委託方式と呼ぶ．

（3）委託方式において管理費制契約とは，材料費・労務費・経費などすべてを含めた額を食事の単価として，利用者が支払う形態である．

（4）供食形態には，単一献立方式，複数献立方式，バイキング方式の3種類がある．

（5）事業所給食においては，米トレーサビリティ法にもとづき，メニュー名とともに米・米加工品の産地を記載する．

参考書 ── もう少し詳しく学びたい人のために

1章
栄養調理関係法令研究会 編,『栄養関係法規類集』, 新日本法規出版.
石田裕美,「各科目のねらいと要点：給食経営管理論」, 臨床栄養, 101, 648(2002).
石田裕美ほか 編,『特定給食施設における栄養管理の高度化ガイド・事例集』, 第一出版(2007).

2章
野中郁次郎,『経営管理』, 日本経済新聞社(1994).
武藤泰明,『ビジュアル 経営の基本(第3版)』, 日本経済新聞出版(2010).
沼上 幹,『組織戦略の考え方』, 筑摩書房(2003).
ジョン・P. コッター 著, 黒田由貴子 監訳,『リーダーシップ論』, ダイヤモンド社(2004).
沼上 幹,『わかりやすいマーケティング戦略』, 有斐閣(2000).
フィリップ・コトラーほか,『コトラー&ケラーのマーケティング・マネジメント(第12版)』, ピアソン・エデュケーション(2008).
DIAMOND ハーバード・ビジネス・レビュー編集部 編訳,『儲かる顧客のつくり方(Harvard Business Review Anthology)』, ダイアモンド社(2007).
日本建築学会 編,『建築設計資料集成 人間』, 丸善出版(2003).
太田和枝ほか 編著,『給食におけるシステム展開と設備』, 建帛社(2008).
教材検討委員会 監修,『厨房設備工学入門(第8版)』, 日本厨房工業会(2019).

3章
伊藤貞嘉, 佐々木敏 監修,『日本人の食事摂取基準(2020年版)』, 第一出版(2020).
足立香代子,『検査値に基づいた栄養指導(新改訂版)』, チーム医療(2010).
「日本人の新身体計測基準値(JARD2001)」, 栄養—評価と治療, 19, suppl.(2002).
「日本食品標準成分表 2020年版(八訂)」
　https://www.mext.go.jp/a_menu/syokuhinseibun/mext_01110.html

4章
「日本品質管理学会規格 品質管理用語」, JSQC-Std 00-001：2018.
日本品質保証機構ウェブサイト　https://www.jqa.jp
武藤泰明,『ビジュアル 経営の基本(第3版)』, 日本経済新聞出版(2010).
宮本匡章,『原価計算システム』, 中央経済社(1990).
殿塚婦美子 編,『改訂新版 大量調理(第5版)』, 学建書院(2020).

5章
日本経営工学会 編,『生産管理用語辞典』, 日本規格協会(2002).
厚生労働省生活衛生局食品保健課・乳肉衛生課 監修, 全国食品衛生主管課長連絡協議会 編,『六訂 大量調理施設衛生管理のポイント』, 中央法規出版(2018).
後藤紀久, 加藤博史,『いま求められる衛生リスク管理の知識』, アイ・ケイコーポレーション(2004).
厚生労働統計協会 編,『国民衛生の動向 2020/2021』, 厚生労働統計協会(2020).
国立健康・栄養研究所, 日本栄養士会,「災害時の栄養・食生活支援マニュアル」, 平成23年4月.

6章
「入院時食事療養費に係る食事療養及び入院時生活療養費に係る生活療養の実施上の留意事項について」, 2 入院時食事療養(Ⅰ)又は入院時生活療養(Ⅰ), 令和2年3月5日.
日本給食経営管理学会 監修,『給食経営管理用語辞典(第3版)』, 第一出版(2020).

参考書

7章

日本栄養士会ウェブサイト　https://www.dietitian.or.jp

8章

厚生労働省雇用均等・児童家庭局母子保健課,「児童福祉施設における食事の提供ガイド—児童福祉施設における食事の提供及び栄養管理に関する研究会報告書—」, 平成22年3月31日.

厚生労働省,「授乳・離乳の支援ガイド（2019年改定版）」.
　https://www.mhlw.go.jp/stf/newpage_04250.html

厚生労働省,「保育所におけるアレルギー対応ガイドライン（2019年改訂版）」.
　https://www.city.akashi.lg.jp/kodomo/kosodate_ka/shise/nyusatsu/documents/shiryou12.pdf

厚生労働省,「保育所保育指針（平成30年改訂）」.
　https://www.mhlw.go.jp/file/06-Seisakujouhou-11900000-Koyoukintoujidoukateikyoku/0000202211.pdf

9章

文部科学省,「食に関する指導の手引（第二次改訂版）」, 平成31年3月.
　https://www.mext.go.jp/a_menu/sports/syokuiku/1292952.htm

文部科学省,「小学校学習指導要領」, 平成29年3月.
　https://www.mext.go.jp/content/1413522_001.pdf

文部科学省,「学校給食衛生管理の基準」, 平成21年4月1日.

10章

島田淳子, 田村孝志, 佐合井治美, 田中浩子, 内田眞理子,『給食計画論（はじめて学ぶ健康・栄養系教科書シリーズ）』, 化学同人(2010).

食事摂取基準の実践・運用を考える会 編,『日本人の食事摂取基準（2020年版）の実践・運用』, 第一出版(2020).

巻末資料

【資料1】 大規模食中毒対策等について
(平成9年3月24日衛食第85号　最終改正　平成29年6月16日生食発0616第1号)

(別添)大量調理施設衛生管理マニュアル

I 趣旨

本マニュアルは，集団給食施設等における食中毒を予防するために，HACCPの概念に基づき，調理過程における重要管理事項として，

① 原材料受入れ及び下処理段階における管理を徹底すること．
② 加熱調理食品については，中心部まで十分加熱し，食中毒菌等(ウイルスを含む．以下同じ．)を死滅させること．
③ 加熱調理後の食品及び非加熱調理食品の二次汚染防止を徹底すること．
④ 食中毒菌が付着した場合に菌の増殖を防ぐため，原材料及び調理後の食品の温度管理を徹底すること．

等を示したものである．

集団給食施設等においては，衛生管理体制を確立し，これらの重要管理事項について，点検・記録を行うとともに，必要な改善措置を講じる必要がある．また，これを遵守するため，更なる衛生知識の普及啓発に努める必要がある．

なお，本マニュアルは同一メニューを1回300食以上又は1日750食以上を提供する調理施設に適用する．

II 重要管理事項

1. 原材料の受入れ・下処理段階における管理

(1) 原材料については，品名，仕入元の名称及び所在地，生産者(製造又は加工者を含む．)の名称及び所在地，ロットが確認可能な情報(年月日表示又はロット番号)並びに仕入れ年月日を記録し，1年間保管すること．

(2) 原材料について納入業者が定期的に実施する微生物及び理化学検査の結果を提出させること．その結果については，保健所に相談するなどして，原材料として不適と判断した場合には，納入業者の変更等適切な措置を講じること．検査結果については，1年間保管すること．

(3) 加熱せずに喫食する食品(牛乳，発酵乳，プリン等容器包装に入れられ，かつ，殺菌された食品を除く．)については，乾物や摂取量が少ない食品も含め，製造加工業者の衛生管理の体制について保健所の監視票，食品等事業者の自主管理記録票(別添)等により確認するとともに，製造加工業者が従事者の健康状態の確認等ノロウイルス対策を適切に行っているかを確認すること．

(4) 原材料の納入に際しては調理従事者等が必ず立ち合い，検収場で品質，鮮度，品温(納入業者が運搬の際，別添1に従い，適切な温度管理を行っていたかどうかを含む．)，異物の混入等につき，点検を行い，その結果を記録すること．

(5) 原材料の納入に際しては，缶詰，乾物，調味料等常温保存可能なものを除き，食肉類，魚介類，野菜類等の生鮮食品については1回で使い切る量を調理当日に仕入れるようにすること．

(6) 野菜及び果物を加熱せずに供する場合には，別添2に従い，流水(食品製造用水*1として用いるもの．以下同じ．)で十分洗浄し，必要に応じて次亜塩素酸ナトリウム等で殺菌*2した後，流水で十分すすぎ洗いを行うこと．特に高齢者，若齢者及び抵抗力の弱い者を対象とした食事を提供する施設で，加熱せずに供する場合(表皮を除去する場合を除く．)には，殺菌を行うこと．

* 1：従前の「飲用適の水」に同じ．(「食品，添加物等の規格基準」(昭和34年厚生省告示第370号)の改正により用語のみ読み替えたもの．定義については同告示の「第1食品 B 食品一般の製造，加工及び調理基準」を参照のこと．)

* 2：次亜塩素酸ナトリウム溶液又はこれと同等の効果を有する亜塩素酸水(きのこ類を除く．)，亜塩素酸ナトリウム溶液(生食用野菜に限る．)，過酢酸製剤，次亜塩素酸水並びに食品添加物として使用できる有機酸溶液．これらを使用する場合，食品衛生法で規定する「食品，添加物等の規格基準」を遵守すること．

2. 加熱調理食品の加熱温度管理

加熱調理食品は，別添2に従い，中心部温度計を用いるなどにより，中心部が75℃で1分間以上(二枚貝等ノロウイルス汚染のおそれのある食品の場合は85～90℃で90秒間以上)又はこれと同等以上まで加熱されていることを確認するとともに，温度と時間の記録を行うこと．

3. 二次汚染の防止

(1) 調理従事者等(食品の盛付け・配膳等，食品に接触する可能性のある者及び臨時職員を含む．以下同じ．)は，次に定める場合には，別添2に従い，必ず流水・石けんによる手洗いによりしっかりと2回(その他の時には丁寧に1回)手指の洗浄及び消毒を行うこと．なお，使い捨て手袋を使用する場合にも，原則として次に定める場合に交換を行うこと．

① 作業開始前及び用便後
② 汚染作業区域から非汚染作業区域に移動する場合
③ 食品に直接触れる作業にあたる直前
④ 生の食肉類，魚介類，卵殻等微生物の汚染源となるおそれのある食品等に触れた後，他の食品や器具等に触れる場合
⑤ 配膳の前

(2) 原材料は，隔壁等で他の場所から区分された専用の保管場に保管設備を設け，食肉類，魚介類，野菜類等，食材の分類ごとに区分して保管すること．

この場合，専用の衛生的なふた付き容器に入れ替えるなどにより，原材料の包装の汚染を保管設備に持ち込まないようにするとともに，原材料の相互汚染を防ぐこと．

(3) 下処理は汚染作業区域で確実に行い，非汚染作業区域を汚染しないようにすること．

(4) 包丁，まな板などの器具，容器等は用途別及び食品別(下処理用にあっては，魚介類用，食肉類用，野菜類用の別，調理用にあっては，加熱調理済み食品用，生食野菜用，生食魚介類用の別)にそれぞれ専用のものを用意し，混同しないようにして使用すること．

(5) 器具，容器等の使用後は，別添2に従い，全面を流水で洗浄し，さらに80℃，5分間以上の加熱又はこれと同等の効果を有する方法注3で十分殺菌した後，乾燥させ，清潔な保管庫を用いるなどして衛生的に保管

すること．

なお，調理場内における器具，容器等の使用後の洗浄・殺菌は，原則として全ての食品が調理場から搬出された後に行うこと．

また，器具，容器等の使用中も必要に応じ，同様の方法で熱湯殺菌を行うなど，衛生的に使用すること．この場合，洗浄水等が飛散しないように行うこと．なお，原材料用に使用した器具，容器等をそのまま調理後の食品用に使用するようなことは，けっして行わないこと．

(6) まな板，ざる，木製の器具は汚染が残存する可能性が高いので，特に十分な殺菌注4に留意すること．なお，木製の器具は極力使用を控えることが望ましい．

(7) フードカッター，野菜切り機等の調理機械は，最低1日1回以上，分解して洗浄・殺菌注5した後，乾燥させること．

(8) シンクは原則として用途別に相互汚染しないように設置すること．特に，加熱調理用食材，非加熱調理用食材，器具の洗浄等に用いるシンクを必ず別に設置すること．また，二次汚染を防止するため，洗浄・殺菌注5し，清潔に保つこと．

(9) 食品並びに移動性の器具及び容器の取り扱いは，床面からの跳ね水等による汚染を防止するため，床面から60cm以上の場所で行うこと．ただし，跳ね水等からの直接汚染が防止できる食缶等で食品を取り扱う場合には，30cm以上の台にのせて行うこと．

(10) 加熱調理後の食品の冷却，非加熱調理食品の下処理後における調理場等での一時保管等は，他からの二次汚染を防止するため，清潔な場所で行うこと．

(11) 調理終了後の食品は衛生的な容器にふたをして保存し，他からの二次汚染を防止すること．

(12) 使用水は食品製造用水を用いること．また，使用水は，色，濁り，におい，異物のほか，貯水槽を設置している場合や井戸水等を殺菌・ろ過して使用する場合には，遊離残留塩素が0.1mg/ℓ以上であることを始業前及び調理作業終了後に毎日検査し，記録すること．

＊3：塩素系消毒剤（次亜塩素酸ナトリウム，亜塩素酸水，次亜塩素酸水等）やエタノール系消毒剤には，ノロウイルスに対する不活化効果を期待できるものがある．使用する場合，濃度・方法等，製品の指示を守って使用すること．浸漬により使用することが望ましいが，浸漬が困難な場合にあっては，不織布等に十分浸み込ませて清拭すること．
（参考文献）「平成27年度ノロウイルスの不活化条件に関する調査報告書」(http://www.mhlw.go.jp/file/06-Seisakujouhou-11130500-Shokuhinanzenbu/0000125854.pdf)

＊4：大型のまな板やざる等，十分な洗浄が困難な器具については，亜塩素酸水又は次亜塩素酸ナトリウム等の塩素系消毒剤に浸漬するなどして消毒を行うこと．

＊5：80℃で5分間以上の加熱又はこれと同等の効果を有する方法（＊3参照）．

4. 原材料及び調理済み食品の温度管理

(1) 原材料は，別添1に従い，戸棚，冷凍又は冷蔵設備に適切な温度で保存すること．また，原材料搬入時の時刻，室温及び冷凍又は冷蔵設備内温度を記録すること．

(2) 冷凍又は冷蔵設備から出した原材料は，速やかに下処理，調理を行うこと．非加熱で供される食品については，下処理後速やかに調理に移行すること．

(3) 調理後直ちに提供される食品以外の食品は，食中毒菌の増殖を抑制するために，10℃以下又は65℃以上で管理することが必要である．（別添3参照）

① 加熱調理後，食品を冷却する場合には，食中毒菌の発育至適温度帯（約20℃～50℃）の時間を可能な限り短くするため，冷却機を用いたり，清潔な場所で衛生的な容器に小分けするなどして，30分以内に中心温度を20℃付近（又は60分以内に中心温度を10℃付近）まで下げるよう工夫すること．
この場合，冷却開始時刻，冷却終了時刻を記録すること．

② 調理が終了した食品は速やかに提供できるよう工夫すること．
調理終了後30分以内に提供できるものについては，調理終了時刻を記録すること．また，調理終了後提供まで30分以上を要する場合は次のア及びイによること．

ア 温かい状態で提供される食品については，調理終了後速やかに保温食缶等に移し保存すること．この場合，食缶等へ移し替えた時刻を記録すること．

イ その他の食品については，調理終了後提供まで10℃以下で保存すること．
この場合，保冷設備への搬入時刻，保冷設備内温度及び保冷設備からの搬出時刻を記録すること．

③ 配送過程においては保冷又は保温設備のある運搬車を用いるなど，10℃以下又は65℃以上の適切な温度管理を行い配送し，配送時刻の記録を行うこと．
また，65℃以上で提供される食品以外の食品については，保冷設備への搬入時刻及び保冷設備内温度の記録を行うこと．

④ 共同調理施設等で調理された食品を受け入れ，提供する施設においても，温かい状態で提供される食品以外の食品であって，提供まで30分以上を要する場合は提供まで10℃以下で保存すること．
この場合，保冷設備への搬入時刻，保冷設備内温度及び保冷設備からの搬出時刻を記録すること．

(4) 調理後の食品は，調理終了後から2時間以内に喫食することが望ましい．

5. その他

(1) 施設設備の構造

① 隔壁等により，汚水溜，動物飼育場，廃棄物集積場等不潔な場所から完全に区別されていること．

② 施設の出入口及び窓は極力閉めておくとともに，外部に開放される部分には網戸，エアカーテン，自動ドア等を設置し，ねずみや昆虫の侵入を防止すること．

③ 食品の各調理過程ごとに，汚染作業区域（検収場，原材料の保管場，下処理場），非汚染作業区域（さらに準清潔作業区域（調理場）と清潔作業区域（放冷・調製場，製品の保管場）に区分される．）を明確に区別すること．なお，各区域を固定し，それぞれを壁で区画する，床面を色別する，境界にテープをはる等により明確に区画することが望ましい．

④ 手洗い設備，履き物の消毒設備（履き物の交換が困難な場合に限る．）は，各作業区域の入り口手前に設置すること．

なお，手洗い設備は，感知式の設備等で，コック，ハンドル等を直接手で操作しない構造のものが望ましい．

⑤ 器具，容器等は，作業動線を考慮し，予め適切な場所に適切な数を配置しておくこと．

⑥ 床面に水を使用する部分にあっては，適当な勾配（100分の2程度）及び排水溝（100分の2から4程度の勾配を有するもの）を設けるなど排水が容易に行える構造であること．

⑦ シンク等の排水口は排水が飛散しない構造であること．

⑧ 全ての移動性の器具，容器等を衛生的に保管するため，外部から汚染されない構造の保管設備を設けること．

⑨ 便所等
ア 便所，休憩室及び更衣室は，隔壁により食品を取り扱う場所と必ず区分されていること．なお，調理場等から3m以上離れた場所に設けられていることが望ましい．
イ 便所には，専用の手洗い設備，専用の履き物が備えられていること．また，便所は，調理従事者等専用のものが設けられていることが望ましい．

⑩ その他
施設は，ドライシステム化を積極的に図ることが望ましい．

(2) 施設設備の管理
① 施設・設備は必要に応じて補修を行い，施設の床面（排水溝を含む．），内壁のうち床面から1mまでの部分及び手指の触れる場所は1日に1回以上，施設の天井及び内壁のうち床面から1m以上の部分は1月に1回以上清掃し，必要に応じて，洗浄・消毒を行うこと．施設の清掃は全ての食品が調理場内から完全に搬出された後に行うこと．

② 施設におけるねずみ，昆虫等の発生状況を1月に1回以上巡回点検するとともに，ねずみ，昆虫の駆除を半年に1回以上（発生を確認した時にはその都度）実施し，その実施記録を1年間保管すること．また，施設及びその周囲は，維持管理を適切に行うことにより，常に良好な状態に保ち，ねずみや昆虫の繁殖場所の排除に努めること．
なお，殺そ剤又は殺虫剤を使用する場合には，食品を汚染しないようその取扱いに十分注意すること．

③ 施設は，衛生的な管理に努め，みだりに部外者を立ち入らせたり，調理作業に不必要な物品等を置いたりしないこと．

④ 原材料を配送用包装のまま非汚染作業区域に持ち込まないこと．

⑤ 施設は十分な換気を行い，高温多湿を避けること．調理場は湿度80％以下，温度は25℃以下に保つことが望ましい．

⑥ 手洗い設備には，手洗いに適当な石けん，爪ブラシ，ペーパータオル，殺菌液等を定期的に補充し，常に使用できる状態にしておくこと．

⑦ 水道事業により供給される水以外の井戸水等の水を使用する場合には，公的検査機関，厚生労働大臣の登録検査機関等に依頼して，年2回以上水質検査を行うこと．検査の結果，飲用不適とされた場合は，直ちに保健所長の指示を受け，適切な措置を講じること．なお，検査結果は1年間保管すること．

⑧ 貯水槽は清潔を保持するため，専門の業者に委託して，年1回以上清掃すること．
なお，清掃した証明書は1年間保管すること．

⑨ 便所については，業務開始前，業務中及び業務終了後等定期的に清掃及び消毒剤による消毒を行って衛生的に保つこと[*6]．

⑩ 施設（客席等の飲食施設，ロビー等の共用施設を含む．）において利用者等が嘔吐した場合には，消毒剤を用いて迅速かつ適切に嘔吐物の処理を行うこと[*6]により，利用者及び調理従事者等へのノロウイルス感染及び施設の汚染防止に努めること．

＊6：ノロウイルスに関するQ＆A（厚生労働省）を参照のこと．

(3) 検食の保存
検食は，原材料及び調理済み食品を食品ごとに50g程度ずつ清潔な容器（ビニール袋等）に入れ，密封し，−20℃以下で2週間以上保存すること．
なお，原材料は，特に，洗浄・殺菌等を行わず，購入した状態で，調理済み食品は配膳後の状態で保存すること．

(4) 調理従事者等の衛生管理
① 調理従事者等は，便所及び風呂等における衛生的な生活環境を確保すること．また，ノロウイルスの流行期には十分に加熱された食品を摂取する等により感染防止に努め，徹底した手洗いの励行を行うなど自らが施設や食品の汚染の原因とならないように措置するとともに，体調に留意し，健康な状態を保つように努めること．

② 調理従事者等は，毎日作業開始前に，自らの健康状態を衛生管理者に報告し，衛生管理者はその結果を記録すること．

③ 調理従事者等は臨時職員も含め，定期的な健康診断及び月に1回以上の検便を受けること．検便検査[*7]には，腸管出血性大腸菌の検査を含めることとし，10月から3月までの間には月に1回以上又は必要に応じて[*8]ノロウイルスの検便検査に努めること．

④ ノロウイルスの無症状病原体保有者であることが判明した調理従事者等は，検便検査においてノロウイルスを保有していないことが確認されるまでの間，食品に直接触れる調理作業を控えるなど適切な措置をとることが望ましいこと．

⑤ 調理従事者等は下痢，嘔吐，発熱などの症状があった時，手指等に化膿創があった時は調理作業に従事しないこと．

⑥ 下痢又は嘔吐等の症状がある調理従事者等については，直ちに医療機関を受診し，感染性疾患の有無を確認すること．ノロウイルスを原因とする感染性疾患による症状と診断された調理従事者等は，検便検査においてノロウイルスを保有していないことが確認されるまでの間，食品に直接触れる調理作業を控えるなど適切な処置をとることが望ましいこと．

⑦ 調理従事者等が着用する帽子，外衣は毎日専用で清潔なものに交換すること．

⑧ 下処理場から調理場への移動の際には，外衣，履き物の交換等を行うこと．（履き物の交換が困難な場合には履き物の消毒を必ず行うこと．）

⑨ 便所には，調理作業時に着用する外衣，帽子，履

き物のまま入らないこと．
⑩　調理，点検に事しない者が，やむを得ず，調理施設に立ち入る場合には，専用の清潔な帽子，外衣及び履き物を着用させ，手洗い及び手指の消毒を行わせること．
⑪　食中毒が発生した時の原因究明を確実に行うため，原則として，調理従事者等は当該施設で調理された食品を喫食しないこと．
　　ただし，原因究明に支障を来さないための措置が講じられている場合はこの限りでない．(試食担当者を限定すること等)

＊7：ノロウイルスの検査に当たっては，遺伝子型によらず，概ね便1g当たり10^5オーダーのノロウイルスを検出できる検査法を用いることが望ましい．ただし，検査結果が陰性であっても検査感度によりノロウイルスを保有している可能性を踏まえた衛生管理が必要である．

＊8：ノロウイルスの検便検査の実施に当たっては，調理従事者の健康確認の補完手段とする場合，家族等に感染性胃腸炎が疑われる有症者がいる場合，病原微生物検出情報においてノロウイルスの検出状況が増加している場合などの各食品等事業者の事情に応じ判断すること．

(5)　その他
① 加熱調理食品にトッピングする非加熱調理食品は，直接喫食する非加熱調理食品と同様の衛生管理を行い，トッピングする時期は提供までの時間が極力短くなるようにすること．
② 廃棄物(調理施設内で生じた廃棄物及び返却された残渣をいう．)の管理は，次のように行うこと．
　ア　廃棄物容器は，汚臭，汚液がもれないように管理するとともに，作業終了後は速やかに清掃し，衛生上支障のないように保持すること．
　イ　返却された残渣は非汚染作業区域に持ち込まないこと．
　ウ　廃棄物は，適宜集積場に搬出し，作業場に放置しないこと．
　エ　廃棄物集積場は，廃棄物の搬出後清掃するなど，周囲の環境に悪影響を及ぼさないよう管理すること．

Ⅲ　衛生管理体制
1．衛生管理体制の確立
(1)　調理施設の経営者又は学校長等施設の運営管理責任者(以下「責任者」という．)は，施設の衛生管理に関する責任者(以下「衛生管理者」という．)を指名すること．
　　なお，共同調理施設等で調理された食品を受け入れ，提供する施設においても，衛生管理者を指名すること．
(2)　責任者は，日頃から食材の納入業者についての情報の収集に努め，品質管理の確かな業者から食材を購入すること．また，継続的に購入する場合は，配送中の保存温度の徹底を指示するほか，納入業者が定期的に行う原材料の微生物検査等の結果の提出を求めること．
(3)　責任者は，衛生管理者に別紙点検表に基づく点検作業を行わせるとともに，そのつど点検結果を報告させ，適切に点検が行われたことを確認すること．点検結果については，1年間保管すること．
(4)　責任者は，点検の結果，衛生管理者から改善不能な異常の発生の報告を受けた場合，食材の返品，メニューの一部削除，調理済み食品の回収等必要な措置を講ずること．
(5)　責任者は，点検の結果，改善に時間を要する事態が生じた場合，必要な応急処置を講じるとともに，計画的に改善を行うこと．
(6)　責任者は，衛生管理者及び調理従事者等に対して衛生管理及び食中毒防止に関する研修に参加させるなど必要な知識・技術の周知徹底を図ること．
(7)　責任者は，調理従事者等を含め職員の健康管理及び健康状態の確認を組織的・継続的に行い，調理従事者等の感染及び調理従事者等からの施設汚染の防止に努めること．
(8)　責任者は，衛生管理者に毎日作業開始前に，各調理従事者等の健康状態を確認させ，その結果を記録させること．
(9)　責任者は，調理従事者等に定期的な健康診断及び月に1回以上の検便を受けさせること．検便検査には，腸管出血性大腸菌の検査を含めること．
(10)　責任者は，ノロウイルスの無症状病原体保有者であることが判明した調理従事者等を，検便検査においてノロウイルスを保有していないことが確認されるまでの間，食品に直接触れる調理作業を控えさせるなど適切な措置をとることが望ましいこと．
(11)　責任者は，調理従事者等が下痢，嘔吐，発熱などの症状があった時，手指等に化膿創があった時は調理作業に従事させないこと．
(12)　責任者は，下痢又は嘔吐等の症状がある調理従事者等について，直ちに医療機関を受診させ，感染性疾患の有無を確認すること．ノロウイルスを原因とする感染性疾患による症状と診断された調理従事者等は，検便検査においてノロウイルスを保有していないことが確認されるまでの間，食品に直接触れる調理作業を控えさせるなど適切な処置をとることが望ましいこと．
(13)　責任者は，調理従事者等について，ノロウイルスにより発症した調理従事者等と一緒に感染の原因と考えられる食事を喫食するなど，同一の感染機会があった可能性がある調理従事者等について速やかにノロウイルスの検便検査を実施し，検査の結果ノロウイルスを保有していないことが確認されるまでの間，調理に直接従事することを控えさせる等の手段を講じることが望ましいこと．
(14)　献立の作成に当たっては，施設の人員等の能力に余裕を持った献立作成を行うこと．
(15)　献立ごとの調理工程表の作成に当たっては，次の事項に留意すること．
　ア　調理従事者等の汚染作業区域から非汚染作業区域への移動を極力行わないようにすること．
　イ　調理従事者等の一日ごとの作業の分業化を図ることが望ましいこと．
　ウ　調理終了後速やかに喫食されるよう工夫すること．
　　また，衛生管理者は調理工程表に基づき，調理従事者等と作業分担等について事前に十分な打合せを行うこと．
(16)　施設の衛生管理全般について，専門的な知識を有する者から定期的な指導，助言を受けることが望ましい．また，従事者の健康管理については，労働安全衛生法等関係法令に基づき産業医等から定期的な指導，助言を受けること．

⑴⁷ 高齢者や乳幼児が利用する施設等においては，平常時から施設長を責任者とする危機管理体制を整備し，感染拡大防止のための組織対応を文書化するとともに，具体的な対応訓練を行っておくことが望ましいこと．また，従業員あるいは利用者において下痢・嘔吐等の発生を迅速に把握するために，定常的に有症状者数を調査・監視することが望ましいこと．

(別添1) 原材料, 製品等の保存温度

食品名	保存温度
穀類加工品(小麦粉，デンプン)	室温
砂糖	室温
食肉・鯨肉	10℃以下
細切りした食肉・鯨肉を凍結したものを容器包装に入れたもの	−15℃以下
食肉製品	10℃以下
鯨肉製品	10℃以下
冷凍食肉製品	−15℃以下
冷凍鯨肉製品	−15℃以下
ゆでだこ	10℃以下
冷凍ゆでだこ	−15℃以下
生食用かき	10℃以下
生食用冷凍かき	−15℃以下
冷凍食品	−15℃以下
魚肉ソーセージ, 魚肉ハム及び特殊包装かまぼこ	10℃以下
冷凍魚肉ねり製品	−15℃以下
液状油脂	室温
固形油脂(ラード，マーガリン，ショートニング，カカオ脂)	10℃以下
殻付卵	10℃以下
液卵	8℃以下
凍結卵	−18℃以下
乾燥卵	室温
ナッツ類	15℃以下
チョコレート	15℃以下
生鮮果実・野菜	10℃前後
生鮮魚介類(生食用鮮魚介類を含む)	5℃以下
乳・濃縮乳 脱脂乳 クリーム	10℃以下
バター チーズ 練乳	15℃以下
清涼飲料水(食品衛生法の食品，添加物等の規格基準に規定のあるものについては，当該保存基準に従うこと．)	室温

(別添2) 標準作業書

(手洗いマニュアル)
1. 水で手をぬらし石けんをつける．
2. 指，腕を洗う．特に，指の間，指先をよく洗う．(30秒程度)
3. 石けんをよく洗い流す．(20秒程度)
4. 使い捨てペーパータオル等でふく．(タオル等の共用はしないこと．)
5. 消毒用のアルコールをかけて手指によくすりこむ．
(本文のⅡ3(1)で定める場合には，1から3までの手順を2回実施する．)

(器具等の洗浄・殺菌マニュアル)
1. 調理機械
   ① 機械本体・部品を分解する．なお，分解した部品は床にじか置きしないようにする．
   ② 食品製造用水(40℃程度の微温水が望ましい．)で3回水洗いする．
   ③ スポンジタワシに中性洗剤又は弱アルカリ性洗剤をつけてよく洗浄する．
   ④ 食品製造用水(40℃程度の微温水が望ましい．)でよく洗剤を洗い流す．
   ⑤ 部品は80℃で5分間以上の加熱又はこれと同等の効果を有する方法で殺菌[*1]を行う．
   ⑥ よく乾燥させる．
   ⑦ 機械本体・部品を組み立てる．
   ⑧ 作業開始前に70％アルコール噴霧又はこれと同等の効果を有する方法で殺菌を行う．
2. 調理台
   ① 調理台周辺の片づけを行う．
   ② 食品製造用水(40℃程度の微温水が望ましい．)で3回水洗いする．
   ③ スポンジタワシに中性洗剤又は弱アルカリ性洗剤をつけてよく洗浄する．
   ④ 食品製造用水(40℃程度の微温水が望ましい．)でよく洗剤を洗い流す．
   ⑤ よく乾燥させる．
   ⑥ 70％アルコール噴霧又はこれと同等の効果を有する方法で殺菌を行う．
   ⑦ 作業開始前に⑥と同様の方法で殺菌を行う．
3. まな板，包丁，へら等
   ① 食品製造用水(40℃程度の微温水が望ましい．)で3回水洗いする．
   ② スポンジタワシに中性洗剤又は弱アルカリ性洗剤をつけてよく洗浄する．
   ③ 食品製造用水(40℃程度の微温水が望ましい．)でよく洗剤を洗い流す．
   ④ 80℃で5分間以上の加熱又はこれと同等の効果を有する方法で殺菌[*2]を行う．
   ⑤ よく乾燥させる．
   ⑥ 清潔な保管庫にて保管する．
4. ふきん，タオル等
   ① 食品製造用水(40℃程度の微温水が望ましい．)で3回水洗いする．
   ② 中性洗剤又は弱アルカリ性洗剤をつけてよく洗浄する．
   ③ 食品製造用水(40℃程度の微温水が望ましい．)でよく洗剤を洗い流す．
   ④ 100℃で5分間以上煮沸殺菌を行う．
   ⑤ 清潔な場所で乾燥，保管する．

(原材料等の保管管理マニュアル)
1. 野菜・果物[*3]
   ① 衛生害虫，異物混入，腐敗・異臭等がないか点検する．異常品は返品又は使用禁止とする．
   ② 各材料ごとに，50g程度ずつ清潔な容器(ビニール袋等)に密封して入れ，−20℃以下で2週間以上保存する．(検食用)
   ③ 専用の清潔な容器に入れ替えるなどして，10℃前後で保存する．(冷凍野菜は−15℃以下)
   ④ 流水で3回以上水洗いする．
   ⑤ 中性洗剤で洗う．
   ⑥ 流水で十分すすぎ洗いする．
   ⑦ 必要に応じて，次亜塩素酸ナトリウム等[*4]で殺菌[*5]

した後，流水で十分すすぎ洗いする．
⑧ 水切りする．
⑨ 専用のまな板，包丁でカットする．
⑩ 清潔な容器に入れる．
⑪ 清潔なシートで覆い(容器がふた付きの場合を除く)，調理まで 30 分以上を要する場合には，10℃以下で冷蔵保存する．

注3：表面の汚れが除去され，分割・細切されずに皮付きで提供されるみかん等の果物にあっては，③から⑧までを省略して差し支えない．

注4：次亜塩素酸ナトリウム溶液(200 mg/ℓ で5分間又は 100 mg/ℓ で10分間)又はこれと同等の効果を有する亜塩素酸水(きのこ類を除く)，亜塩素酸ナトリウム溶液(生食用野菜に限る.)，過酢酸製剤，次亜塩素酸水並びに食品添加物として使用できる有機酸溶液．これらを使用する場合，食品衛生法で規定する「食品，添加物等の規格基準」を遵守すること．

注5：高齢者，若齢者及び抵抗力の弱い者を対象とした食事を提供する施設で，加熱せずに供する場合(表皮を除去する場合を除く.)には，殺菌を行うこと．

2. 魚介類，食肉類
① 衛生害虫，異物混入，腐敗・異臭等がないか点検する．異常品は返品又は使用禁止とする．
② 各材料ごとに，50 g 程度ずつ清潔な容器(ビニール袋等)に密封して入れ，− 20℃以下で2週間以上保存する．(検食用)
③ 専用の清潔な容器に入れ替えるなどして，食肉類については 10℃以下，魚介類については 5℃以下で保存する(冷凍で保存するものは − 15℃以下)．
④ 必要に応じて，次亜塩素酸ナトリウム等[*6]で殺菌した後，流水で十分すすぎ洗いする．
⑤ 専用のまな板，包丁でカットする．
⑥ 速やかに調理へ移行させる．

(加熱調理食品の中心温度及び加熱時間の記録マニュアル)
1．揚げ物
① 油温が設定した温度以上になったことを確認する．
② 調理を開始した時間を記録する．
③ 調理の途中で適当な時間を見はからって食品の中心温度を校正された温度計で3点以上測定し，全ての点において 75℃(二枚貝等ノロウイルス汚染のおそれのある食品の場合は 85℃)以上に達していた場合には，それぞれの中心温度を記録するとともに，その時点からさらに1分以上加熱を続ける(二枚貝等ノロウイルス汚染のおそれのある食品の場合は 85 〜 90℃で 90 秒間以上)．
④ 最終的な加熱処理時間を記録する．
⑤ なお，複数回同一の作業を繰り返す場合には，油温が設定した温度以上であることを確認・記録し，①〜④で設定した条件に基づき，加熱処理を行う．油温が設定した温度以上に達していない場合には，油温を上昇させるため必要な措置を講ずる．

2．焼き物及び蒸し物
① 調理を開始した時間を記録する．
② 調理の途中で適当な時間を見はからって食品の中心温度を校正された温度計で3点以上測定し，全ての点において 75℃以上に達していた場合には，それぞれの中心温度を記録するとともに，その時点からさらに1分以上加熱を続ける(二枚貝等ノロウイルス汚染のおそれのある食品の場合は 85 〜 90℃で 90 秒間以上)．
③ 最終的な加熱処理時間を記録する．
④ なお，複数回同一の作業を繰り返す場合には，①〜③で設定した条件に基づき，加熱処理を行う．この場合，中心温度の測定は，最も熱が通りにくいと考えられる場所の一点のみでもよい．

3．煮物及び炒め物
調理の順序は食肉類の加熱を優先すること．食肉類，魚介類，野菜類の冷凍品を使用する場合には，十分解凍してから調理を行うこと．
① 調理の途中で適当な時間を見はからって，最も熱が通りにくい具材を選び，食品の中心温度を校正された温度計で3点以上(煮物の場合は1点以上)測定し，全ての点において 75℃以上に達していた場合には，それぞれの中心温度を記録するとともに，その時点からさらに1分以上加熱を続ける(二枚貝等ノロウイルス汚染のおそれのある食品の場合は 85 〜 90℃で 90 秒間以上)．
なお，中心温度を測定できるような具材がない場合には，調理釜の中心付近の温度を3点以上(煮物の場合は1点以上)測定する．
② 複数回同一の作業を繰り返す場合にも，同様に点検・記録を行う．

(別添3)調理後の食品の温度管理に係る記録のとり方について
(調理終了後提供まで 30 分以上を要する場合)

(別紙)
・調理施設の点検表
・従事者等の衛生管理点検表
・原材料の取扱い等点検表

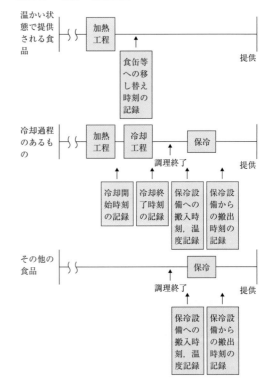

- 検収の記録簿
- 調理器具等及び使用水の点検表
- 調理等における点検表
- 食品保管時の記録簿
- 食品の加熱加工の記録簿
- 配送先記録簿

【資料2】 給食経営管理関係法規

栄養士法（抄）（昭和22年12月29日法律第245号　最終改正 平成19年6月27日法律第96号）

（栄養士及び管理栄養士の定義）
第1条　この法律で栄養士とは，都道府県知事の免許を受けて，栄養士の名称を用いて栄養の指導に従事することを業とする者をいう．
② この法律で管理栄養士とは，厚生労働大臣の免許を受けて，管理栄養士の名称を用いて，傷病者に対する療養のため必要な栄養の指導，個人の身体の状況，栄養状態等に応じた高度の専門的知識及び技術を要する健康の保持増進のための栄養の指導並びに特定多数人に対して継続的に食事を供給する施設における利用者の身体の状況，栄養状態，利用の状況等に応じた特別の配慮を必要とする給食管理及びこれらの施設に対する栄養改善上必要な指導等を行うことを業とする者をいう．

（免許）
第2条　栄養士の免許は，厚生労働大臣の指定した栄養士の養成施設（以下「養成施設」という．）において2年以上栄養士として必要な知識及び技能を修得した者に対して，都道府県知事が与える．
② 養成施設に入所することができる者は，学校教育法（昭和22年法律第26号）第90条に規定する者とする．
③ 管理栄養士の免許は，管理栄養士国家試験に合格した者に対して，厚生労働大臣が与える．

（免許の欠格条項）
第3条　次の各号のいずれかに該当する者には，栄養士又は管理栄養士の免許を与えないことがある．
1　罰金以上の刑に処せられた者
2　前号に該当する者を除くほか，第1条に規定する業務に関し犯罪又は不正の行為があった者

（登録及び免許証の交付）
第4条　栄養士の免許は，都道府県知事が栄養士名簿に登録することによって行う．
② 都道府県知事は，栄養士の免許を与えたときは，栄養士免許証を交付する．
③ 管理栄養士の免許は，厚生労働大臣が管理栄養士名簿に登録することによって行う．
④ 厚生労働大臣は，管理栄養士の免許を与えたときは，管理栄養士免許証を交付する．

（免許の取消し等）
第5条　栄養士が第3条各号のいずれかに該当するに至ったときは，都道府県知事は，当該栄養士に対する免許を取り消し，又は1年以内の期間を定めて栄養士の名称の使用の停止を命ずることができる．
② 管理栄養士が第3条各号のいずれかに該当するに至ったときは，厚生労働大臣は，当該管理栄養士に対する免許を取り消し，又は1年以内の期間を定めて管理栄養士の名称の使用の停止を命ずることができる．
③ 都道府県知事は，第1項の規定により栄養士の免許を取り消し，又は栄養士の名称の使用の停止を命じたときは，速やかに，その旨を厚生労働大臣に通知しなければならない．
④ 厚生労働大臣は，第2項の規定により管理栄養士の免許を取り消し，又は管理栄養士の名称の使用の停止を命じたときは，速やかに，その旨を当該処分を受けた者が受けている栄養士の免許を与えた都道府県知事に通知しなければならない．

（管理栄養士国家試験）
第5条の2　厚生労働大臣は，毎年少なくとも1回，管理栄養士として必要な知識及び技能について，管理栄養士国家試験を行う．

（受験資格）
第5条の3　管理栄養士国家試験は，栄養士であって次の各号のいずれかに該当するものでなければ，受けることができない．
1　修業年限が2年である養成施設を卒業して栄養士の免許を受けた後厚生労働省令で定める施設において3年以上栄養の指導に従事した者
2　修業年限が3年である養成施設を卒業して栄養士の免許を受けた後厚生労働省令で定める施設において2年以上栄養の指導に従事した者
3　修業年限が4年である養成施設を卒業して栄養士の免許を受けた後厚生労働省令で定める施設において1年以上栄養の指導に従事した者
4　修業年限が4年である養成施設であって，学校（学校教育法第1条の学校並びに同条の学校の設置者が設置している同法第124条の専修学校及び同法第134条の各種学校をいう．以下この号において同じ．）であるものにあっては文部科学大臣及び厚生労働大臣が，学校以外のものにあっては厚生労働大臣が，政令で定める基準により指定したもの（以下「管理栄養士養成施設」という．）を卒業した者

（主治の医師の指導）
第5条の5　管理栄養士は，傷病者に対する療養のため必要な栄養の指導を行うに当たっては，主治の医師の指導を受けなければならない．

（名称の使用制限）
第6条　栄養士でなければ，栄養士又はこれに類似する名称を用いて第1条第1項に規定する業務を行ってはならない．
② 管理栄養士でなければ，管理栄養士又はこれに類似する名称を用いて第1条第2項に規定する業務を行ってはならない．

健康増進法（平成14年8月2日法律第103号　最終改正 令和元年6月7日法律第26号）

第1章　総則
（目的）
第1条　この法律は，我が国における急速な高齢化の進展及び疾病構造の変化に伴い，国民の健康の増進の重要性が著しく増大していることにかんがみ，国民の健康の増進の総合的な推進に関し基本的な事項を定めるとともに，国民の栄養の改善その他の国民の健康の増進を図るための措置を講じ，もって国民保健の向上を図ることを目的とする．

(国民の責務)
第2条　国民は，健康な生活習慣の重要性に対する関心と理解を深め，生涯にわたって，自らの健康状態を自覚するとともに，健康の増進に努めなければならない．

(国及び地方公共団体の責務)
第3条　国及び地方公共団体は，教育活動及び広報活動を通じた健康の増進に関する正しい知識の普及，健康の増進に関する情報の収集，整理，分析及び提供並びに研究の推進並びに健康の増進に係る人材の養成及び資質の向上を図るとともに，健康増進事業実施者その他の関係者に対し，必要な技術的援助を与えることに努めなければならない．

第2章　基本方針等
(基本方針)
第7条　厚生労働大臣は，国民の健康の増進の総合的な推進を図るための基本的な方針(以下「基本方針」という．)を定めるものとする．
2　基本方針は，次に掲げる事項について定めるものとする．
　一　国民の健康の増進の推進に関する基本的な方向
　二　国民の健康の増進の目標に関する事項
　三　次条第1項の都道府県健康増進計画及び同条第2項の市町村健康増進計画の策定に関する基本的な事項
　四　第10条第1項の国民健康・栄養調査その他の健康の増進に関する調査及び研究に関する基本的な事項
　五　健康増進事業実施者間における連携及び協力に関する基本的な事項
　六　食生活，運動，休養，飲酒，喫煙，歯の健康の保持その他の生活習慣に関する正しい知識の普及に関する事項
　七　その他国民の健康の増進の推進に関する重要事項
3　厚生労働大臣は，基本方針を定め，又はこれを変更しようとするときは，あらかじめ，関係行政機関の長に協議するものとする．
4　厚生労働大臣は，基本方針を定め，又はこれを変更したときは，遅滞なく，これを公表するものとする．

(都道府県による専門的な栄養指導その他の保健指導の実施)
第18条　都道府県，保健所を設置する市及び特別区は，次に掲げる業務を行うものとする．
　一　住民の健康の増進を図るために必要な栄養指導その他の保健指導のうち，特に専門的な知識及び技術を必要とするものを行うこと．
　二　特定かつ多数の者に対して継続的に食事を供給する施設に対し，栄養管理の実施について必要な指導及び助言を行うこと．
　三　前二号の業務に付随する業務を行うこと．
2　都道府県は，前条第1項の規定により市町村が行う業務の実施に関し，市町村相互間の連絡調整を行い，及び市町村の求めに応じ，その設置する保健所による技術的事項についての協力その他当該市町村に対する必要な援助を行うものとする．

(栄養指導員)
第19条　都道府県知事は，前条第1項に規定する業務(同項第一号及び第三号に掲げる業務については，栄養指導に係るものに限る．)を行う者として，医師又は管理栄養士の資格を有する都道府県，保健所を設置する市又は特別区の職員のうちから，栄養指導員を命ずるものとする．

第5章　特定給食施設等
(特定給食施設の届出)
第20条　特定給食施設(特定かつ多数の者に対して継続的に食事を供給する施設のうち栄養管理が必要なものとして厚生労働省令で定めるものをいう．以下同じ．)を設置した者は，その事業の開始の日から1月以内に，その施設の所在地の都道府県知事に，厚生労働省令で定める事項を届け出なければならない．

(特定給食施設における栄養管理)
第21条　特定給食施設であって特別の栄養管理が必要なものとして厚生労働省令で定めるところにより都道府県知事が指定するものの設置者は，当該特定給食施設に管理栄養士を置かなければならない．
2　前項に規定する特定給食施設以外の特定給食施設の設置者は，厚生労働省令で定めるところにより，当該特定給食施設に栄養士又は管理栄養士を置くように努めなければならない．
3　特定給食施設の設置者は，前二項に定めるもののほか，厚生労働省令で定める基準に従って，適切な栄養管理を行わなければならない．

(指導及び助言)
第22条　都道府県知事は，特定給食施設の設置者に対し，前条第1項又は第3項の規定による栄養管理の実施を確保するため必要があると認めるときは，当該栄養管理の実施に関し必要な指導及び助言をすることができる．

(勧告及び命令)
第23条　都道府県知事は，第21条第1項の規定に違反して管理栄養士を置かず，若しくは同条第3項の規定に違反して適切な栄養管理を行わず，又は正当な理由がなくて前条の栄養管理をしない特定給食施設の設置者があるときは，当該特定給食施設の設置者に対し，管理栄養士を置き，又は適切な栄養管理を行うよう勧告をすることができる．
2　都道府県知事は，前項に規定する勧告を受けた特定給食施設の設置者が，正当な理由がなくてその勧告に係る措置をとらなかったときは，当該特定給食施設の設置者に対し，その勧告に係る措置をとるべきことを命ずることができる．

(立入検査等)
第24条　都道府県知事は，第21条第1項又は第3項の規定による栄養管理の実施を確保するため必要があると認めるときは，特定給食施設の設置者若しくは管理者に対し，その業務に関し報告をさせ，又は栄養指導員に，当該施設に立ち入り，業務の状況若しくは帳簿，書類その他の物件を検査させ，若しくは関係者に質問させることができる．
2　前項の規定により立入検査又は質問をする栄養指導員は，その身分を示す証明書を携帯し，関係者に提示しなければならない．
3　第1項の規定による権限は，犯罪捜査のために認められたものと解釈してはならない．

第6章　受動喫煙防止
第25条　国及び地方公共団体は，望まない受動喫煙が生じないよう，受動喫煙に関する知識の普及，受動喫煙の防止に関する意識の啓発，受動喫煙の防止に必要な環境の整備その他の受動喫煙を防止するための措置を総合的かつ効果的に推進するよう努めなければならない．

(関係者の協力)

第26条　国，都道府県，市町村，多数の者が利用する施設(敷地を含む．以下この章において同じ．)及び旅客運送事業自動車等の管理権原者(施設又は旅客運送事業自動車等の管理について権原を有する者をいう．以下この章において同じ．)その他の関係者は，望まない受動喫煙が生じないよう，受動喫煙を防止するための措置の総合的かつ効果的な推進を図るため，相互に連携を図りながら協力するよう努めなければならない．

(喫煙をする際の配慮義務等)
第27条　何人も，特定施設及び旅客運送事業自動車等(以下この章において「特定施設等」という．)の第29条第1項に規定する喫煙禁止場所以外の場所において喫煙をする際，望まない受動喫煙を生じさせることがないよう周囲の状況に配慮しなければならない．
2　特定施設等の管理権原者は，喫煙をすることができる場所を定めようとするときは，望まない受動喫煙を生じさせることがない場所とするよう配慮しなければならない．

(定義)
第28条　この章において，次の各号に掲げる用語の意義は，当該各号に定めるところによる．
一　たばこ　たばこ事業法(昭和59年法律第68号)第2条第三号に掲げる製造たばこであって，同号に規定する喫煙用に供されるもの及び同法第38条第2項に規定する製造たばこ代用品をいう．
二　喫煙　人が吸入するため，たばこを燃焼させ，又は加熱することにより煙(蒸気を含む．次号及び次節において同じ．)を発生させることをいう．
三　受動喫煙　人が他人の喫煙によりたばこから発生した煙にさらされることをいう．
四　特定施設　第一種施設，第二種施設及び喫煙目的施設をいう．(略)

健康増進法施行規則(抄)(平成15年4月30日厚生労働省令第86号　最終改正　令和元年5月7日厚生労働省令第1号)

(特定給食施設)
第5条　法第20条第1項の厚生労働省令で定める施設は，継続的に1回100食以上又は1日250食以上の食事を供給する施設とする．

(特定給食施設の届出事項)
第6条　法第20条第1項の厚生労働省令で定める事項は，次のとおりとする．
一　給食施設の名称及び所在地
二　給食施設の設置者の氏名及び住所(法人にあっては，給食施設の設置者の名称，主たる事務所の所在地及び代表者の氏名)
三　給食施設の種類
四　給食の開始日又は開始予定日
五　1日の予定給食数及び各食ごとの予定給食数
六　管理栄養士及び栄養士の員数

(特別の栄養管理が必要な給食施設の指定)
第7条　法第21条第1項の規定により都道府県知事が指定する施設は，次のとおりとする．
一　医学的な管理を必要とする者に食事を供給する特定給食施設であって，継続的に1回300食以上又は1日750食以上の食事を供給するもの．
二　前号に掲げる特定給食施設以外の管理栄養士による特別な栄養管理を必要とする特定給食施設であって，継続的に1回500食以上又は1日1,500食以上の食事を供給するもの．

(特定給食施設における栄養士等)
第8条　法第21条第2項の規定により栄養士又は管理栄養士を置くように努めなければならない特定給食施設のうち，1回300食又は1日750食以上の食事を供給するものの設置者は，当該施設に置かれる栄養士のうち少なくとも1人は管理栄養士であるように努めなければならない．

(栄養管理の基準)
第9条　法第21条第3項の厚生労働省令で定める基準は，次のとおりとする．
一　当該特定給食施設を利用して食事の供給を受ける者(以下「利用者」という．)の身体の状況，栄養状態，生活習慣等(以下「身体の状況等」という．)を定期的に把握し，これらに基づき，適当な熱量及び栄養素の量を満たす食事の提供及びその品質管理を行うとともに，これらの評価を行うよう努めること．
二　食事の献立は，身体の状況等のほか，利用者の日常の食事の摂取量，嗜好等に配慮して作成するよう努めること．
三　献立表の掲示並びに熱量及びたんぱく質，脂質，食塩等の主な栄養成分の表示等により，利用者に対して，栄養に関する情報の提供を行うこと．
四　献立表その他必要な帳簿等を適正に作成し，当該施設に備え付けること．
五　衛生の管理については，食品衛生法(昭和22年法律第223号)その他関係法令の定めるところによること．

医療法(抄)(昭和23年7月30日法律第205号　最終改正　平成30年7月25日法律第79号)

(目的)
第1条　この法律は，医療を受ける者による医療に関する適切な選択を支援するために必要な事項，医療の安全を確保するために必要な事項，病院，診療所及び助産所の開設及び管理に関し必要な事項並びにこれらの施設の整備並びに医療提供施設相互間の機能の分担及び業務の連携を推進するために必要な事項を定めること等により，医療を受ける者の利益の保護及び良質かつ適切な医療を効率的に提供する体制の確保を図り，もつて国民の健康の保持に寄与することを目的とする．

第21条　病院は，厚生労働省令(第一号に掲げる従業者(医師及び歯科医師を除く．)及び第十二号に掲げる施設にあっては，都道府県の条例)の定めるところにより，次に掲げる人員及び施設を有し，かつ，記録を備えて置かなければならない．
一　当該病院の有する病床の種別に応じ，厚生労働省令で定める員数の医師及び歯科医師のほか，都道府県の条例で定める員数の看護師その他の従業者
二　各科専門の診察室
三　手術室
四　処置室
五　臨床検査施設
六　エックス線装置
七　調剤所
八　給食施設
九　診療に関する諸記録
十～十二号　省略

医療法施行規則(抄)(昭和23年11月5日厚生省令第50号
最終改正 令和2年4月1日厚生労働省令81号)

(病院の人員等の基準)

第19条 法第二十一条第三項の厚生労働省令で定める基準(病院の従業者及びその員数に係るものに限る。次項において同じ)であつて、都道府県が条例を定めるに当たって従うべきものは、次のとおりとする。
　四　栄養士　病床数百以上の病院にあっては、1

入院時食事療養費に係る食事療養及び入院時生活療養費に係る生活療養の実施上の留意事項について

(通知)　改定　保医発0305第14号(令和2年3月5日)

1　一般的事項

(1) 食事は医療の一環として提供されるべきものであり、それぞれ患者の病状に応じて必要とする栄養量が与えられ、食事の質の向上と患者サービスの改善をめざして行われるべきものである。
　　また、生活療養の温度、照明及び給水に関する療養環境は医療の一環として形成されるべきものであり、それぞれの患者の病状に応じて適切に行われるべきものである。

(2) 食事の提供に関する業務は保険医療機関自らが行うことが望ましいが、保険医療機関の管理者が業務遂行上必要な注意を果たし得るような体制と契約内容により、食事療養の質が確保される場合には、保険医療機関の最終的責任の下で第三者に委託することができる。なお、業務の委託にあたっては、医療法(昭和23年法律第205号)及び医療法施行規則(昭和23年厚生省令第50号)の規定によること。食事提供業務の第三者への一部委託については「医療法の一部を改正する法律の一部の施行について」(平成5年2月15日健政発第98号厚生省健康政策局長通知)の第3及び「病院診療所等の業務委託について」(平成5年2月15日指第14号厚生省健康政策局指導課長通知)に基づき行うこと。

(3) 患者への食事提供については病棟関連部門と食事療養部門との連絡が十分とられていることが必要である。

(4) 入院患者の栄養補給量は、本来、性、年齢、体位、身体活動レベル、病状等によって個々に適正量が算定されるべき性質のものである。従って、一般食を提供している患者の栄養補給量についても、患者個々に算定された医師の食事せんによる栄養補給量又は栄養管理計画に基づく栄養補給量を用いることを原則とするが、これらによらない場合には、次により算定するものとする。なお、医師の食事せんとは、医師の署名捺印がされたものを原則とするが、オーダリングシステム等により、医師本人の指示によるものであることが確認できるものについても認めるものとする。
　ア　一般食患者の推定エネルギー必要量及び栄養素(脂質、たんぱく質、ビタミンA、ビタミンB_1、ビタミンB_2、ビタミンC、カルシウム、鉄、ナトリウム(食塩)及び食物繊維)の食事摂取基準については、健康増進法(平成14年法律第103号)第30条の2に基づき定められた食事摂取基準の数値を適切に用いるものとすること。なお、患者の体位、病状、身体活動レベル等を考慮すること。また、推定エネルギー必要量は治療方針にそって身体活動レベルや体重の増減等を考慮して適宜増減することが望ましいこと。
　イ　アに示した食事摂取基準についてはあくまでも献立作成の目安であるが、食事の提供に際しては、病状、身体活動レベル、アレルギー等個々の患者の特性について十分考慮すること。

(5) 調理方法、味付け、盛り付け、配膳等について患者の嗜好を配慮した食事が提供されており、嗜好品以外の飲食物の摂取(補食)は原則として認められないこと。なお、果物類、菓子類等病状に影響しない程度の嗜好品を適当量摂取することは差し支えないこと。

(6) 当該保険医療機関における療養の実態、当該地域における日常の生活サイクル、患者の希望等を総合的に勘案し、適切な時刻に食事提供が行われていること。

(7) 適切な温度の食事が提供されていること。

(8) 食事療養に伴う衛生は、医療法及び医療法施行規則の基準並びに食品衛生法(昭和22年法律第233号)に定める基準以上のものであること。なお、食事の提供に使用する食器等の消毒も適正に行われていること。

(9) 食事療養の内容については、当該保険医療機関の医師を含む会議において検討が加えられていること。

(10) 入院時食事療養は1食単位で評価するものであることから、食事提供数は、入院患者ごとに実際に提供された食数を記録していること。

(11) 患者から標準負担額を超える費用を徴収する場合は、あらかじめ食事の内容及び特別の料金が患者に説明され、患者の同意を得て行っていること。

(12) 実際に患者に食事を提供した場合に1食単位で、1日につき3食を限度として算定するものであること。

(13) 1日の必要量を数回に分けて提供した場合は、提供された回数に相当する食数として算定して差し支えないこと(ただし、食事時間外に提供されたおやつを除き、1日に3食を限度とする。)

2　入院時食事療養又は入院時生活療養

(1) 入院時食事療養(Ⅰ)又は入院時生活療養(Ⅰ)の届出を行っている保険医療機関においては、下記の点に留意する。
　① 医師、管理栄養士又は栄養士による検食が毎食行われ、その所見が検食簿に記入されている。
　② 普通食(常食)患者年齢構成表及び給与栄養目標量については、必要に応じて見直しを行っていること。
　③ 食事の提供に当たっては、喫食調査等を踏まえて、また必要に応じて食事せん、献立表、患者入退院簿及び食料品消費日計表等の食事療養関係帳簿を使用して食事の質の向上に努めること。
　④ 患者の病状等により、特別食を必要とする患者については、医師の発行する食事せんに基づき、適切な特別食が提供されていること。
　⑤ 適時の食事の提供に関しては、実際に病棟で患者に夕食が配膳される時間が、原則として午後6時以降とする。ただし、病床数が概ね500床以上であって、かつ、当該保険医療機関の構造上、厨房から病棟への配膳車の移動にかなりの時間を要するなどの当該保険医療機関の構造上等の特別な理由により、やむを得ず午後6時以降の病棟配膳を厳守すると不都合が生じると認められる場合には、午後6時を中心として各病棟で若干のばらつきを生じることはやむを得ない。この場合においても、最初に病棟において患者に夕食が配膳される時間は午後5時30分

より後である必要がある．また，全ての病棟で速やかに午後6時以降に配膳できる体制を整備するよう指導に努められたい．
　⑥　保温食器等を用いた適温の食事の提供については，中央配膳に限らず，病棟において盛り付けを行っている場合であっても差しつかえない．
　⑦　医師の指示の下，医療の一環として，患者に十分な栄養指導を行うこと．
(2)　「流動食のみを経管栄養法により提供したとき」とは，当該食事療養又は当該食事の提供たる療養として食事の大半を経管栄養法による流動食（市販されているものに限る．以下この項において同じ．）により提供した場合を指すものであり，栄養管理が概ね経管栄養法による流動食によって行われている患者に対し，流動食とは別に又は流動食と混合して，少量の食品又は飲料を提供した場合（経口摂取か経管栄養の別を問わない．）を含むものである．

3　特別食加算

(1)　特別食加算は，入院時食事療養（Ⅰ）又は入院時生活療養（Ⅰ）の届出を行った保険医療機関において，患者の病状等に対応して医師の発行する食事せんに基づき，「入院時食事療養及び入院時生活療養の食事の提供たる療養の基準等」（平成6年厚生省告示第238号）の第2号に示された特別食が提供された場合に，1食単位で1日3食を限度として算定する．なお，当該加算を行う場合は，特別食の献立表が作成されている必要がある．

(2)　加算の対象となる特別食は，疾病治療の直接手段として，医師の発行する食事せんに基づいて提供される患者の年齢，病状等に対応した栄養量及び内容を有する治療食，無菌食及び特別な場合の検査食をいうものであり，治療乳を除く乳児の人工栄養のための調乳，離乳食，幼児食等並びに治療食のうちで単なる流動食及び軟食は除かれる．

(3)　治療食とは，腎臓食，肝臓食，糖尿食，胃潰瘍食，貧血食，膵臓食，脂質異常症食，痛風食，フェニールケトン尿症食，楓糖尿症食，ホモシスチン尿症食，ガラクトース血症食及び治療乳をいうが，胃潰瘍食については流動食を除くものである．また治療乳とは，いわゆる乳児栄養障害（離乳を終らない者の栄養障害）に対する直接調製する治療乳をいい，治療乳既製品（プレミルク等）を用いる場合及び添加含水炭素の選定使用方のみは含まない．

　　ここでは努めて一般的な名称を用いたが，各医療機関での呼称が異なっていてもその実質内容が告示したものと同等である場合は加算の対象となる．ただし，混乱を避けるため，できる限り告示の名称を用いることが望ましい．

(4)　心臓疾患，妊娠高血圧症候群等に対して減塩食療法を行う場合は，腎臓食に準じて取り扱うことができるものである．なお，高血圧症に対して減塩食療法を行う場合は，このような取り扱いは認められない．

(5)　腎臓食に準じて取り扱うことができる心臓疾患等の減塩食については，食塩相当量が総量（1日量）6g未満の減塩食をいう．ただし，妊娠高血圧症候群の減塩食の場合は，日本高血圧学会，日本妊娠高血圧学会等の基準に準じていること．

(6)　肝臓食とは，肝庇護食，肝炎食，肝硬変食，閉鎖性黄疸食（胆石症及び胆嚢炎による閉鎖性黄疸の場合も含む．）等をいう．

(7)　十二指腸潰瘍の場合も胃潰瘍食として取り扱って差し支えない．手術前後に与える高カロリー食は加算の対象としないが，侵襲の大きな消化管手術の術後において胃潰瘍食に準ずる食事を提供する場合は，特別食の加算が認められる．また，クローン病，潰瘍性大腸炎等により腸管の機能が低下している患者に対する低残渣食については，特別食として取り扱って差し支えない．

(8)　高度肥満症（肥満度が+70%以上又はBMIが35以上）に対して食事療法を行う場合は，脂質異常症食に準じて取り扱うことができる．

(9)　特別な場合の検査食とは，潜血食をいう．

(10)　大腸X線検査・大腸内視鏡検査のために特に残渣の少ない調理済食品を使用した場合は，「特別な場合の検査食」として取り扱って差し支えない．ただし，外来患者に提供した場合は，保険給付の対象外である．

(11)　てんかん食とは，難治性てんかん（外傷性のものを含む．）の患者に対し，グルコースに代わりケトン体を熱量源として供給することを目的に炭水化物量の制限及び脂質量の増加が厳格に行われた治療食をいう．ただし，グルコーストランスポーター1欠損症又はミトコンドリア脳筋症の患者に対し，治療食として当該食事を提供した場合は，「てんかん食」として取り扱って差し支えない．

(12)　特別食として提供される脂質異常症食の対象となる患者は，空腹時定常状態におけるLDL-コレステロール値が140 mg/dL以上である者又はHDL-コレステロール値が40 mg/dL未満である者若しくは中性脂肪値が150 mg/dL以上である者である．

(13)　特別食として提供される貧血食の対象となる患者は，血中ヘモグロビン濃度が10 g/dL以下であり，その原因が鉄分の欠乏に由来する患者である．

(14)　特別食として提供される無菌食の対象となる患者は，無菌治療室管理加算を算定している患者である．

(15)　経管栄養であっても，特別食加算の対象となる食事として提供される場合は，当該特別食に準じて算定することができる．

(16)　薬物療法や食事療法等により，血液検査等の数値が改善された場合でも，医師が疾病治療の直接手段として特別食に係る食事箋の発行の必要性を認めなくなるまで算定することができる．

4　食堂加算

(1)　食堂加算は，入院時食事療養（Ⅰ）又は入院時生活療養（Ⅰ）の届出を行っている保険医療機関であって，(2)の要件を満たす食堂を備えている病棟又は診療所に入院している患者（療養病棟に入院している患者を除く．）について，食事の提供が行われた時に1日につき，病棟又は診療所単位で算定する．

(2)　他の病棟に入院する患者との共用，談話室等との兼用は差し支えない．ただし，当該加算の算定に該当する食堂の床面積は，内法で当該食堂を利用する病棟又は診療所に係る病床1床当たり0.5平方メートル以上とする．

(3)　診療所療養病床療養環境加算1，精神療養病棟入院料等の食堂の設置が要件の一つとなっている点数を算定している場合は，食堂加算をあわせて算定することはできない．

(4) 食堂加算を算定する病棟を有する保険医療機関は，当該病棟に入院している患者のうち，食堂における食事が可能な患者については，食堂において食事を提供するように努めること．

5 鼻腔栄養との関係
(1) 患者が経口摂取不能のために鼻腔栄養を行った場合は下記のとおり算定する．
　ア　薬価基準に収載されている高カロリー薬を経鼻経管的に投与した場合は，診療報酬の算定方法（平成20年厚生労働省告示第59号）医科診療報酬点数表区分番号「J120」鼻腔栄養の手技料及び薬剤料を算定し，食事療養に係る費用又は生活療養の食事の提供たる療養に係る費用及び投薬料は別に算定しない．
　イ　薬価基準に収載されていない流動食を提供した場合は，区分番号「J120」鼻腔栄養の手技料及び食事療養に係る費用又は生活療養の食事の提供たる療養に係る費用を算定する．
　イの場合において，特別食の算定要件を満たしているときは特別食の加算を算定して差し支えない．薬価基準に収載されている高カロリー薬及び薬価基準に収載されていない流動食を併せて投与及び提供した場合は，ア又はイのいずれかのみにより算定する．
(2) 食道癌を手術した後，胃瘻より流動食を点滴注入した場合は，鼻腔栄養に準じて取り扱う．

6 特別料金の支払を受けることによる食事の提供
　入院患者に提供される食事に関して多様なニーズがあることに対応して，患者から特別の料金の支払を受ける特別メニューの食事（以下「特別メニューの食事」という．）を別に用意し，提供した場合は，下記の要件を満たした場合に妥当な範囲内の患者の負担は差し支えない．
(1) 特別メニューの食事の提供に際しては，患者への十分な情報提供を行い，患者の自由な選択と同意に基づいて行われる必要があり，患者の意に反して特別メニューの食事が提供されることのないようにしなければならないものであり，患者の同意がない場合は食事療養標準負担額及び生活療養標準負担額の支払を受けることによる食事（以下「標準食」という．）を提供しなければならない．また，あらかじめ提示した金額以上に患者から徴収してはならない．なお，同意書による同意の確認を行う場合の様式は，各医療機関で定めたもので差しつかえない．
(2) 患者の選択に資するために，各病棟内等の見やすい場所に特別メニューの食事のメニュー及び料金を掲示するとともに，文書を交付し，わかりやすく説明するなど，患者が自己の選択に基づき特定の日にあらかじめ特別のメニューの食事を選択できるようにする．
(3) 特別メニューの食事は，通常の入院時食事療養又は入院時生活療養の食事の提供たる療養の費用では提供が困難な高価な材料を使用し特別な調理を行う場合や標準食の材料と同程度の価格であるが，異なる材料を用いるため別途費用が掛かる場合などであって，その内容が入院時食事療養又は入院時生活療養の食事の提供たる療養の費用の額を超える特別の料金の支払を受けるのにふさわしいものでなければならない．また，特別メニューの食事を提供する場合は，当該患者の療養上支障がないことについて，当該患者の診療を担う保険医の確認を得る必要がある．なお，複数メニューの選択については，あらかじめ決められた基本となるメニューと患者の選択により代替可能なメニューのうち，患者が後者を選択した場合に限り，基本メニュー以外のメニューを準備するためにかかる追加的な費用として，1食あたり17円を標準として社会的に妥当な額の支払を受けることができること．この場合においても，入院時食事療養又は入院時生活療養の食事の提供たる療養に当たる部分については，入院時食事療養費及び入院時生活療養費が支給されること．
(4) 当該保険医療機関は，特別メニューの食事を提供することにより，それ以外の食事の内容及び質を損なうことがないように配慮する．
(5) 栄養補給量については，当該保険医療機関においては，患者ごとに栄養記録を作成し，医師との連携の下に管理栄養士又は栄養士により個別的な医学的・栄養学的管理が行われることが望ましい．また，食堂の設置，食器への配膳等食事の提供を行う環境の整備についてもあわせて配慮がなされていることが望ましい．
(6) 特別メニューの食事の提供を行っている保険医療機関は，毎年7月1日現在で，その内容及び料金などを入院時食事療養及び入院時生活療養に関する報告とあわせて地方社会保険事務局長に報告する．

7 掲示
　特別のメニューの食事を提供している保険医療機関は，各々次に掲げる事項を病棟内等の患者に見えやすい場所に掲示するものとする．
(1) 当該保険医療機関においては毎日，又は予め定められた日に，予め患者に提示したメニューから，患者の自己負担により特別メニューの食事を患者の希望により選択できること．
(2) 特別メニューの食事の内容及び特別料金
　具体的には，例えば1週間分の食事のメニューの一覧表（複数メニューを含む特別のメニューの食事については，基本メニューと区分して，特別料金を示したもの等）．あわせて，文書等を交付しわかりやすく説明すること．

8 その他
(1) 一般病床と療養病床を有する保険医療機関において，一般病床から療養病床に転床した日は，療養病棟入院基本料等を算定し，生活療養を受けることとなることから，転床前の食事も含め，全ての食事について入院時生活療養費（食事の提供たる療養に係るもの）が支給され，食事の提供たる療養に係る生活療養標準負担額（患者負担額）を徴収する．一方，療養病床から一般病床に転床した日は，転床前の食事も含め，全ての食事について入院時食事療養費が支給され，食事療養標準負担額（患者負担額）を徴収する．
(2) 医療療養病床と介護療養病床を有する保険医療機関において，介護療養病床から医療療養病床へ転床し生活療養を受ける場合においては，転床した日の転床後の食事は，医療保険における入院時生活療養費（食事の提供たる療養に係るもの）が支給され，食事の提供たる療養に係る生活療養標準負担額（患者負担額）を徴収する．一方，医療療養病床から介護療養病床へ転床した場合には，転床した日の転床前の食事は，医療保険における入院時生活療養費（食事の提供たる療養に係るもの）が支給され，食事の提供たる療養に係る生活療養標準負担額（患者負担額）を徴収する．
(3) 転床した場合の入院時生活療養に係る生活療養（温

度，照明及び給水に関する適切な療養環境の提供たる療養に係るもの）の支給は次のとおりとする．
ア　一般病床から療養病床へ転床した日は，療養病棟入院基本料等を算定することとなることから，入院時生活療養に係る生活療養（温度，照明及び給水に関する適切な療養環境の提供たる療養に係るもの）が支給され，温度，照明及び給水に関する適切な療養環境の提供たる療養に係る生活療養標準負担額（患者負担額）を徴収する．
イ　療養病床から一般病床へ転床した日は，一般病棟入院基本料等を算定することとなることから，入院時生活療養に係る生活療養（温度，照明及び給水に関する適切な療養環境の提供たる療養に係るもの）は支給されず，温度，照明及び給水に関する適切な療養環境の提供たる療養に係る生活療養標準負担額（患者負担額）は徴収しない．
ウ　医療療養病床から介護療養病床へ転床した日又は介護療養病床から医療療養病床へ転床した日は，療養病棟入院基本料等を算定することとなることから，入院時生活療養に係る生活療養（温度，照明及び給水に関する適切な療養環境の提供たる療養に係るもの）が支給され，温度，照明及び給水に関する適切な療養環境の提供たる療養に係る生活療養標準負担額（患者負担額）を徴収する．

学校給食法（抄）（昭和 29 年 6 月 3 日法律第 160 号　最終改正　平成 27 年 6 月 24 日法律第 46 号）

第 1 章　総則

（この法律の目的）

第 1 条　この法律は，学校給食が児童及び生徒の心身の健全な発達に資するものであり，かつ，児童及び生徒の食に関する正しい理解と適切な判断力を養う上で重要な役割を果たすものであることにかんがみ，学校給食及び学校給食を活用した食に関する指導の実施に関し必要な事項を定め，もって学校給食の普及充実及び学校における食育の推進を図ることを目的とする．

（学校給食の目標）

第 2 条　学校給食を実施するに当たっては，義務教育諸学校における教育の目的を実現するために，次に掲げる目標が達成されるよう努めなければならない．
1　適切な栄養の摂取による健康の保持増進を図ること．
2　日常生活における食事について正しい理解を深め，健全な食生活を営むことができる判断力を培い，及び望ましい食習慣を養うこと．
3　学校生活を豊かにし，明るい社交性及び協同の精神を養うこと．
4　食生活が自然の恩恵の上に成り立つものであることについての理解を深め，生命及び自然を尊重する精神並びに環境の保全に寄与する態度を養うこと．
5　食生活が食にかかわる人々の様々な活動に支えられていることについての理解を深め，勤労を重んずる態度を養うこと．
6　我が国や各地域の優れた伝統的な食文化についての理解を深めること．
（削除）
7　食料の生産，流通及び消費について，正しい理解に導くこと．

（定義）

第 3 条　この法律で「学校給食」とは，前条各号に掲げる目標を達成するために，義務教育諸学校において，その児童又は生徒に対し実施される給食をいう．
2　この法律で「義務教育諸学校」とは，学校教育法（昭和 22 年法律第 26 号）に規定する小学校，中学校，中等教育学校の前期課程又は盲学校，聾学校若しくは養護学校の小学部若しくは中学部をいう．

（学校給食栄養管理者）

第 7 条　義務教育諸学校又は共同調理場において学校給食の栄養に関する専門的事項をつかさどる職員（第 10 条第 3 項において「学校給食栄養管理者」という．）は，教育職員免許法（昭和 24 年法律第 147 号）第 4 条第 2 項に規定する栄養教諭の免許状を有する者又は栄養士法（昭和 22 年法律第 245 号）第 2 条第 1 項の規定による栄養士の免許を有する者で学校給食の実施に必要な知識若しくは経験を有するものでなければならない．

（学校給食実施基準）

第 8 条　文部科学大臣は，児童又は生徒に必要な栄養量その他の学校給食の内容及び学校給食を適切に実施するために必要な事項（次条第 1 項に規定する事項を除く．）について維持されることが望ましい基準（次項において「学校給食実施基準」という．）を定めるものとする．
2　学校給食を実施する義務教育諸学校の設置者は，学校給食実施基準に照らして適切な学校給食の実施に努めるものとする．

（学校給食衛生管理基準）

第 9 条　文部科学大臣は，学校給食の実施に必要な施設及び設備の整備及び管理，調理の過程における衛生管理その他の学校給食の適切な衛生管理を図る上で必要な事項について維持されることが望ましい基準（以下この条において「学校給食衛生管理基準」という．）を定めるものとする．
2　学校給食を実施する義務教育諸学校の設置者は，学校給食衛生管理基準に照らして適切な衛生管理に努めるものとする．
3　義務教育諸学校の校長又は共同調理場の長は，学校給食衛生管理基準に照らし，衛生管理上適正を欠く事項があると認めた場合には，遅滞なく，その改善のために必要な措置を講じ，又は当該措置を講ずることができないときは，当該義務教育諸学校若しくは共同調理場の設置者に対し，その旨を申し出るものとする．

第 3 章　学校給食を活用した食に関する指導

第 10 条　栄養教諭は，児童又は生徒が健全な食生活を自ら営むことができる知識及び態度を養うため，学校給食において摂取する食品と健康の保持増進との関連性についての指導，食に関して特別の配慮を必要とする児童又は生徒に対する個別的な指導その他の学校給食を活用した食に関する実践的な指導を行うものとする．この場合において，校長は，当該指導が効果的に行われるよう，学校給食と関連付けつつ当該義務教育諸学校における食に関する指導の全体的な計画を作成することその他の必要な措置を講ずるものとする．
2　栄養教諭が前項前段の指導を行うに当たっては，当該義務教育諸学校が所在する地域の産物を学校給食に活用することその他の創意工夫を地域の実情に応じて行い，当該地域の食文化，食に係る産業又は自然環境の恵沢に対する児童又は生徒の理解の増進を図るよう努めるものとする．

2　栄養教諭以外の学校給食栄養管理者は，栄養教諭に準じて，第1項前段の指導を行うよう努めるものとする．この場合においては，同項後段及び前項の規定を準用する．

学校給食実施基準（令和3年2月12日2文科初第1684号）
（学校給食の実施の対象）
第1章　学校給食（学校給食法第3条第1項に規定する「学校給食」をいう．以下同じ．）は，これを実施する学校においては，当該学校に在学するすべての児童又は生徒に対し実施されるものとする．

（学校給食の実施回数等）
第2条　学校給食は，年間を通じ，原則として毎週5回，授業日の昼食時に実施されるものとする．
（児童生徒の個別の健康状態への配慮）
第3条　学校給食の実施に当たっては，児童又は生徒の個々の健康及び生活活動等の実態並びに地域の実情等に配慮するものとする．
（学校給食に供する食物の栄養内容）
第4条　学校給食に供する食物の栄養内容の基準は，別表に掲げる児童又は生徒1人1回当たりの学校給食摂取基準とする．

【資料3】　給食経営管理の歴史

西暦(年)	年号(年)	事　柄	西暦(年)	年号(年)	事　柄
1872	明治5	・群馬県の官営富岡製糸工場で，300人の産業給食を開始			・食品標準成分表」を発表 ・**学校給食法**公布
1884	17	・海軍軍医監の高木兼寛が，海軍兵食を麦食に改善し，脚気を撲滅	1958	33	・厚生省「六つの基礎食品」を発表 ・学校保健法，**調理師法**公布
1889	22	・山形県鶴岡町の私立忠愛小学校で昼食給食が行われる（学校給食のはじまり）			・病院で基準給食制度が実施される ・国民健康保険法公布
1914	大正3	・佐伯　矩「私立栄養研究所」開設	1961	36	・特別食加算制度新設（治療食に対する加算）
1920	9	・国立栄養研究所設立（初代所長：佐伯矩博士）	1962	37	・管理栄養士制度設立
1925	14	・佐伯　矩が「私立栄養学校」を設立し，栄養士の養成を開始	1963	38	・第1回管理栄養士試験の実施（実地試験は39年） ・科学技術庁「三訂日本食品標準成分表」発表
1926	15	・栄養学校の第1回卒業生13人が，「栄養技手」と呼ばれ世に出る（栄養士の誕生）			
1929	昭和4	・各地方庁に栄養士が配置され，栄養行政が展開される	1965	40	・総理府「体力つくり国民会議」発足 ・**母子保健法**公布
1931	6	・東北6県の衛生課に国庫補助による栄養士を配置	1969	44	・厚生省「日本人の栄養所要量」発表
			1973	48	・一般食給与患者の栄養所要量改定
1938	13	・厚生省創設	1974	49	・学校給食法の一部改正（学校給食の栄養に関する専門的事項をつかさどる職員として，栄養士の配置が義務づけられる）
1940	15	・「国民体力法」公布，「学校給食奨励規程」制定			
1945	20	・栄養士規則制定	1975	50	・厚生省第一次改定「日本人の栄養所要量」発表
1946	21	・厚生省公衆衛生局に栄養課新設 ・東京都，神奈川県，千葉県下の児童に対してララ救援物資の贈呈	1978	53	・健康づくり元年として「**第一次国民健康づくり対策**」発足
1947	22	・**保健所法**公布 ・**食品衛生法**公布 ・栄養士法公布（栄養士規則は廃止）			・外来時栄養食事指導料新設
			1979	54	・厚生省第二次改定「日本人の栄養所要量」発表
1948	23	・栄養士法施行規則公布 ・**医療法**，医療法施行規則公布，病院給食制度実施	1981	56	・「六つの基礎食品」の改定
			1982	57	・**老人保健法**公布 ・科学技術庁「四訂日本食品標準成分表」発表
1949	24	・UNICEF（国際児童緊急基金）による贈与物資で「ユニセフ給食」を実施	1984	59	・厚生省第三次改定「日本人の栄養所要量」発表
1950	25	・栄養士養成施設等の基準が示される ・病院における完全給食制度発足	1985	60	・厚生省「**健康づくりのための食生活指針**」発表
1951	26	・国際連合世界保健機構（WHO），国際連合食糧農業機関（FAO）に加盟			・栄養士法及び栄養改善法の一部改正，管理栄養士国家試験制度の導入，一定の集団給食施設への管理栄養士必置義務規定の創設
1952	27	・**栄養改善法**公布			
1953	28	・栄養士施行令公布			
1954	29	・総理府「日本人の栄養基準量」「改訂日本			

西暦(年)	年号(年)	事　柄	西暦(年)	年号(年)	事　柄
1986	61	・給食業務の委託認可 ・厚生省「日本人の肥満とやせの判定表」発表 ・日本アミノ酸組成表発表	1996	8	・腸管出血性大腸菌感染症が指定伝染病として指定される ・「栄養表示基準」告示 ・公衆衛生審議会「生活習慣に着目した疾病対策の基本的方向性について」意見具申、**生活習慣病**の新たな概念を導入 ・集団栄養食事指導料の新設 ・病院給食の院外調理法の認可
1987	62	・第1回管理栄養士国家試験実施			
1988	63	・「**第二次国民健康づくり対策（アクティブ80 ヘルスプラン）**」発足 ・基準給食承認に栄養士の必置と適時適温給食を追加			
			1997	9	・科学技術庁「五訂日本食品標準成分表―新規食品編」発表 ・厚生省「21世紀の栄養・食生活のあり方検討会報告書」発表 ・厚生省「生涯を通じた健康づくりのための運動のあり方検討会報告書」発表 ・厚生省組織再編により地域保健・健康増進栄養課を新設、同課に生活習慣病対策室を設置 ・**介護保険法**等関連三法公布
1989	平成元年	・厚生省「健康づくりのための運動所要量」、第四次改定「日本人の栄養所要量」発表 ・国立栄養研究所は国立健康・栄養研究所に改称 ・科学技術庁「日本食品脂溶性成分表（脂肪酸、コレステロール、ビタミンE）」発表 ・「高齢者保健福祉推進10カ年戦略（ゴールドプラン）」の策定			
1990	2	・厚生省「健康づくりのための食生活指針（対象特性別）」発表	1998	10	・厚生省「21世紀の管理栄養士等あり方検討会報告書」発表 ・厚生省「21世紀の国民栄養調査のあり方検討会報告書」発表 ・適時適温の対象にクックチルなどの食品認可
1991	3	・科学技術庁「日本食品無機質成分表（マグネシウム・亜鉛・銅）」発表			
1992	4	・科学技術庁「日本食品食物繊維成分表」発表 ・特別管理給食加算の新設（常勤の管理栄養士配置、夕食を午後6時以降に給与、適温給食の実施） ・栄養食事指導料の算定基準改正（管理栄養士の指導時のみ）	1999	11	・厚生省第六次改定「日本人の栄養所要量」発表、**食事摂取基準**の概念を新たに導入
			2000	12	・第三次国民健康づくり運動「健康日本21」発表 ・厚生省、文部省、農林水産省3省より新しい「食生活指針」発表 ・介護保険法の施行 ・**栄養士法の一部を改定する法律**公布、管理栄養士の業務内容が「傷病者に対する療養のため必要な栄養の指導等」と明確化、登録制から免許制への変更および管理栄養士国家試験の受験資格の改定 ・科学技術庁「五訂日本食品標準成分表」発表 ・介護保険制度、基本食事サービス費の導入 ・第六次改定日本人の栄養所要量―食事摂取基準―
1993	5	・厚生省「健康づくりのための運動指針」発表 ・科学技術庁「日本食品ビタミンD成分表」発表			
1994	6	・厚生省第五次改定「日本人の栄養所要量」、「健康づくりのための休養指針」発表 ・保健所法が**地域保健法**に改正 ・健康保険法等の一部改正により、基準給食制度が廃止され、**入院時食事療養制度**の創設 ・「今後の子育て支援のための施策の基本的方向について（エンゼルプラン）」策定 ・「高齢者保健福祉推進10カ年戦略の見直し（新ゴールドプラン）」策定 ・特別管理加算・特別食加算・食堂加算選択メニュー加算他			
			2001	13	・中央省庁再編、厚生省と労働省が合併し、厚生労働省となり、栄養行政は健康局総務課生活習慣病対策室所管となる ・**保健機能食品制度**創設
			2002	14	・栄養士・管理栄養士養成施設におけるカリキュラムの改定 ・**健康増進法**公布（栄養改善法改廃）
1995	7	・食品衛生法及び栄養改善法の一部を改正する法律公布、**栄養表示基準制度**の創設 ・科学技術庁「日本ビタミンK, B_6, B_{12}成分表」発表 ・学校給食の所要栄養量の基準および標準食品構成表の改訂	2003	15	・健康増進法施行（集団給食施設は特定給食施設に）

西暦(年)	年号(年)	事　柄	西暦(年)	年号(年)	事　柄
2004	16	・「健康づくりのための睡眠指針」策定 ・学校給食の栄養所要量，食事内容の改訂 ・厚生労働省「食を通じた子どもの健全育成(―いわゆる「食育」の視点から―)のあり方に関する検討会」報告書発表	2011 2012 2014 2015 2016 2019	23 24 26 27 28 令和元	・第2次食育推進基本計画 ・文部科学省「日本食品標準成分表2010」発表 ・二十一世紀における第二次国民健康づくり運動「健康日本21(第二次)」発表 ・厚生労働省「日本人の食事摂取基準(2015年版)」発表 ・文部科学省「日本食品標準成分表2015(七訂)」発表 ・「第3次食育推進基本計画」策定 ・「授乳・離乳の支援ガイド(2019年改訂版)」作成
2005	17	・学校教育法等の一部を改正する法律公布，栄養教諭が創設(平成17年4月1日施行)．学校給食法の一部改正 ・厚生労働省「日本人の食事摂取基準(2005年版)」発表 ・文部科学省「五訂増補日本食品標準成分表」，「同脂肪酸成分表」発表 ・食育基本法公布 ・厚生労働省，農林水産省「食事バランスガイド」発表 ・介護保険制度改正	2020 2021 2022 2023	2 3 4 5	・「日本人の食事摂取基準2020年版」策定 ・文部科学省「日本食品標準成分表2020年版(八訂)」発表 ・学校給食摂取基準の改訂 ・「第4次食育推進基本計画(令和3～7年度)」策定 ・二十一世紀における第三次国民健康づくり運動「健康日本21(第三次)」発表 ・「健康づくりのための身体活動・運動ガイド2023」策定 ・「健康づくりのための睡眠ガイド2023」策定
2006	18	・「妊産婦のための食生活指針」発表 ・「食育推進基本計画」発表 ・診療報酬改定			
2008	20	・学校給食法の一部改正 ・学校給食摂取基準の改訂			
2009	21	・消費者庁及び消費者委員会設置法公布(同年9月1日施行) ・厚生労働省「日本人の食事摂取基準(2010年版)」発表	2024	6	・厚生労働省「日本人の食事摂取基準(2025年版)」策定

【資料4】 災害時の食事や栄養補給の活動のながれ

		フェイズ0	フェイズ1	フェイズ2	フェイズ3
フェイズ		震災発生から24時間以内	72時間以内	4日目〜1カ月	1カ月以降
栄養補給		高エネルギー食品の提供 →→→→→→→→→→→→→→→→→→→→ たんぱく質不足への対応 →→→→→→→→→→→→ ↑ 主食（パン類, おにぎり）を中心 →→→→→→→→ 炊き出し →→→→→→→→→→→→→→→→→→→→→→→→→→→→→→→→→→→ ↑ 水分補給 →→→→→→→→→→→→→→→→→→→→→→→→→→→→→→→ ビタミン, ミネラルの不足への対応 →→→→→→ ↑ 米代替食の検討 →→→→→→→→→→→→→→→→→→→→→→→→→→ ↑ ・乳幼児 ・高齢者（嚥下困難等） ・食事制限のある慢性疾患患者 　糖尿病, 腎臓病, 心臓病 →→→→→→→→→→ 弁当支給 →→→→→→→→→→→→→→→→→→→→→→→→→→→→→ ↑ 　肝臓病, 高血圧, アレルギー			
被災者への対応			巡回栄養相談 →→ ↑ 	栄養教育（食事づくりの指導等）→→→→→→→→→→→ ↑ 仮設住宅入居前・入居後 被災住宅入居者	
場所	炊き出し	避難所	避難所, 給食施設	避難所, 給食施設	避難所, 給食施設
	栄養相談	避難所	避難所, 被災住宅	避難所, 被災住宅	避難所, 被災住宅, 仮設住宅

http://www.dietitian.or.jp/assets/data/learn/marterial/h23evacuation5.pdf より抜粋．

索　引

A〜T

ABC 分析	24, 25
Act	112
ADL	135
AIDMA	41
Check	112
Do	112
HACCP システム	106
ISO	71
ISO 14001	71
ISO 9001	71
JAS 法	75
3M	21
4M	81
5M	21
OFF-JT	47
OJT	47
4P	43
PDCA サイクル	10, 20, 63, 71, 180
Plan	112
PL 法	71
POP	180
QOL	4, 135
THP	181

あ

アウトプット	8
粗利	28
粗利益	28
委員会	10
生きた教材	4, 173
委託	21, 44
委託業務	129
委託方式	178
医療施設	119
医療の一環	12
医療法	12, 136
医療法施行規則	13
院外調理	44
インシデントレポート	105
飲食物媒介疾病	97
院内約束食事箋規約	126
インプット	8
ウォンツ	40, 119
売上	23
売上総利益	28
売上高占有比率	26
営業活動	33
営業活動によるキャッシュ・フロー	33
営業利益	28
栄養・食事管理	2, 51
栄養・食事管理のシステム	9
栄養介入	2
栄養管理	2, 4
栄養管理指針	52
栄養管理報告書	58
栄養教諭	14, 170, 172
栄養教諭制度	171
栄養ケア・マネジメント	139
栄養指導員	3
栄養成分別管理方式	126
栄養比率	60
栄養補給法	57
栄養マネジメント加算	161
嚥下調整食分類	147
嚥下ピラミッド	147
延食	128

か

介護	135
介護医療院	136
介護報酬	139
介護保険法	13, 135, 136
介護療養型病床	136
介護老人保健施設	136
外食	1
外的報酬	35
外部委託給食	166
価格	41
各原価	23
貸方	30
学校栄養職員	170, 172
学校給食衛生管理の基準	14, 171
学校給食栄養管理者	14, 170
学校給食管理	171, 173
学校給食実施基準	14
学校給食法	165
学校給食法施行規則	166
学校における食育	174
活動基準原価計算	24
カット野菜	74
家庭・地域との連携	174
カネ	22
カフェテリア方式	42, 61
借方	30
環境分析	41
間接費	24
間接労務費	24
感染型	97
完全給食	166
感染源	100
感染症	99
管理栄養士・栄養士の配置	4
管理災害	112
危害分析重要管理点	106
危機管理対策	105
気象災害	114
キャッシュ・フロー計算書	33
給食売上	23
給食経営管理	2
給食原価	24
給食システム	8
給食費	23
教育・訓練	47
教育媒体	65
矯正施設	182
行政指導	4, 10
郷土食	174
クックサーブ	44
クックサーブ方式	90
クックチル	44, 171
クックチルシステム	38
クックチル方式	90
クックフリーズ	44
クックフリーズ方式	90
ケア	135
経営管理	2, 3, 17
経営資源	3
計画	20
経口維持加算Ⅰ	141
経口維持加算Ⅱ	141
経口感染	100
経常利益	30
計数管理	23
計数技法	25
経費	24
契約	21
決算報告書	28
欠食	174
権威主義的リーダーシップ	35
原因施設別	100
原因食品別	100
原因物質別	100

索 引

原価 23
原価管理 23
原価企画 28
原価計算 24
原価計算基準 27
原価低減 28
原価の統制 23
原価の引き下げ 23, 28
現金および現金同等物 33
権限 18
健康教育 4
健康増進法 1, 4, 13, 75
健康増進法施行規則 4
健康日本21 4
健康保険法 12
検収 78
検食 66, 89
工程管理 82
行動科学 35
高齢者・介護福祉施設 135
コールドチェーン 75
孤食 174
個人対応 11
固定資産 30
固定費 25
固定負債 32
個別原価計算 24
個別指導 174
米トレーサビリティ法 182
献立作成基準 58

さ

災害 112
財務活動 33
財務活動によるキャッシュ・フロー 34
財務諸表 28
材料費 24
サブシステム 8, 9
サルコペニア 135
サルコペニア肥満 143
参加的リーダーシップ 35
三原則 101
残菜調査 66
3食食品群 58
3類感染症 100
3類分類 58
指揮 20
事業所給食 177
資源管理 21
事故 112
嗜好調査 66
自己啓発 47
自己決定 35
自己健康管理 174

自己資本 32
資産 30
支出 23
自助食器 144
地震災害 114
システム 8
システム化 21
システム構築 10
システムの評価 10
自然災害 112
自然毒食中毒 100
思想信条 119
下調理 86
実際原価 27
疾病発症の仕組み 64
指定施設サービス費給付 136
児童の福祉を保障するための原理 152
児童福祉施設 151
児童福祉施設最低基準 13, 152, 154
児童福祉施設における食事の提供ガイド 152
児童福祉法 152
地場産物 174
収入 23
主調理 86
授乳・離乳の支援ガイド 153
純資産 30
準直営方式 178
障害者総合支援法 14
承認 35
情報 22
正味運転資本 32
食育 154
食育基本法 154
食育推進基本計画 154
食教育の一環 45
食材 74
食材料費 24
食事形態 52
食事サービス 2
食事摂取基準 51
食事箋 126
食事療法用宅配食品等栄養指針 148
食中毒 97
食中毒事件票 112
食中毒処理要領 112
食中毒統計 100
食に関する指導 171, 173
食品衛生法 75
食品群別荷重平均成分表 59
食品原価 24
食品構成 58
食品構成表 58
食品成分の生理作用 64

食品内毒素 98
食品の栄養価や機能性 64
食品リサイクル法 87
食物アレルギー 174
真空調理 44
身体活動レベル別 64
身体障害者福祉法 13
新調理システム 90, 93
人的資源 22
スタッフ 19
スマイルケア食 147
生活習慣病 4, 174
生産管理 2
生産管理のシステム 9
生産計画 81
生産要素 3, 9
精神保健福祉法 13
製造原価 24
製造品質 70
生体内毒素 97
製品 40, 41
製品別 24
責任 18
設計品質 70
潜伏期間 97
占有比率 25
総原価 24
総合的品質マネジメント 70
総合品質 70
組織 20, 22, 24
損益計算書 28
損益分岐点 25
損益分岐点分析 24

た

貸借対照表 30
耐熱性 98
大量調理 83
大量調理施設衛生管理マニュアル 108
単位 139
単一献立方式 61
地域高齢者等の健康支援を推進する配食事業の栄養管理に関するガイドライン 148
地産地消 76
遅食 128
知的障害者福祉法 13
中央配膳 88
調整 20
直営 44
直営方式 21, 178
直接的栄養教育 4
直接費 24
直接労務費 24

治療ガイドライン	52	ハラル（ハラール）対応	119	6つの基礎食品	58
治療の一環	4, 12, 44	販売価格	24	モニター調査	66
低温流通機構	75	ヒト	22	モノ	22
定食形式	61	避難所への食事等支援	115	**や**	
適温給食	88	標準化	73		
適合品質	70	標準原価	27	やせ志向	174
当期利益金	30	品質	69	有能さ	35
投資活動	33	品質管理	69	ユニバーサルデザイン	145
投資活動によるキャッシュ・フロー	33	品質設計	9, 71	ユニバーサルデザインフード	147
統制	20	品質評価	70	要素別	24
トータルシステム	8	品質保証	71	予算	23
トータルヘルスプロモーション	181	品質保証対策	71	4つの要素	81
毒素型	98	ファンクショナル組織	18	**ら**	
特定給食	1	複数献立方式	61		
特定給食施設	11, 58	福利厚生の一環	44	ライン	19
特定健康診査および特定保健指導	181	負債	30	ラインアンドスタッフ組織	18
特別養護老人ホーム	136	部門別	24	ライン組織	18
トップダウン組織	35	ソレイル	135	流通	41
トップマネジメント	17	プロセス	8	流動資産	30
トレーサビリティ	108	プロモーション	41	流動比率	32
トレーサビリティシステム	75	分散配膳	88	流動負債	32
な		弁当給食	178	利用者の食事の確保	115
		変動費	25	累積構成比率	26
内発的動機づけ	35	保育所保育指針	153, 158	レディフードシステム	87
中食	1, 178	ホーソン実験	35	老人福祉法	13, 136
ニーズ	40, 119	保健医療機関	120	労働安全衛生法	14, 111
日常生活動作能力	135	補食給食	166	労働災害	112
日本食品標準成分表	59	ボトムアップ組織	35	労働者死傷病報告	113
日本農林規格	75	**ま**		労働生産性	24
入院基本料	122			労務費	24
入院時食事療養制度	13	マーケティング	9, 39	ローワーマネジメント	17
は		マーケティング・ミックス	41	6群分類	58
		マズローの欲求階層説	35	ロコモティブシンドローム	135
配食	90	マネジメント	2, 11	**わ**	
配食サービス	148	マネジメントサイクル	10		
配膳	90	ミドルマネジメント	17	ワーカー	17
発注	77	ミルク給食	166		

章末練習問題・解答

問題番号	1	2	3	4	5	6	7	8	9	10	11	12	13	14	15	16	17	18	19	20	21	22	23	24	25	26	27	28	29	30	31	32	33	34	35	36	37	38
1章	×	×	×	○	○	○	○	○	×	×	×	○	×	○	×	○	○	○	○	○																		
2章	×	×	○	×	○	○	○	×	×	×	×	○	×	×	○	×	×	○	×	○	×	×	×	×	×	×	×	×	×	×	○	○	×	○	×	○	○	○
3章	×	○	×	×	×	○	×	×	×	×	×	○	×	×	×	×	×	×	×	×	×	×	×	×	×	×	×	×	×	×								
4章	○	×	×	○	×	×	×	×	×	×	×	×	×	○	×	×	×	×	×	×	×	×	○	○	×	×	○	×	○	×	○	○	×	×	×	○	×	
5章	×	×	×	○	×	○	×	×	×	○	×	○	○	○	×	○	×	×	○																			
6章	×	×	×	×	○	○	○	○	×																													
7章	○	×	○	○																																		
8章	×	○	×	×	×																																	
9章	×	×	○	×	×	○	×	×	○	×																												
10章	○	×	×	×	○																																	

● 執筆者紹介 ●

中山 玲子（なかやま れいこ）
京都大学大学院農学研究科修了
現 在 京都女子大学特任教授・名誉教授
農学博士

小切間 美保（こぎりま みほ）
徳島大学大学院栄養学研究科修了
現 在 同志社女子大学生活科学部教授
博士（栄養学）

神田 知子（こうだ ともこ）
徳島大学大学院栄養学研究科修了
現 在 同志社女子大学生活科学部教授
博士（栄養学）

桂 博美（かつら ひろみ）
大阪府立大学大学院農学研究科修了
現 在 京都女子大学家政学部准教授
博士（農学）

谷口 信子（たにぐち のぶこ）
同志社女子大学大学院家政学研究科修了
現 在 大阪成蹊短期大学栄養学科教授
家政学修士

田中 浩子（たなか ひろこ）
立命館大学大学院経営学研究科修了
元 立命館大学食マネジメント学部教授
博士（経営学）

河野 篤子（こうの あつこ）
京都大学大学院医学研究科修了
現 在 前 京都女子大学家政学部教授
医学博士

田丸 淳子（たまる じゅんこ）
京都女子大学大学院家政学研究科修了
現 在 神戸学院大学栄養学部准教授
博士（学術）

小椋 真理（おぐら まり）
同志社大学大学院生命医科学研究科修了
現 在 京都文教短期大学食物栄養学科教授
修士（理学）

赤尾 正（あかお ただし）
大阪市立大学大学院生活科学研究科修了
現 在 大阪樟蔭女子大学健康栄養学部准教授
修士（学術）

（執筆順）

新 食品・栄養科学シリーズ
給食経営管理論（第 5 版）
新しい時代のフードサービスとマネジメント

第 1 版	第 1 刷	2005 年 7 月 31 日
第 2 版	第 1 刷	2010 年 12 月 20 日
第 3 版	第 1 刷	2013 年 4 月 1 日
第 4 版	第 1 刷	2016 年 4 月 30 日
第 5 版	第 1 刷	2021 年 4 月 1 日
	第 6 刷	2025 年 2 月 10 日

検印廃止

JCOPY 〈出版者著作権管理機構委託出版物〉
本書の無断複写は著作権法上での例外を除き禁じられています。複写される場合は、そのつど事前に、出版者著作権管理機構（電話 03-5244-5088，FAX 03-5244-5089，e-mail: info@jcopy.or.jp）の許諾を得てください。

本書のコピー，スキャン，デジタル化などの無断複製は著作権法上での例外を除き禁じられています．本書を代行業者などの第三者に依頼してスキャンやデジタル化することは，たとえ個人や家庭内の利用でも著作権法違反です．

編　者　中山　玲子
　　　　小切間美保
発行者　曽根　良介

発行所　（株）化学同人
〒600-8074 京都市下京区仏光寺通柳馬場西入ル
編 集 部 Tel 075-352-3711 Fax 075-352-0371
企画販売部 Tel 075-352-3373 Fax 075-351-8301
振替 01010-7-5702
e-mail webmaster@kagakudojin.co.jp
URL https://www.kagakudojin.co.jp
印刷・製本　（株）太洋社

Printed in Japan © R. Nakayama et al., 2021　無断転載・複製を禁ず　ISBN978-4-7598-1649-5
乱丁・落丁本は送料小社負担にてお取りかえします．

ガイドライン準拠 新 食品・栄養科学シリーズ

- ガイドラインの改定に準拠した内容．国家試験対策にも役立つ．
- 各巻B5，2色刷で見やすいレイアウト．

社会・環境と健康 川添禎浩・吉田 香 編
——公衆衛生学

食べ物と健康❶ 食品学総論 第3版 森田潤司・成田宏史 編

食べ物と健康❷ 食品学各論 第3版 瀬口正晴・八田 一 編
食品素材と加工学の基礎を学ぶ

食べ物と健康❸ 食品加工学 第2版 西村公雄・松井徳光 編

食べ物と健康❹ 調理学 第3版 木戸詔子・池田ひろ 編

食べ物と健康❺ 新版 食品衛生学 川添禎浩 編

人体の構造と機能及び疾病の成り立ち
生化学 第2版 福田 満 編

基礎栄養学 第5版 灘本知憲 編

応用栄養学 第5版 福渡 努・岡本秀己 編

栄養教育論 第6版 中山玲子・宮崎由子 編

給食経営管理論 中山玲子・小切間美保 編
——新しい時代のフードサービスとマネジメント 第5版

詳細情報は，化学同人ホームページをご覧ください．
https://www.kagakudojin.co.jp

～ 好評既刊本 ～

栄養士・管理栄養士をめざす人の 基礎トレーニングドリル
小野廣紀・日比野久美子・吉澤みな子 著
B5・2色刷・168頁・本体1900円
専門科目を学ぶ前に必要な化学，生物，数学（計算）の基礎を丁寧に記述．入学前の課題学習や初年次の導入教育に役立つ．

大学で学ぶ 食生活と健康のきほん
吉澤みな子・武智多与理・百木 和 著
B5・2色刷・160頁・本体2200円
さまざまな栄養素と食品，健康の維持・増進のために必要な食生活の基礎知識について，わかりやすく解説した半期用のテキスト．

栄養士・管理栄養士をめざす人の 調理・献立作成の基礎
坂本裕子・森美奈子 編
B5・2色刷・112頁・本体1500円
実習系科目（調理実習，給食経営管理実習，栄養教育論実習，臨床栄養学実習など）を受ける前の基礎づくりと，各専門科目への橋渡しとなる．

図解 栄養士・管理栄養士をめざす人の 文章術ハンドブック
——ノート、レポート、手紙・メールから、履歴書・エントリーシート、卒論まで
西川真理子 著／A5・2色刷・192頁・本体2000円
見開き1テーマとし，図とイラストをふんだんに使いながらポイントをわかりやすく示す．文章の書き方をひととおり知っておくための必携書．

日本人の食事摂取基準(抜粋)
2025年版

(株)化学同人
〒600-8074　京都市下京区仏光寺通柳馬場西入ル
TEL 075-352-3373　FAX 075-351-8301
e-mail　webmaster@kagakudojin.co.jp
URL　https://www.kagakudojin.co.jp

食事摂取基準の改定の趣旨

　食事摂取基準は，健康増進法第16条の2に基づき厚生労働大臣が定めるものとして，国民の健康の保持・増進，生活習慣病の予防を目的として，食事によるエネルギー及び各栄養素の摂取量について，「食事による栄養摂取量の基準」（平成27年厚生労働省告示第199号）として示すものである．

　この食事摂取基準は，科学的根拠に基づく栄養政策を推進する際の基礎となるものとして，また，事業所給食，医療・介護施設等の管理栄養士，医師等が健常者及び傷病者の栄養・食事管理，栄養指導等に活用できるものとして，2005年版の策定以降，5年ごとに改定を行ってきた．

　厚生労働省は，令和7年度から適用する食事摂取基準を策定するため，「日本人の食事摂取基準（2025年版）」策定検討会及びワーキンググループを設置し，栄養に関する国内外の最新の知見，各種診療ガイドラインの改定内容等を参照しつつ，科学的な検討を重ねてきた．

　令和6年度から開始した健康日本21（第三次）では，その方針として，生活習慣の改善，主要な生活習慣病の発症予防・重症化予防の徹底を図るとともに，社会生活を営むために必要な機能の維持・向上等の観点も踏まえた取組を推進することが掲げられている．今回の食事摂取基準は，こうした健康・栄養政策の動向を踏まえた内容としており，この一環として，「生活習慣病及び生活機能の維持・向上に係る疾患等とエネルギー・栄養素との関連」の節では，生活機能の維持・向上の観点から，生活習慣病に加えて，新たに骨粗鬆症とエネルギー・栄養素との関連も整理した．

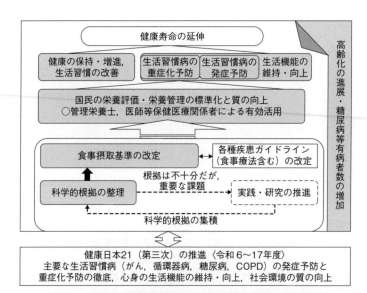

図1　日本人の食事摂取基準（2025年版）策定の方向性

I 総論

1 策定方針

1-1 対象とする個人及び集団の範囲

　食事摂取基準の対象は，健康な個人及び健康な者を中心として構成されている集団とし，生活習慣病等に関する危険因子を有していたり，また，高齢者においてはフレイルに関する危険因子を有していたりしても，おおむね自立した日常生活を営んでいる者及びこのような者を中心として構成されている集団は含むものとする．具体的には，歩行や家事などの身体活動を行っている者であり，体格〔body mass index：BMI，体重（kg）÷身長（m）^{2}〕が標準より著しく外れていない者とする．なお，フレイルについては，現在のところ世界的に統一された概念は存在せず，フレイルを健常状態と要介護状態の中間的な段階に位置づける考え方と，ハイリスク状態から重度障害状態までをも含める考え方があるが，食事摂取基準においては，その対象範囲を踏まえ，前者の考え方を採用する．

　また，疾患を有していたり，疾患に関する高いリスクを有していたりする個人及び集団に対して治療を目的とする場合は，食事摂取基準におけるエネルギー及び栄養素の摂取に関する基本的な考え方を必ず理解した上で，その疾患に関連する治療ガイドライン等の栄養管理指針を用いることになる．

1-2 策定するエネルギー及び栄養素

　食事摂取基準は，健康増進法に基づき，厚生労働大臣が定めるものとされている図1に示したエネルギー（熱量）及び栄養素について，その摂取量の基準を策定するものである．

　あわせて，国民の健康の保持・増進を図る上で重要な栄養素であり，かつ十分な科学的根拠に基づき，望ましい摂取量の基準を策定できるものがあるかについて，諸外国の食事

1　国民がその健康の保持増進を図る上で摂取することが望ましい**熱量**に関する事項

2　国民がその健康の保持増進を図る上で摂取することが望ましい次に掲げる**栄養素**の量に関する事項
イ　国民の栄養摂取の状況からみてその欠乏が国民の健康の保持増進に影響を与えているものとして厚生労働省令で定める栄養素 　・たんぱく質 　・n-6系脂肪酸，n-3系脂肪酸 　・炭水化物，食物繊維 　・ビタミンA，ビタミンD，ビタミンE，ビタミンK，ビタミンB_1，ビタミンB_2，ナイアシン，ビタミンB_6，ビタミンB_{12}，葉酸，パントテン酸，ビオチン，ビタミンC 　・カリウム，カルシウム，マグネシウム，リン，鉄，亜鉛，銅，マンガン，ヨウ素，セレン，クロム，モリブデン ロ　国民の栄養摂取の状況からみてその過剰な摂取が国民の健康の保持増進に影響を与えているものとして厚生労働省令で定める栄養素 　・脂質，飽和脂肪酸，コレステロール 　・糖類（単糖類又は二糖類であって，糖アルコールでないものに限る．） 　・ナトリウム

図1　健康増進法に基づき定める食事摂取基準

摂取基準も参考に検討する．なお，これまでアルコールに関する記述は炭水化物の章に含めていたが，化学的にも栄養学的にもアルコールは炭水化物とは異なり，栄養素でもない．このため，2025年版では，アルコールはエネルギー源になる物質としてエネルギー産生栄養素バランスの章で触れることとした．その健康影響や適切な摂取に関する事項等については他のガイドラインを参照されたい．

1-3　指標の目的と種類

●エネルギーの指標

エネルギーについては，エネルギー摂取の過不足の回避を目的とする指標を設定する．

●栄養素の指標

栄養素の指標は，3つの目的からなる5つの指標で構成する．具体的には，摂取不足の回避を目的とする3種類の指標，過剰摂取による健康障害の回避を目的とする指標及び生活習慣病の発症予防を目的とする指標から構成する（図2）．なお，食事摂取基準で扱う生活習慣病は，高血圧，脂質異常症，糖尿病及び慢性腎臓病（chronic kidney disease：CKD）を基本とするが，我が国において大きな健康課題であり，栄養素との関連が明らかであるとともに栄養疫学的に十分な科学的根拠が存在する場合には，その他の疾患も適宜含める．また，脳血管疾患及び虚血性心疾患は，生活習慣病の重症化に伴って生じると考え，重症化予防の観点から扱うこととする．

摂取不足の回避を目的として，「推定平均必要量」（estimated average requirement：EAR）を設定する．推定平均必要量は，半数の者が必要量を満たす量である．推定平均必要量を補助する目的で「推奨量」（recommended dietary allowance：RDA）を設定する．推奨量は，ほとんどの者が充足している量である．

十分な科学的根拠が得られず，推定平均必要量と推奨量が設定できない場合は，「目安量」（adequate intake：AI）を設定する．目安量は，一定の栄養状態を維持するのに十分な量であり，目安量以上を摂取している場合は不足のリスクはほとんどない．

過剰摂取による健康障害の回避を目的として，「耐容上限量」（tolerable upper intake

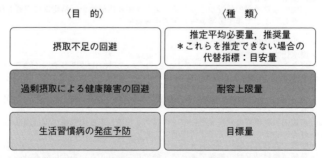

図2　栄養素の指標の目的と種類

level：UL）を設定する．十分な科学的根拠が得られない栄養素については設定しない．

一方，生活習慣病の発症予防を目的として食事摂取基準を設定する必要のある栄養素が存在する．しかしながら，そのための方法論に関する議論はまだ十分ではない．そこで，これらの栄養素に関して，「生活習慣病の発症予防のために現在の日本人が当面の目標とすべき摂取量」として「目標量」（tentative dietary goal for preventing life-style related

---

参考1　食事摂取基準の各指標を理解するための概念

推定平均必要量や耐容上限量などの指標を理解するための概念図を図4に示す．この図は，単独の栄養素の習慣的な摂取量と摂取不足又は過剰摂取に由来する健康障害のリスク，すなわち，健康障害が生じる確率との関係を概念的に示している．この概念を集団に当てはめると，摂取不足を生じる者の割合又は過剰摂取によって健康障害を生じる者の割合を示す図として理解することもできる．

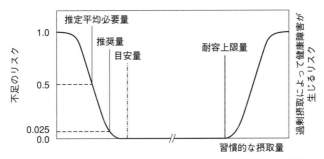

図4　食事摂取基準の各指標（推定平均必要量，推奨量，目安量，耐容上限量）を理解するための概念図

縦軸は，個人の場合は不足又は過剰によって健康障害が生じる確率を，集団の場合は不足状態にある者又は過剰摂取によって健康障害を生じる者の割合を示す．

不足の確率が推定平均必要量では0.5（50％）あり，推奨量では0.02～0.03（中間値として0.025）（2～3％又は2.5％）あることを示す．耐容上限量以上の量を摂取した場合には過剰摂取による健康障害が生じる潜在的なリスクが存在することを示す．そして，推奨量と耐容上限量との間の摂取量では，不足のリスク，過剰摂取による健康障害が生じるリスク共に0（ゼロ）に近いことを示す．

目安量については，推定平均必要量及び推奨量と一定の関係を持たない．しかし，推奨量と目安量を同時に算定することが可能であれば，目安量は推奨量よりも大きい（図では右方）と考えられるため，参考として付記した．

目標量は，ここに示す概念や方法とは異なる性質のものであることから，ここには図示できない．

diseases：DG）を設定する．なお，生活習慣病の重症化予防及びフレイル予防を目的として摂取量の基準を設定できる栄養素については，発症予防を目的とした量（目標量）とは区別して示す．

2-5 参照体位
2-5-1 目的

食事摂取基準の策定において参照する体位（身長・体重）は，性及び年齢区分に応じ，日本人として平均的な体位を持った者を想定し，健全な発育及び健康の保持・増進，生活習慣病等の予防を考える上での参照値として提示し，これを参照体位（参照身長・参照体重）と呼ぶこととする（表3）．

表3 参照体位（参照身長，参照体重）[1]

性別 年齢等	男性		女性[2]	
	参照身長（cm）	参照体重（kg）	参照身長（cm）	参照体重（kg）
0〜5 （月）	61.5	6.3	60.1	5.9
6〜11（月）	71.6	8.8	70.2	8.1
6〜8 （月）	69.8	8.4	68.3	7.8
9〜11（月）	73.2	9.1	71.9	8.4
1〜2 （歳）	85.8	11.5	84.6	11.0
3〜5 （歳）	103.6	16.5	103.2	16.1
6〜7 （歳）	119.5	22.2	118.3	21.9
8〜9 （歳）	130.4	28.0	130.4	27.4
10〜11（歳）	142.0	35.6	144.0	36.3
12〜14（歳）	160.5	49.0	155.1	47.5
15〜17（歳）	170.1	59.7	157.7	51.9
18〜29（歳）	172.0	63.0	158.0	51.0
30〜49（歳）	171.8	70.0	158.5	53.3
50〜64（歳）	169.7	69.1	156.4	54.0
65〜74（歳）	165.3	64.4	152.2	52.6
75 以上（歳）	162.0	61.0	148.3	49.3
18 以上（歳）[3]	（男女計）参照身長 161.0 cm，参照体重 58.6 kg			

[1] 0〜17歳は，日本小児内分泌学会・日本成長学会合同標準値委員会による小児の体格評価に用いる身長，体重の標準値を基に，年齢区分に応じて，当該月齢及び年齢区分の中央時点における中央値を引用した．ただし，公表数値が年齢区分と合致しない場合は，同様の方法で算出した値を用いた．18歳以上は，平成30年国民健康・栄養調査の2か年における当該の性及び年齢区分における身長・体重の中央値を用いた．
[2] 妊婦，授乳婦を除く．
[3] 18歳以上成人，男女合わせた参照身長及び参照体重として，平成30・令和元年の2か年分の人口推計を用い，「地域ブロック・性・年齢階級別人口÷地域ブロック・性・年齢階級別 国民健康・栄養調査解析対象者数」で重み付けをして，地域ブロック・性・年齢区分を調整した身長・体重の中央値を算出した．

2-6 策定した食事摂取基準

1歳以上について基準を策定した栄養素と指標を表4に示す.

なお,健康増進法に基づき厚生労働大臣が定めるものとされている栄養素の摂取量の基準について参考情報がある場合は,原則として,該当栄養素の摂取量の基準に係る表の脚注に記載する.

表4 基準を策定した栄養素と指標[1] (1歳以上)

栄養素			推定平均必要量 (EAR)	推奨量 (RDA)	目安量 (AI)	耐容上限量 (UL)	目標量 (DG)
たんぱく質[2]			$\bigcirc_b$	$\bigcirc_b$	—	—	$\bigcirc^3$
脂質		脂質	—	—	—	—	$\bigcirc^3$
		飽和脂肪酸[4]	—	—	—	—	$\bigcirc^3$
		n-6系脂肪酸	—	—	$\bigcirc$	—	—
		n-3系脂肪酸	—	—	$\bigcirc$	—	—
		コレステロール[5]	—	—	—	—	—
炭水化物		炭水化物	—	—	—	—	$\bigcirc^3$
		食物繊維	—	—	—	—	$\bigcirc$
		糖類	—	—	—	—	—
エネルギー産生栄養素バランス[2]			—	—	—	—	$\bigcirc^3$
ビタミン	脂溶性	ビタミンA	$\bigcirc_a$	$\bigcirc_a$	—	$\bigcirc$	—
		ビタミンD[2]	—	—	$\bigcirc$	$\bigcirc$	—
		ビタミンE	—	—	$\bigcirc$	$\bigcirc$	—
		ビタミンK	—	—	$\bigcirc$	—	—
	水溶性	ビタミンB_1	$\bigcirc_a$	$\bigcirc_a$	—	—	—
		ビタミンB_2	$\bigcirc_c$	$\bigcirc_c$	—	—	—
		ナイアシン	$\bigcirc_a$	$\bigcirc_a$	—	$\bigcirc$	—
		ビタミンB_6	$\bigcirc_b$	$\bigcirc_b$	—	$\bigcirc$	—
		ビタミンB_{12}	$\bigcirc_a$	$\bigcirc_a$	—	—	—
		葉酸	$\bigcirc_a$	$\bigcirc_a$	—	$\bigcirc^7$	—
		パントテン酸	—	—	$\bigcirc$	—	—
		ビオチン	—	—	$\bigcirc$	—	—
		ビタミンC	$\bigcirc_b$	$\bigcirc_b$	—	—	—
ミネラル	多量	ナトリウム[6]	$\bigcirc_a$	—	—	—	$\bigcirc$
		カリウム	—	—	$\bigcirc$	—	$\bigcirc$
		カルシウム	$\bigcirc_b$	$\bigcirc_b$	—	$\bigcirc$	—
		マグネシウム	$\bigcirc_b$	$\bigcirc_b$	—	$\bigcirc^7$	—
		リン	—	—	$\bigcirc$	$\bigcirc$	—
	微量	鉄	$\bigcirc_b$	$\bigcirc_b$	—	$\bigcirc$	—
		亜鉛	$\bigcirc_b$	$\bigcirc_b$	—	$\bigcirc$	—
		銅	$\bigcirc_b$	$\bigcirc_b$	—	$\bigcirc$	—
		マンガン	—	—	$\bigcirc$	$\bigcirc$	—
		ヨウ素	$\bigcirc_b$	$\bigcirc_b$	—	$\bigcirc$	—
		セレン	$\bigcirc_a$	$\bigcirc_a$	—	$\bigcirc$	—
		クロム	—	—	$\bigcirc$	$\bigcirc$	—
		モリブデン	$\bigcirc_b$	$\bigcirc_b$	—	$\bigcirc$	—

[1] 一部の年齢区分についてだけ設定した場合も含む.
[2] フレイル予防を図る上での留意事項を表の脚注として記載.
[3] 総エネルギー摂取量に占めるべき割合 (%エネルギー).
[4] 脂質異常症の重症化予防を目的としたコレステロールの量と,トランス脂肪酸の摂取に関する参考情報を表の脚注として記載.
[5] 脂質異常症の重症化予防を目的とした量を飽和脂肪酸の表の脚注に記載.
[6] 高血圧及び慢性腎臓病 (CKD) の重症化予防を目的とした量を表の脚注として記載.
[7] 通常の食品以外の食品からの摂取について定めた.
[a] 集団内の半数の者に不足又は欠乏の症状が現れ得る摂取量をもって推定平均必要量とした栄養素.
[b] 集団内の半数の者で体内量が維持される摂取量をもって推定平均必要量とした栄養素.
[c] 集団内の半数の者で体内量が飽和している摂取量をもって推定平均必要量とした栄養素.

4 活用に関する基本的事項
4-1 活用の基本的考え方

　健康な個人又は集団を対象として，健康の保持・増進，生活習慣病等の発症予防及び重症化予防のための食事改善に食事摂取基準を活用する場合は，PDCA サイクルに基づく活用を基本とする．その概要を図5に示す．まず，摂取量推定（個人あるいは集団を対象とした，各種食事調査の実施による摂取量の把握を指す）によりエネルギー・栄養素の摂取量を推定し，それを食事摂取基準の各種指標と比較して食事評価（ここではエネルギー及び各栄養素の摂取状況の評価と定義する）を行う．食事評価に基づき，食事改善計画の立案・食事改善を実施し，それらの検証を行う．検証を行う際には，再度摂取量推定を実施し，食事評価を行う．検証結果を踏まえ，計画や実施の内容を改善する．

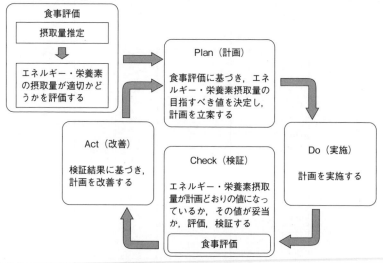

図5　食事摂取基準の活用と PDCA サイクル

4-4 目的に応じた活用上の留意点

表16 個人の食事改善を目的として食事摂取基準を活用する場合の基本的事項

目 的	用いる指標	食事評価	食事改善の計画と実施
エネルギー摂取の過不足の評価	体重変化量 BMI	○体重変化量を測定 ○測定されたBMIの範囲を下回っていれば「不足」、上回っていれば「過剰」のおそれがないか、他の要因も含め、総合的に判断	○BMIが目標とする範囲内に留まること又はその方向に体重が改善することを目的として立案 〈留意点〉定期的に体重を計測記録し、16週間以上フォローを行う
栄養素の摂取不足の評価	推定平均必要量／推奨量 目安量	○測定された摂取量と推定平均必要量及び推奨量から不足の可能性とその確率を推定 ○目安量を用いる場合は、測定された摂取量と目安量を比較し、不足していないことを確認	○推奨量よりも摂取量が少ない場合は、推奨量を目指す計画を立案 ○摂取量が目安量付近かそれ以上であれば、その量を維持する計画を立案 〈留意点〉測定された摂取量が目安量を下回っている場合は、不足の有無やその程度を判断できない
栄養素の過剰摂取の評価	耐容上限量	○測定された摂取量と耐容上限量から過剰摂取の可能性の有無を推定	○耐容上限量を超えて摂取している場合は耐容上限量未満になるための計画を立案 〈留意点〉耐容上限量を超えた摂取は避けるべきであり、それを超えて摂取していることが明らかになった場合は、問題を解決するために速やかに計画を修正、実施する
生活習慣病の発症予防を目的とした評価	目標量	○測定された摂取量と目標量を比較	○摂取量が目標量の範囲に入ることを目的とした計画を立案 〈留意点〉発症予防を目的としている生活習慣病と関連する他の栄養関連因子及び非栄養性の関連因子の存在と程度を明らかにし、これらを総合的に考慮した上で、対象とする栄養素の摂取量の改善の程度を判断。また、生活習慣病の特徴から考えて、長い年月にわたって実施可能な改善計画の立案と実施が望ましい

表17 集団の食事改善を目的として食事摂取基準を活用する場合の基本的事項

目 的	用いる指標	食事評価	食事改善の計画と実施
エネルギー摂取の過不足の評価	体重変化量 BMI	○体重変化量を測定 ○測定されたBMIの分布から、BMIが目標とするBMIの範囲を下回っている、あるいは上回っている者の割合を算出	○BMIが目標とする範囲内に留まっている者の割合を増やすことを目的とした計画を立案 〈留意点〉一定期間をおいて2回以上の体重測定を行い、その変化に基づいて計画を変更し、実施
栄養素の摂取不足の評価	推定平均必要量 目安量	○測定された摂取量の分布と推定平均必要量から、推定平均必要量を下回る者の割合を算出 ○目安量を用いる場合は、摂取量の中央値と目安量を比較し、不足していないことを確認	○推定平均必要量では、推定平均必要量を下回って摂取している者の集団内における割合をできるだけ少なくするための計画を立案 ○目安量では、摂取量の中央値が目安量付近かそれ以上であれば、その量を維持するための計画を立案 〈留意点〉摂取量の中央値が目安量を下回っている場合、不足状態にあるかどうかは判断できない
栄養素の過剰摂取の評価	耐容上限量	○測定された摂取量の分布と耐容上限量から、過剰摂取の可能性を有する者の割合を算出	○集団全員の摂取量が耐容上限量未満になるための計画を立案 〈留意点〉耐容上限量を超えた摂取は避けるべきであり、超えて摂取している者がいることが明らかになった場合は、問題を解決するために速やかに計画を修正、実施
生活習慣病の発症予防を目的とした評価	目標量	○測定された摂取量の分布と目標量から、目標量の範囲を逸脱する者の割合を算出	○摂取量が目標量の範囲に入る者又は近づく者の割合を増やすことを目的とした計画を立案 〈留意点〉発症予防を目的としている生活習慣病が関連する他の栄養関連因子及び非栄養性の関連因子の存在とその程度を明らかにし、これらを総合的に考慮した上で、対象とする栄養素の摂取量の改善の程度を判断。また、生活習慣病の特徴から考え、長い年月にわたって実施可能な改善計画の立案と実施が望ましい

II 各 論

1 エネルギー・栄養素
1-1 エネルギー

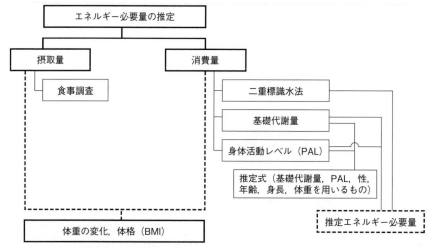

図2 エネルギー必要量を推定するための測定法と体重変化，体格(BMI)，推定エネルギー必要量との関連

表1 目標とするBMIの範囲（18歳以上）[1,2]

年齢（歳）	目標とするBMI（kg/m^2）
18～49	18.5～24.9
50～64	20.0～24.9
65～74[3]	21.5～24.9
75以上[3]	21.5～24.9

[1] 男女共通．あくまでも参考として使用すべきである．
[2] 上限は総死亡率の低減に加え，主な生活習慣病の有病率，医療費，高齢者及び労働者の身体機能低下との関連を考慮して定めた．
[3] 総死亡率をできるだけ低く抑えるためには下限は20.0から21.0付近となるが，その他の考慮すべき健康障害等を勘案して21.5とした．

〈参考資料〉推定エネルギー必要量

表3　基礎代謝量基準値

性別	男性			女性		
年齢（歳）	図9における観察値から推定した体重1kg当たりの基礎代謝量（体重1kg当たりの基礎代謝量基準値）(A)(kcal/kg 体重/日)	参照体重(B)(kg)	参照体重の場合の基礎代謝量基準値(A)×(B)(kcal/日)	図9における観察値から推定した体重1kg当たりの基礎代謝量（体重1kg当たりの基礎代謝量基準値）(A)(kcal/kg 体重/日)	参照体重(B)(kg)	参照体重の場合の基礎代謝量基準値(A)×(B)(kcal/日)
1～2	61.0	11.5	700	59.7	11.0	660
3～5	54.8	16.5	900	52.2	16.1	840
6～7	44.3	22.2	980	41.9	21.9	920
8～9	40.8	28.0	1,140	38.3	27.4	1,050
10～11	37.4	35.6	1,330	34.8	36.3	1,260
12～14	31.0	49.0	1,520	29.6	47.5	1,410
15～17	27.0	59.7	1,610	25.3	51.9	1,310
18～29	23.7	63.0	1,490	22.1	51.0	1,130
30～49	22.5	70.0	1,570	21.9	53.3	1,170
50～64	21.8	69.1	1,510	20.7	54.0	1,120
65～74	21.6	64.4	1,390	20.7	52.6	1,090
75以上	21.5	61.0	1,310	20.7	49.3	1,020

表4　年齢区分及び身体活動レベル（カテゴリー）別の身体活動レベル基準値（男女共通）

年齢（歳）	身体活動レベル（カテゴリー）		
	低い	ふつう	高い
1～2	—	1.35	—
3～5	—	1.45	—
6～7	1.35	1.55	1.75
8～9	1.40	1.60	1.80
10～11	1.45	1.65	1.85
12～14	1.50	1.70	1.90
15～17	1.55	1.75	1.95
18～29	1.50	1.75	2.00
30～49	1.50	1.75	2.00
50～64	1.50	1.75	2.00
65～74	1.50	1.70	1.90
75以上	1.40	1.70	—

表5　身体活動レベル（カテゴリー）別にみた活動内容と活動時間の代表例

身体活動レベル（カテゴリー）	低い	ふつう	高い
身体活動レベル基準値[1]	1.50 (1.40～1.60)	1.75 (1.60～1.90)	2.00 (1.90～2.20)
日常生活の内容[2]	生活の大部分が座位で，静的な活動が中心の場合	座位中心の仕事だが，職場内での移動や立位での作業・接客等，通勤・買い物での歩行，家事，軽いスポーツのいずれかを含む場合	移動や立位の多い仕事への従事者，あるいは，スポーツ等余暇における活発な運動習慣を持っている場合
中程度の強度（3.0～5.9メッツ）の身体活動の1日当たりの合計時間（時間/日）[3]	1.65	2.06	2.53
仕事での1日当たりの合計歩行時間（時間/日）[3]	0.25	0.54	1.00

[1] 代表値．（ ）内はおよその範囲．
[2] Black, et al., Ishikawa-Takata, et al. を参考に，身体活動レベルに及ぼす仕事時間中の労作の影響が大きいことを考慮して作成．
[3] Ishikawa-Takata, et al. による．

参考表2　推定エネルギー必要量（kcal/日）

性別	男性			女性		
身体活動レベル[1]	低い	ふつう	高い	低い	ふつう	高い
0〜5　（月）	—	550	—	—	500	—
6〜8　（月）	—	650	—	—	600	—
9〜11（月）	—	700	—	—	650	—
1〜2　（歳）	—	950	—	—	900	—
3〜5　（歳）	—	1,300	—	—	1,250	—
6〜7　（歳）	1,350	1,550	1,750	1,250	1,450	1,650
8〜9　（歳）	1,600	1,850	2,100	1,500	1,700	1,900
10〜11（歳）	1,950	2,250	2,500	1,850	2,100	2,350
12〜14（歳）	2,300	2,600	2,900	2,150	2,400	2,700
15〜17（歳）	2,500	2,850	3,150	2,050	2,300	2,550
18〜29（歳）	2,250	2,600	3,000	1,700	1,950	2,250
30〜49（歳）	2,350	2,750	3,150	1,750	2,050	2,350
50〜64（歳）	2,250	2,650	3,000	1,700	1,950	2,250
65〜74（歳）	2,100	2,250	2,650	1,650	1,850	2,050
75以上（歳）[2]	1,850	2,250	—	1,450	1,750	—
妊婦（付加量）[3] 初期					+50	
中期					+250	
後期					+450	
授乳婦（付加量）					+350	

[1] 身体活動レベルは、「低い」、「ふつう」、「高い」の三つのレベルとした。
[2] 「ふつう」は自立している者、「低い」は自宅にいてほとんど外出しない者に相当する。「低い」は高齢者施設で自立に近い状態で過ごしている者にも適用できる値である。
[3] 妊婦個々の体格や妊娠中の体重増加量及び胎児の発育状況の評価を行うことが必要である。

注1：活用に当たっては、食事評価、体重及びBMIの把握を行い、エネルギーの過不足は体重の変化又はBMIを用いて評価すること。
注2：身体活動レベルが「低い」に該当する場合、少ないエネルギー消費量に見合った少ないエネルギー摂取量を維持することになるため、健康の保持・増進の観点からは、身体活動量を増加させる必要がある。

●たんぱく質（推定平均必要量，推奨量，目安量：g/日，目標量：%エネルギー）

性別	男性				女性			
年齢等	推定平均必要量	推奨量	目安量	目標量[1]	推定平均必要量	推奨量	目安量	目標量[1]
0〜5　（月）	—	—	10	—	—	—	10	—
6〜8　（月）	—	—	15	—	—	—	15	—
9〜11（月）	—	—	25	—	—	—	25	—
1〜2　（歳）	15	20	—	13〜20	15	20	—	13〜20
3〜5　（歳）	20	25	—	13〜20	20	25	—	13〜20
6〜7　（歳）	25	30	—	13〜20	25	30	—	13〜20
8〜9　（歳）	30	40	—	13〜20	30	40	—	13〜20
10〜11（歳）	40	45	—	13〜20	40	50	—	13〜20
12〜14（歳）	50	60	—	13〜20	45	55	—	13〜20
15〜17（歳）	50	65	—	13〜20	45	55	—	13〜20
18〜29（歳）	50	65	—	13〜20	40	50	—	13〜20
30〜49（歳）	50	65	—	13〜20	40	50	—	13〜20
50〜64（歳）	50	65	—	14〜20	40	50	—	14〜20
65〜74（歳）[2]	50	60	—	15〜20	40	50	—	15〜20
75以上（歳）[2]	50	60	—	15〜20	40	50	—	15〜20
妊婦(付加量)初期					+0	+0	—	—[3]
中期					+5	+5	—	—[3]
後期					+20	+25	—	—[4]
授乳婦(付加量)					+15	+20	—	—[4]

[1] 範囲に関しては、おおむねの値を示したものであり、弾力的に運用すること。
[2] 65歳以上の高齢者について、フレイル予防を目的とした値を定めることは難しいが、身長・体重が参照体位に比べて小さい者や、特に75歳以上であって加齢に伴い身体活動量が大きく低下した者など、必要エネルギー摂取量が低い者では、下限が推奨量を下回る場合があり得る。この場合でも、下限は推奨量以上とすることが望ましい。
[3] 妊婦（初期・中期）の目標量は13〜20%エネルギーとした。
[4] 妊婦（後期）及び授乳婦の目標量は15〜20%エネルギーとした。

●脂質

脂質（％エネルギー）

性別	男性		女性	
年齢等	目安量	目標量[1]	目安量	目標量[1]
0～5（月）	50	—	50	—
6～11（月）	40	—	40	—
1～2（歳）	—	20～30	—	20～30
3～5（歳）	—	20～30	—	20～30
6～7（歳）	—	20～30	—	20～30
8～9（歳）	—	20～30	—	20～30
10～11（歳）	—	20～30	—	20～30
12～14（歳）	—	20～30	—	20～30
15～17（歳）	—	20～30	—	20～30
18～29（歳）	—	20～30	—	20～30
30～49（歳）	—	20～30	—	20～30
50～64（歳）	—	20～30	—	20～30
65～74（歳）	—	20～30	—	20～30
75以上（歳）	—	20～30	—	20～30
妊婦			—	20～30
授乳婦			—	20～30

[1] 範囲に関しては，おおむねの値を示したものである．

	飽和脂肪酸(％エネルギー)[1,2]		n-6系脂肪酸（g/日）		n-3系脂肪酸（g/日）	
性別	男性	女性	男性	女性	男性	女性
年齢等	目標量	目標量	目安量	目安量	目安量	目安量
0～5（月）	—	—	4	4	0.9	0.9
6～11（月）	—	—	4	4	0.8	0.8
1～2（歳）	—	—	4	4	0.7	0.7
3～5（歳）	10以下	10以下	6	6	1.2	1.0
6～7（歳）	10以下	10以下	8	7	1.4	1.2
8～9（歳）	10以下	10以下	8	8	1.5	1.4
10～11（歳）	10以下	10以下	9	9	1.7	1.7
12～14（歳）	10以下	10以下	11	11	2.2	1.7
15～17（歳）	9以下	9以下	13	11	2.2	1.7
18～29（歳）	7以下	7以下	12	9	2.2	1.7
30～49（歳）	7以下	7以下	11	9	2.2	1.7
50～64（歳）	7以下	7以下	11	9	2.3	1.9
65～74（歳）	7以下	7以下	10	9	2.3	2.0
75以上（歳）	7以下	7以下	9	8	2.3	2.0
妊婦		7以下		9		1.7
授乳婦		7以下		9		1.7

[1] 飽和脂肪酸と同じく，脂質異常症及び循環器疾患に関与する栄養素としてコレステロールがある．コレステロールに目標量は設定しないが，これは許容される摂取量に上限が存在しないことを保証するものではない．また，脂質異常症の重症化予防の目的からは，200 mg/日未満に留めることが望ましい．

[2] 飽和脂肪酸と同じく，冠動脈疾患に関与する栄養素としてトランス脂肪酸がある．日本人の大多数は，トランス脂肪酸に関する世界保健機関（WHO）の目標（１％エネルギー未満）を下回っており，トランス脂肪酸の摂取による健康への影響は，飽和脂肪酸の摂取によるものと比べて小さいと考えられる．ただし，脂質に偏った食事をしている者では，留意する必要がある．トランス脂肪酸は人体にとって不可欠な栄養素ではなく，健康の保持・増進を図る上で積極的な摂取は勧められないことから，その摂取は１％エネルギー未満に留めることが望ましく，１％エネルギー未満でもできるだけ低く留めることが望ましい．

●炭水化物

性別	男性	女性	男性	女性
	炭水化物（%エネルギー）		食物繊維（g/日）	
年齢等	目標量[1,2]	目標量[1,2]	目標量	目標量
0～5（月）	―	―	―	―
6～11（月）	―	―	―	―
1～2（歳）	50～65	50～65	―	―
3～5（歳）	50～65	50～65	8 以上	8 以上
6～7（歳）	50～65	50～65	10 以上	9 以上
8～9（歳）	50～65	50～65	11 以上	11 以上
10～11（歳）	50～65	50～65	13 以上	13 以上
12～14（歳）	50～65	50～65	17 以上	16 以上
15～17（歳）	50～65	50～65	19 以上	18 以上
18～29（歳）	50～65	50～65	20 以上	18 以上
30～49（歳）	50～65	50～65	22 以上	18 以上
50～64（歳）	50～65	50～65	22 以上	18 以上
65～74（歳）	50～65	50～65	21 以上	18 以上
75 以上（歳）	50～65	50～65	20 以上	17 以上
妊婦		50～65		18 以上
授乳婦		50～65		18 以上

[1] 範囲に関しては，おおむねの値を示したものである．
[2] エネルギー計算上，アルコールを含む．ただし，アルコールの摂取を勧めるものではない．

●エネルギー産生栄養素バランス（%エネルギー）

性別	男性				女性			
	目標量[1,2]				目標量[1,2]			
年齢等	たんぱく質[3]	脂 質[4]		炭水化物[5,6]	たんぱく質[3]	脂 質[4]		炭水化物[5,6]
		脂質	飽和脂肪酸			脂質	飽和脂肪酸	
0～11（月）	―	―	―	―	―	―	―	―
1～2（歳）	13～20	20～30	―	50～65	13～20	20～30	―	50～65
3～5（歳）	13～20	20～30	10 以下	50～65	13～20	20～30	10 以下	50～65
6～7（歳）	13～20	20～30	10 以下	50～65	13～20	20～30	10 以下	50～65
8～9（歳）	13～20	20～30	10 以下	50～65	13～20	20～30	10 以下	50～65
10～11（歳）	13～20	20～30	10 以下	50～65	13～20	20～30	10 以下	50～65
12～14（歳）	13～20	20～30	10 以下	50～65	13～20	20～30	10 以下	50～65
15～17（歳）	13～20	20～30	9 以下	50～65	13～20	20～30	9 以下	50～65
18～29（歳）	13～20	20～30	7 以下	50～65	13～20	20～30	7 以下	50～65
30～49（歳）	13～20	20～30	7 以下	50～65	13～20	20～30	7 以下	50～65
50～64（歳）	14～20	20～30	7 以下	50～65	14～20	20～30	7 以下	50～65
65～74（歳）	15～20	20～30	7 以下	50～65	15～20	20～30	7 以下	50～65
75 以上（歳）	15～20	20～30	7 以下	50～65	15～20	20～30	7 以下	50～65
妊婦 初期					13～20	20～30	7 以下	50～65
中期					13～20			
後期					15～20			
授乳婦					15～20			

[1] 必要なエネルギー量を確保した上でのバランスとすること．
[2] 範囲に関しては，おおむねの値を示したものであり，弾力的に運用すること．
[3] 65歳以上の高齢者について，フレイル予防を目的とした量を定めることは難しいが，身長・体重が参照体位に比べて小さい者や，特に75歳以上であって加齢に伴い身体活動量が大きく低下した者など，必要エネルギー摂取量が低い者では，下限が推奨量を下回る場合があり得る．この場合でも，下限は推奨量以上とすることが望ましい．
[4] 脂質については，その構成成分である飽和脂肪酸など，質への配慮を十分に行う必要がある．
[5] アルコールを含む．ただし，アルコールの摂取を勧めるものではない．
[6] 食物繊維の目標量を十分に注意すること．

●脂溶性ビタミン

ビタミンA（μgRAE/日）[1]

性別	男性				女性			
年齢等	推定平均必要量[2]	推奨量[2]	目安量[3]	耐容上限量[3]	推定平均必要量[2]	推奨量[2]	目安量[3]	耐容上限量[3]
0～5（月）	—	—	300	600	—	—	300	600
6～11（月）	—	—	400	600	—	—	400	600
1～2（歳）	300	400	—	600	250	350	—	600
3～5（歳）	350	500	—	700	350	500	—	700
6～7（歳）	350	500	—	950	350	500	—	950
8～9（歳）	350	500	—	1,200	350	500	—	1,200
10～11（歳）	450	600	—	1,500	400	600	—	1,500
12～14（歳）	550	800	—	2,100	500	700	—	2,100
15～17（歳）	650	900	—	2,600	500	650	—	2,600
18～29（歳）	600	850	—	2,700	450	650	—	2,700
30～49（歳）	650	900	—	2,700	500	700	—	2,700
50～64（歳）	650	900	—	2,700	500	700	—	2,700
65～74（歳）	600	850	—	2,700	500	700	—	2,700
75以上（歳）	550	800	—	2,700	450	650	—	2,700
妊婦（付加量）初期					+0	+0	—	—
中期					+0	+0	—	—
後期					+60	+80	—	—
授乳婦（付加量）					+300	+450	—	—

[1] レチノール活性当量（μgRAE）
  ＝レチノール（μg）＋β-カロテン（μg）×1/12＋α-カロテン（μg）×1/24＋β-クリプトキサンチン（μg）×1/24＋その他のプロビタミンAカロテノイド（μg）×1/24
[2] プロビタミンAカロテノイドを含む。
[3] プロビタミンAカロテノイドを含まない。

ビタミンD（μg/日）[1]

性別	男性		女性	
年齢等	目安量	耐容上限量	目安量	耐容上限量
0～5（月）	5.0	25	5.0	25
6～11（月）	5.0	25	5.0	25
1～2（歳）	3.5	25	3.5	25
3～5（歳）	4.5	30	4.5	30
6～7（歳）	5.5	40	5.5	40
8～9（歳）	6.5	40	6.5	40
10～11（歳）	8.0	60	8.0	60
12～14（歳）	9.0	80	9.0	80
15～17（歳）	9.0	90	9.0	90
18～29（歳）	9.0	100	9.0	100
30～49（歳）	9.0	100	9.0	100
50～64（歳）	9.0	100	9.0	100
65～74（歳）	9.0	100	9.0	100
75以上（歳）	9.0	100	9.0	100
妊婦			9.0	—
授乳婦			9.0	—

[1] 日照により皮膚でビタミンDが産生されることを踏まえ，フレイル予防を図る者はもとより，全年齢区分を通じて，日常生活において可能な範囲内での適度な日光浴を心掛けるとともに，ビタミンDの摂取については，日照時間を考慮に入れることが重要である。

ビタミンE (mg/日)[1]　　　　　　　ビタミンK (μg/日)

性別 年齢等	男性		女性		男性	女性
	目安量	耐容上限量	目安量	耐容上限量	目安量	目安量
0〜5（月）	3.0	—	3.0	—	4	4
6〜11（月）	4.0	—	4.0	—	7	7
1〜2（歳）	3.0	150	3.0	150	50	60
3〜5（歳）	4.0	200	4.0	200	60	70
6〜7（歳）	4.5	300	4.0	300	80	90
8〜9（歳）	5.0	350	5.0	350	90	110
10〜11（歳）	5.0	450	5.5	450	110	130
12〜14（歳）	6.5	650	6.0	600	140	150
15〜17（歳）	7.0	750	6.0	650	150	150
18〜29（歳）	6.5	800	5.0	650	150	150
30〜49（歳）	6.5	800	6.0	700	150	150
50〜64（歳）	6.5	800	6.0	700	150	150
65〜74（歳）	7.5	800	7.0	700	150	150
75以上（歳）	7.0	800	6.0	650	150	150
妊婦			6.5	—		150
授乳婦			7.0	—		150

[1] α-トコフェロールについて算定した．α-トコフェロール以外のビタミンEは含まない．

● 水溶性ビタミン

ビタミンB_1 (mg/日)[1,2]

性別 年齢等	男性			女性		
	推定平均必要量	推奨量	目安量	推定平均必要量	推奨量	目安量
0〜5（月）	—	—	0.1	—	—	0.1
6〜11（月）	—	—	0.2	—	—	0.2
1〜2（歳）	0.3	0.4	—	0.3	0.4	—
3〜5（歳）	0.4	0.5	—	0.4	0.5	—
6〜7（歳）	0.5	0.7	—	0.4	0.6	—
8〜9（歳）	0.6	0.8	—	0.5	0.7	—
10〜11（歳）	0.7	0.9	—	0.6	0.9	—
12〜14（歳）	0.8	1.1	—	0.7	1.0	—
15〜17（歳）	0.9	1.2	—	0.7	1.0	—
18〜29（歳）	0.8	1.1	—	0.6	0.8	—
30〜49（歳）	0.8	1.2	—	0.6	0.9	—
50〜64（歳）	0.8	1.1	—	0.6	0.8	—
65〜74（歳）	0.7	1.0	—	0.6	0.8	—
75以上（歳）	0.7	1.0	—	0.5	0.7	—
妊婦（付加量）				+0.1	+0.2	—
授乳婦（付加量）				+0.2	+0.2	—

[1] チアミン塩化物塩酸塩（分子量＝337.3）相当量として示した．
[2] 身体活動レベル「ふつう」の推定エネルギー必要量を用いて算定した．

ビタミン B$_2$ (mg/日)[1]

性別	男性			女性		
年齢等	推定平均必要量	推奨量	目安量	推定平均必要量	推奨量	目安量
0～5（月）	—	—	0.3	—	—	0.3
6～11（月）	—	—	0.4	—	—	0.4
1～2（歳）	0.5	0.6	—	0.5	0.5	—
3～5（歳）	0.7	0.8	—	0.6	0.8	—
6～7（歳）	0.8	0.9	—	0.7	0.9	—
8～9（歳）	0.9	1.1	—	0.9	1.0	—
10～11（歳）	1.1	1.4	—	1.1	1.3	—
12～14（歳）	1.3	1.6	—	1.2	1.4	—
15～17（歳）	1.4	1.7	—	1.2	1.4	—
18～29（歳）	1.3	1.6	—	1.0	1.2	—
30～49（歳）	1.4	1.7	—	1.0	1.2	—
50～64（歳）	1.3	1.6	—	1.0	1.2	—
65～74（歳）	1.2	1.4	—	0.9	1.1	—
75以上（歳）	1.1	1.4	—	0.9	1.1	—
妊婦（付加量）				+0.2	+0.3	—
授乳婦（付加量）				+0.5	+0.6	—

[1] 身体活動レベル「ふつう」の推定エネルギー必要量を用いて算定した。
特記事項：推定平均必要量は，ビタミン B$_2$ の欠乏症である口唇炎，口角炎，舌炎などの皮膚炎を予防するに足る最小量からではなく，尿中にビタミン B$_2$ の排泄量が増大し始める摂取量（体内飽和量）から算定。

ナイアシン（mgNE/日）[1,2]

性別	男性				女性			
年齢等	推定平均必要量	推奨量	目安量	耐容上限量[3]	推定平均必要量	推奨量	目安量	耐容上限量[3]
0～5（月）[4]	—	—	2	—	—	—	2	—
6～11（月）	—	—	3	—	—	—	3	—
1～2（歳）	5	6	—	60 (15)	4	5	—	60 (15)
3～5（歳）	6	8	—	80 (20)	6	7	—	80 (20)
6～7（歳）	7	9	—	100 (30)	7	8	—	100 (30)
8～9（歳）	9	11	—	150 (35)	8	10	—	150 (35)
10～11（歳）	11	13	—	200 (45)	10	12	—	150 (45)
12～14（歳）	12	15	—	250 (60)	12	14	—	250 (60)
15～17（歳）	14	16	—	300 (70)	11	13	—	250 (65)
18～29（歳）	13	15	—	300 (80)	9	11	—	250 (65)
30～49（歳）	13	16	—	350 (85)	10	12	—	250 (65)
50～64（歳）	13	15	—	350 (85)	9	11	—	250 (65)
65～74（歳）	11	14	—	300 (80)	9	11	—	250 (65)
75以上（歳）	11	13	—	300 (75)	8	10	—	250 (60)
妊婦（付加量）					+0	+0	—	—
授乳婦（付加量）					+3	+3	—	—

[1] ナイアシン当量（NE）＝ナイアシン＋1/60トリプトファンで示した。
[2] 身体活動レベル「ふつう」の推定エネルギー必要量を用いて算定した。
[3] ニコチンアミドの重量（mg/日），（ ）内はニコチン酸の重量（mg/日）。
[4] 単位は mg/日。

ビタミンB_6(mg/日)[1]

性別	男性				女性			
年齢等	推定平均必要量	推奨量	目安量	耐容上限量[2]	推定平均必要量	推奨量	目安量	耐容上限量[2]
0～5（月）	—	—	0.2	—	—	—	0.2	—
6～11（月）	—	—	0.3	—	—	—	0.3	—
1～2（歳）	0.4	0.5	—	10	0.4	0.5	—	10
3～5（歳）	0.5	0.6	—	15	0.5	0.6	—	15
6～7（歳）	0.6	0.7	—	20	0.6	0.7	—	20
8～9（歳）	0.8	0.9	—	25	0.8	0.9	—	25
10～11（歳）	0.9	1.0	—	30	1.0	1.2	—	30
12～14（歳）	1.2	1.4	—	40	1.1	1.3	—	40
15～17（歳）	1.2	1.5	—	50	1.1	1.3	—	45
18～29（歳）	1.2	1.5	—	55	1.0	1.2	—	45
30～49（歳）	1.2	1.5	—	60	1.0	1.2	—	45
50～64（歳）	1.2	1.5	—	60	1.0	1.2	—	45
65～74（歳）	1.2	1.4	—	55	1.0	1.2	—	45
75以上（歳）	1.2	1.4	—	50	1.0	1.2	—	40
妊婦（付加量）					+0.2	+0.2	—	—
授乳婦（付加量）					+0.3	+0.3	—	—

[1] たんぱく質の推奨量を用いて算定した（妊婦・授乳婦の付加量は除く）.
[2] ピリドキシン（分子量＝169.2）相当量として示した.

ビタミンB_{12}（μg/日）[1]

性別	男性	女性
年齢等	目安量	目安量
0～5（月）	0.4	0.4
6～11（月）	0.9	0.9
1～2（歳）	1.5	1.5
3～5（歳）	1.5	1.5
6～7（歳）	2.0	2.0
8～9（歳）	2.5	2.5
10～11（歳）	3.0	3.0
12～14（歳）	4.0	4.0
15～17（歳）	4.0	4.0
18～29（歳）	4.0	4.0
30～49（歳）	4.0	4.0
50～64（歳）	4.0	4.0
65～74（歳）	4.0	4.0
75以上（歳）	4.0	4.0
妊婦		4.0
授乳婦		4.0

[1] シアノコバラミン（分子量＝1,355.37）相当量として示した.

葉酸（μg/日）[1]

性別	男性				女性			
年齢等	推定平均必要量	推奨量	目安量	耐容上限量[2]	推定平均必要量	推奨量	目安量	耐容上限量[2]
0～5（月）	—	—	40	—	—	—	40	—
6～11（月）	—	—	70	—	—	—	70	—
1～2（歳）	70	90	—	200	70	90	—	200
3～5（歳）	80	100	—	300	80	100	—	300
6～7（歳）	110	130	—	400	110	130	—	400
8～9（歳）	130	150	—	500	130	150	—	500
10～11（歳）	150	180	—	700	150	180	—	700
12～14（歳）	190	230	—	900	190	230	—	900
15～17（歳）	200	240	—	900	200	240	—	900
18～29（歳）	200	240	—	900	200	240	—	900
30～49（歳）	200	240	—	1,000	200	240	—	1,000
50～64（歳）	200	240	—	1,000	200	240	—	1,000
65～74（歳）	200	240	—	900	200	240	—	900
75以上（歳）	200	240	—	900	200	240	—	900
妊婦（付加量）[3] 初期					+0	+0	—	—
中期・後期					+200	+240	—	—
授乳婦（付加量）					+80	+100	—	—

[1] 葉酸（プテロイルモノグルタミン酸，分子量＝441.4）相当量として示した．
[2] 通常の食品以外の食品に含まれる葉酸に適用する．
[3] 妊娠を計画している女性，妊娠の可能性がある女性及び妊娠初期の妊婦は，胎児の神経管閉鎖障害のリスク低減のために，通常の食品以外の食品に含まれる葉酸を 400 μg/日摂取することが望まれる．

性別	パントテン酸（mg/日)		ビオチン（μg/日）	
	男性	女性	男性	女性
年齢等	目安量	目安量	目安量	目安量
0～5（月）	4	4	4	4
6～11（月）	3	3	10	10
1～2（歳）	3	3	20	20
3～5（歳）	4	4	20	20
6～7（歳）	5	5	30	30
8～9（歳）	6	6	30	30
10～11（歳）	6	6	40	40
12～14（歳）	7	6	50	50
15～17（歳）	7	6	50	50
18～29（歳）	6	5	50	50
30～49（歳）	6	5	50	50
50～64（歳）	6	5	50	50
65～74（歳）	6	5	50	50
75以上（歳）	6	5	50	50
妊婦		5		50
授乳婦		6		50

ビタミンC (mg/日)[1]

性別	男性			女性		
年齢等	推定平均必要量	推奨量	目安量	推定平均必要量	推奨量	目安量
0～5 (月)	—	—	40	—	—	40
6～11 (月)	—	—	40	—	—	40
1～2 (歳)	30	35	—	30	35	—
3～5 (歳)	35	40	—	35	40	—
6～7 (歳)	40	50	—	40	50	—
8～9 (歳)	50	60	—	50	60	—
10～11 (歳)	60	70	—	60	70	—
12～14 (歳)	75	90	—	75	90	—
15～17 (歳)	80	100	—	80	100	—
18～29 (歳)	80	100	—	80	100	—
30～49 (歳)	80	100	—	80	100	—
50～64 (歳)	80	100	—	80	100	—
65～74 (歳)	80	100	—	80	100	—
75以上 (歳)	80	100	—	80	100	—
妊婦(付加量)				+10	+10	—
授乳婦(付加量)				+40	+45	—

[1] L-アスコルビン酸(分子量=176.12)相当量で示した.

特記事項:推定平均必要量は,ビタミンCの欠乏症である壊血病を予防するに足る最小量からではなく,良好なビタミンCの栄養状態の確実な維持の観点から算定.

●多量ミネラル

ナトリウム〔mg/日, ( )は食塩相当量 (g/日)〕[1]

性別	男性			女性		
年齢等	推定平均必要量	目安量	目標量	推定平均必要量	目安量	目標量
0～5 (月)	—	100 (0.3)	—	—	100 (0.3)	—
6～11 (月)	—	600 (1.5)	—	—	600 (1.5)	—
1～2 (歳)	—	—	(3.0未満)	—	—	(2.5未満)
3～5 (歳)	—	—	(3.5未満)	—	—	(3.5未満)
6～7 (歳)	—	—	(4.5未満)	—	—	(4.5未満)
8～9 (歳)	—	—	(5.0未満)	—	—	(5.0未満)
10～11 (歳)	—	—	(6.0未満)	—	—	(6.0未満)
12～14 (歳)	—	—	(7.0未満)	—	—	(6.5未満)
15～17 (歳)	—	—	(7.5未満)	—	—	(6.5未満)
18～29 (歳)	600 (1.5)	—	(7.5未満)	600 (1.5)	—	(6.5未満)
30～49 (歳)	600 (1.5)	—	(7.5未満)	600 (1.5)	—	(6.5未満)
50～64 (歳)	600 (1.5)	—	(7.5未満)	600 (1.5)	—	(6.5未満)
65～74 (歳)	600 (1.5)	—	(7.5未満)	600 (1.5)	—	(6.5未満)
75以上 (歳)	600 (1.5)	—	(7.5未満)	600 (1.5)	—	(6.5未満)
妊婦				600 (1.5)	—	(6.5未満)
授乳婦				600 (1.5)	—	(6.5未満)

[1] 高血圧及び慢性腎臓病(CKD)の重症化予防のための食塩相当量の量は,男女とも6.0g/日未満とした.

カリウム (mg/日)

性別	男性		女性	
年齢等	目安量	目標量	目安量	目標量
0～5 （月）	400	—	400	—
6～11 （月）	700	—	700	—
1～2 （歳）	900	—	800	—
3～5 （歳）	1,100	1,600 以上	1,000	1,400 以上
6～7 （歳）	1,300	1,800 以上	1,200	1,600 以上
8～9 （歳）	1,600	2,000 以上	1,400	1,800 以上
10～11 （歳）	1,900	2,200 以上	1,800	2,000 以上
12～14 （歳）	2,400	2,600 以上	2,200	2,400 以上
15～17 （歳）	2,800	3,000 以上	2,000	2,600 以上
18～29 （歳）	2,500	3,000 以上	2,000	2,600 以上
30～49 （歳）	2,500	3,000 以上	2,000	2,600 以上
50～64 （歳）	2,500	3,000 以上	2,000	2,600 以上
65～74 （歳）	2,500	3,000 以上	2,000	2,600 以上
75 以上 （歳）	2,500	3,000 以上	2,000	2,600 以上
妊　婦			2,000	2,600 以上
授乳婦			2,200	2,600 以上

カルシウム (mg/日)

性別	男性				女性			
年齢等	推定平均必要量	推奨量	目安量	耐容上限量	推定平均必要量	推奨量	目安量	耐容上限量
0～5 （月）	—	—	200	—	—	—	200	—
6～11 （月）	—	—	250	—	—	—	250	—
1～2 （歳）	350	450	—	—	350	400	—	—
3～5 （歳）	500	600	—	—	450	550	—	—
6～7 （歳）	500	600	—	—	450	550	—	—
8～9 （歳）	550	650	—	—	600	750	—	—
10～11 （歳）	600	700	—	—	600	750	—	—
12～14 （歳）	850	1,000	—	—	700	800	—	—
15～17 （歳）	650	800	—	—	550	650	—	—
18～29 （歳）	650	800	—	2,500	550	650	—	2,500
30～49 （歳）	650	750	—	2,500	550	650	—	2,500
50～64 （歳）	600	750	—	2,500	550	650	—	2,500
65～74 （歳）	600	750	—	2,500	550	650	—	2,500
75 以上 （歳）	600	700	—	2,500	500	600	—	2,500
妊　婦 （付加量）					+0	+0	—	—
授乳婦 （付加量）					+0	+0	—	—

マグネシウム（mg/日）

性別	男性				女性			
年齢等	推定平均必要量	推奨量	目安量	耐容上限量[1]	推定平均必要量	推奨量	目安量	耐容上限量[1]
0～5（月）	—	—	20	—	—	—	20	—
6～11（月）	—	—	60	—	—	—	60	—
1～2（歳）	60	70	—	—	60	70	—	—
3～5（歳）	80	100	—	—	80	100	—	—
6～7（歳）	110	130	—	—	110	130	—	—
8～9（歳）	140	170	—	—	140	160	—	—
10～11（歳）	180	210	—	—	180	220	—	—
12～14（歳）	250	290	—	—	240	290	—	—
15～17（歳）	300	360	—	—	260	310	—	—
18～29（歳）	280	340	—	—	230	280	—	—
30～49（歳）	320	380	—	—	240	290	—	—
50～64（歳）	310	370	—	—	240	290	—	—
65～74（歳）	290	350	—	—	240	280	—	—
75以上（歳）	270	330	—	—	220	270	—	—
妊婦（付加量）					+30	+40	—	—
授乳婦（付加量）					+0	+0	—	—

[1] 通常の食品以外からの摂取量の耐容上限量は，成人の場合350 mg/日，小児では5 mg/kg体重/日とした．それ以外の通常の食品からの摂取の場合，耐容上限量は設定しない．

リン（mg/日）

性別	男性		女性	
年齢等	目安量	耐容上限量	目安量	耐容上限量
0～5（月）	120	—	120	—
6～11（月）	260	—	260	—
1～2（歳）	600	—	500	—
3～5（歳）	700	—	700	—
6～7（歳）	900	—	800	—
8～9（歳）	1,000	—	900	—
10～11（歳）	1,100	—	1,000	—
12～14（歳）	1,200	—	1,100	—
15～17（歳）	1,200	—	1,000	—
18～29（歳）	1,000	3,000	800	3,000
30～49（歳）	1,000	3,000	800	3,000
50～64（歳）	1,000	3,000	800	3,000
65～74（歳）	1,000	3,000	800	3,000
75以上（歳）	1,000	3,000	800	3,000
妊婦			800	—
授乳婦			800	—

●微量ミネラル

鉄（mg/日）

性別	男性				女性					
					月経なし		月経あり			
年齢等	推定平均必要量	推奨量	目安量	耐容上限量	推定平均必要量	推奨量	推定平均必要量	推奨量	目安量	耐容上限量
0～5（月）	—	—	0.5	—	—	—	—	—	0.5	—
6～11（月）	3.5	4.5	—	—	3.0	4.5	—	—	—	—
1～2（歳）	3.0	4.0	—	—	3.0	4.0	—	—	—	—
3～5（歳）	3.5	5.0	—	—	3.5	5.0	—	—	—	—
6～7（歳）	4.5	6.0	—	—	4.5	6.0	—	—	—	—
8～9（歳）	5.5	7.5	—	—	6.0	8.0	—	—	—	—
10～11（歳）	6.5	9.5	—	—	6.5	9.0	8.5	12.5	—	—
12～14（歳）	7.5	9.0	—	—	6.5	8.0	9.0	12.5	—	—
15～17（歳）	7.5	9.0	—	—	5.5	6.5	7.5	11.0	—	—
18～29（歳）	5.5	7.0	—	—	5.0	6.0	7.0	10.0	—	—
30～49（歳）	6.0	7.5	—	—	5.0	6.0	7.5	10.5	—	—
50～64（歳）	6.0	7.0	—	—	5.0	6.0	7.5	10.5	—	—
65～74（歳）	5.5	7.0	—	—	5.0	6.0	—	—	—	—
75以上（歳）	5.5	6.5	—	—	4.5	5.5	—	—	—	—
妊婦(付加量)初期					+2.0	+2.5	—	—	—	—
中期・後期					+7.0	+8.5	—	—	—	—
授乳婦(付加量)					+1.5	+2.0	—	—	—	—

亜鉛（mg/日）

性別	男性				女性			
年齢等	推定平均必要量	推奨量	目安量	耐容上限量	推定平均必要量	推奨量	目安量	耐容上限量
0～5（月）	—	—	1.5	—	—	—	1.5	—
6～11（月）	—	—	2.0	—	—	—	2.0	—
1～2（歳）	2.5	3.5	—	—	2.0	3.0	—	—
3～5（歳）	3.0	4.0	—	—	2.5	3.5	—	—
6～7（歳）	3.5	5.0	—	—	3.0	4.5	—	—
8～9（歳）	4.0	5.5	—	—	4.0	5.5	—	—
10～11（歳）	5.5	8.0	—	—	5.5	7.5	—	—
12～14（歳）	7.0	8.5	—	—	6.5	8.5	—	—
15～17（歳）	8.5	10.0	—	—	6.0	8.0	—	—
18～29（歳）	7.5	9.0	—	40	6.0	7.5	—	35
30～49（歳）	8.0	9.5	—	45	6.5	8.0	—	35
50～64（歳）	8.0	9.5	—	45	6.5	8.0	—	35
65～74（歳）	7.5	9.0	—	45	6.5	7.5	—	35
75以上（歳）	7.5	9.0	—	40	6.0	7.0	—	35
妊婦(付加量)初期					+0.0	+0.0	—	—
中期・後期					+2.0	+2.0	—	—
授乳婦(付加量)					+2.5	+3.0	—	—

銅（mg/日）

性別	男性				女性			
年齢等	推定平均必要量	推奨量	目安量	耐容上限量	推定平均必要量	推奨量	目安量	耐容上限量
0〜5（月）	—	—	0.3	—	—	—	0.3	—
6〜11（月）	—	—	0.4	—	—	—	0.4	—
1〜2（歳）	0.3	0.3	—	—	0.2	0.3	—	—
3〜5（歳）	0.3	0.4	—	—	0.3	0.3	—	—
6〜7（歳）	0.4	0.4	—	—	0.4	0.4	—	—
8〜9（歳）	0.4	0.5	—	—	0.4	0.5	—	—
10〜11（歳）	0.5	0.6	—	—	0.5	0.6	—	—
12〜14（歳）	0.7	0.8	—	—	0.6	0.8	—	—
15〜17（歳）	0.8	0.9	—	—	0.6	0.7	—	—
18〜29（歳）	0.7	0.8	—	7	0.6	0.7	—	7
30〜49（歳）	0.8	0.9	—	7	0.6	0.7	—	7
50〜64（歳）	0.7	0.9	—	7	0.6	0.7	—	7
65〜74（歳）	0.7	0.8	—	7	0.6	0.7	—	7
75以上（歳）	0.7	0.8	—	7	0.6	0.7	—	7
妊婦（付加量）					+0.1	+0.1	—	—
授乳婦（付加量）					+0.5	+0.6	—	—

マンガン（mg/日）

性別	男性		女性	
年齢等	目安量	耐容上限量	目安量	耐容上限量
0〜5（月）	0.01	—	0.01	—
6〜11（月）	0.5	—	0.5	—
1〜2（歳）	1.5	—	1.5	—
3〜5（歳）	2.0	—	2.0	—
6〜7（歳）	2.0	—	2.0	—
8〜9（歳）	2.5	—	2.5	—
10〜11（歳）	3.0	—	3.0	—
12〜14（歳）	3.5	—	3.0	—
15〜17（歳）	3.5	—	3.0	—
18〜29（歳）	3.5	11	3.0	11
30〜49（歳）	3.5	11	3.0	11
50〜64（歳）	3.5	11	3.0	11
65〜74（歳）	3.5	11	3.0	11
75以上（歳）	3.5	11	3.0	11
妊婦			3.0	—
授乳婦			3.0	—

ヨウ素（μg/日）

性別	男性				女性			
年齢等	推定平均必要量	推奨量	目安量	耐容上限量	推定平均必要量	推奨量	目安量	耐容上限量
0〜5（月）	—	—	100	250	—	—	100	250
6〜11（月）	—	—	130	350	—	—	130	350
1〜2（歳）	35	50	—	600	35	50	—	600
3〜5（歳）	40	60	—	900	40	60	—	900
6〜7（歳）	55	75	—	1,200	55	75	—	1,200
8〜9（歳）	65	90	—	1,500	65	90	—	1,500
10〜11（歳）	75	110	—	2,000	75	110	—	2,000
12〜14（歳）	100	140	—	2,500	100	140	—	2,500
15〜17（歳）	100	140	—	3,000	100	140	—	3,000
18〜29（歳）	100	140	—	3,000	100	140	—	3,000
30〜49（歳）	100	140	—	3,000	100	140	—	3,000
50〜64（歳）	100	140	—	3,000	100	140	—	3,000
65〜74（歳）	100	140	—	3,000	100	140	—	3,000
75以上（歳）	100	140	—	3,000	100	140	—	3,000
妊婦（付加量）					+75	+110	—	—[1]
授乳婦（付加量）					+100	+140	—	—[1]

[1] 妊婦及び授乳婦の耐容上限量は，2,000 μg/日とした．

セレン（μg/日）

性別	男性				女性			
年齢等	推定平均必要量	推奨量	目安量	耐容上限量	推定平均必要量	推奨量	目安量	耐容上限量
0〜5（月）	—	—	15	—	—	—	15	—
6〜11（月）	—	—	15	—	—	—	15	—
1〜2（歳）	10	10	—	100	10	10	—	100
3〜5（歳）	10	15	—	100	10	10	—	100
6〜7（歳）	15	15	—	150	15	15	—	150
8〜9（歳）	15	20	—	200	15	20	—	200
10〜11（歳）	20	25	—	250	20	25	—	250
12〜14（歳）	25	30	—	350	25	30	—	300
15〜17（歳）	30	35	—	400	20	25	—	350
18〜29（歳）	25	30	—	400	20	25	—	350
30〜49（歳）	25	35	—	450	20	25	—	350
50〜64（歳）	25	30	—	450	20	25	—	350
65〜74（歳）	25	30	—	450	20	25	—	350
75以上（歳）	25	30	—	400	20	25	—	350
妊婦（付加量）					+5	+5	—	—
授乳婦（付加量）					+15	+20	—	—

クロムの食事摂取基準（μg/日）

性別	男性		女性	
年齢等	目安量	耐容上限量	目安量	耐容上限量
0〜5（月）	0.8	—	0.8	—
6〜11（月）	1.0	—	1.0	—
1〜2（歳）	—	—	—	—
3〜5（歳）	—	—	—	—
6〜7（歳）	—	—	—	—
8〜9（歳）	—	—	—	—
10〜11（歳）	—	—	—	—
12〜14（歳）	—	—	—	—
15〜17（歳）	—	—	—	—
18〜29（歳）	10	500	10	500
30〜49（歳）	10	500	10	500
50〜64（歳）	10	500	10	500
65〜74（歳）	10	500	10	500
75以上（歳）	10	500	10	500
妊婦			10	—
授乳婦			10	—

モリブデン（μg/日）

性別	男性				女性			
年齢等	推定平均必要量	推奨量	目安量	耐容上限量	推定平均必要量	推奨量	目安量	耐容上限量
0〜5（月）	—	—	2.0	—	—	—	2.5	—
6〜11（月）	—	—	3.0	—	—	—	3.0	—
1〜2（歳）	10	10	—	—	10	10	—	—
3〜5（歳）	10	10	—	—	10	10	—	—
6〜7（歳）	10	15	—	—	10	15	—	—
8〜9（歳）	15	20	—	—	15	15	—	—
10〜11（歳）	15	20	—	—	15	20	—	—
12〜14（歳）	20	25	—	—	20	25	—	—
15〜17（歳）	25	30	—	—	20	25	—	—
18〜29（歳）	20	30	—	600	20	25	—	500
30〜49（歳）	25	30	—	600	20	25	—	500
50〜64（歳）	25	30	—	600	20	25	—	500
65〜74（歳）	20	30	—	600	20	25	—	500
75以上（歳）	20	25	—	600	20	25	—	500
妊婦（付加量）					+0	+0	—	—
授乳婦（付加量）					+2.5	+3.5	—	—

メモ

「日本人の食事摂取基準(2025年版)」策定検討会報告書,令和6年10月,最終更新:令和7年1月28日.
https://www.mhlw.go.jp/content/10904750/001316585.pdf より作成.